ベナー ナースを育てる

EDUCATING NURSES
A Call for Radical Transformation

Patricia Benner, Molly Sutphen, Victoria Leonard, Lisa Day

著
パトリシア ベナー
モリー サットフェン
ヴィクトリア レオナード
リサ デイ

訳
早野ZITO真佐子 医療福祉ジャーナリスト

医学書院

Authorized translation of the original English language edition,
Patricia Benner, Molly Sutphen, Victoria Leonard, and Lisa Day
"EDUCATING NURSES: A Call for Radical Transformation" published by
Jossey-Bass, Copyright © 2010 by The Carnegie Foundation for the Advancement of Teaching, 51 Vista Lane, Stanford, CA94305-8703,
©First Japanese edition 2011 by Igaku-Shoin, Ltd., Tokyo.

All Rights Riserved. This translation published under license. Any other copyright, trademark or other notice instructed by Wiley.

Printed and bound in Japan

ベナー　ナースを育てる

発　行　2011年11月15日　第1版第1刷
　　　　2018年2月1日　第1版第3刷

著　者　P. ベナー，M. サットフェン，V. レオナード，L. デイ

訳　者　早野ZITO真佐子

発行者　株式会社　医学書院
　　　　代表取締役　金原　優
　　　　〒113-8719　東京都文京区本郷1-28-23
　　　　電話　03-3817-5600（社内案内）

印刷・製本　大日本法令印刷

本書の複製権・翻訳権・上映権・譲渡権・貸与権・公衆送信権（送信可能化権を含む）は株式会社医学書院が保有します．

ISBN978-4-260-01429-8

本書を無断で複製する行為（複写，スキャン，デジタルデータ化など）は，「私的使用のための複製」など著作権法上の限られた例外を除き禁じられています．大学，病院，診療所，企業などにおいて，業務上使用する目的（診療，研究活動を含む）で上記の行為を行うことは，その使用範囲が内部的であっても，私的使用には該当せず，違法です．また私的使用に該当する場合であっても，代行業者等の第三者に依頼して上記の行為を行うことは違法となります．

|JCOPY| 〈出版者著作権管理機構　委託出版物〉
本書の無断複製は著作権法上での例外を除き禁じられています．複製される場合は，そのつど事前に，出版者著作権管理機構（電話 03-3513-6969，FAX 03-3513-6979，info@jcopy.or.jp）の許諾を得てください．

まえがき

　スペルがよく間違えられる言葉がある。そのような言葉の1つがforeword（まえがき）である。しばしばforward（先に）と綴り間違いされる。看護師の養成に関する本書のまえがきのページは，ナラティブ，主張，研究結果，推奨事項の先を楽しみに待つ（look forward）ことを意図してはいない。意図するのは，「言葉（word，つまり本文）の前（fore）」の一連の振り返り（リフレクション），本書の主体である本文の前触れとしての役割である。まえがきは，メインコースではなく前菜である。実際，まえがきは，前菜ほどの内容もない。おそらく，キッチンには本格的な料理人がいますよということをお客に思い起こさせるための小さな自負心を示すものとして，シェフが食事の前に運ぶ一口サイズの突き出しである"アミューズブーシュ（amuse-bouche）*"に似ているといえるかもしれない。その目的は，舌を喜ばせること，あるいはくすぐることであるが，キッチンからの繊細なコミュニケーション，ウィンクの意味も込められている。ここでは，このまえがきをアミューズパンセ（amuse-pensee，思考することを楽しませる）と考えましょうか，それともアミューズエスプリ（amuse-esprit，知性を楽しませる）とでも考えることにしましょうか。

　皮肉なことに，まえがきは，本文の各章を書き終えた後に書くのが通常で，しかもその執筆者は著者ではない場合が多い。いちばん最初に読まれる部分ではあるが，最後に書かれる部分なのである。それが"今"というわけである。事実，私は，このまえがきを，カーネギーの看護教育研究だけを振り返って書いているのではない。10年以上の歳月をかけて行われた専門職を教育するためのカーネギー財団プログラムのシリーズ全体を顧みている。法学，工学，神学，医学，看護学，学校教

---

* 訳者注：前菜の前に，食前酒のおつまみとして出されるもの。

育，大学での教授法などすべてが，丘の上に立つカーネギー財団の内外で行われた研究，調査，データ収集と分析，調査とまとめの対象であった。

私はこの好機をとらえて，見通しのよいキッチンから，私たちが過去10年ほどにわたって行ってきた他の研究のレンズを通して，この看護教育研究を振り返ってみようと思う。特に印象的なのは，看護の幅の広さである。看護は，それ自体独自のアイデンティティをもつ職業でありながらも，その特徴は，他の専門職の主要な特徴を反映するハイブリッドな専門職だ。事実，それぞれの看護師の仕事をみていくと，私たちが研究してきた他のそれぞれの研究が映し出されるのである。

私たちは，ノースカロライナ州のある看護学生のグループに「看護師とは何か」という問いを投げかけたことがある。私はその答えをけっして忘れることはないだろう。それは「看護師として，私は，患者の最後の砦なのです」という答えだった。私たちのインタビューと観察で，看護師の役割の概念として，非人間的な部分をもつ医療システムのなかで患者の最後の砦となって守る，患者の擁護者としての役割ほど顕著なものはなかった。私たちは，看護師，看護学生，看護教員たちが，看護師の中心的な役割であり看護のアイデンティティの核となるものは「患者の擁護者」だと繰り返し述べるのを聞いた。法学教育の研究で私たちは気づいたのだが，擁護とは単純な概念ではない。それは，ただ単に依頼人の権利を弁護する以上のものだ。依頼人がその権利を弁護するだけでなく，その責任と義務に直面しなければならないときもある。熱意ある擁護の限界はどこにあるのか？ 看護師は，医療チームのメンバーでもあり，より大きなコミュニティのために医療の質を維持する責任も共有している。

教育者として，特に教師を育てる者として，私は，教師としての看護師の役割に対する注目に強い印象を受けた。私たちは，看護師の仕事は患者の病気が癒えたときに終わるのではない，と言われた。病気は治っても，患者には自己管理しながらの自立生活に戻る準備が必要なのだ。この点において，看護師には教師であることがつねに期待されている。

自分の世話をどのようにしなければならないのか，健康で生産的な生活を行うために，どんな新しい食習慣，運動の習慣，自己検査，自己規制を行わなければならないのか，またそれぞれにどんな理由があるのか，などについて患者は説明を受けなければならない。誰が教えるのか？それは看護師である。

　病棟でも，癌の処置室でも，診察室でも，あるいは往診においてでさえも，わずか2～3時間でも看護師の仕事ぶりを観察すれば，看護師がさまざまなテクノロジーに精通していなければならないということをはっきりと認識するだろう。そうしたテクノロジーのなかには，現在ではICUに一般的に備えられている検出装置や透析のために必要な扱いが非常に困難な機器など特殊なものもある。皮下注射器や血圧を測定するのに使用するカフなどは日常的に使うテクノロジーだ。そして，コンピュータは記録，コミュニケーション，薬のモニタリングのためにいたるところに存在する。現在では，これらはすべて看護師の責任下にある。そして，それぞれの看護師が，そうした環境下で，何をどのように動かして活用すればいいのかを理解していることが期待されている。その役割には，工学とテクノロジーの要素が含まれている。

　看護師は患者を「（聖職者のように）世話をする」。看護師は，患者をケアし，慰め，励まし，理解する。痛みや不安にどのように対応すればよいのかを理解し，未知への恐怖に直面する患者を慈しみ，ほとんど存在しないような場合でも希望を患者に与える。まるで聖職者のような仕事を私たちは看護師に期待するのである。看護師は，時にはユダヤ教のラビとかキリスト教の牧師のように振る舞い，家族に慰めを与え，病人の看護をする。そうしたケアリングのなかには，スピリチュアリティの要素があり，信仰や献身の側面さえみられる。

　ゆえに，私が看護師の教育ということについて考えるとき，そこに，弁護士，教師，エンジニア，聖職者，医師，臨床心理士，ソーシャルワーカー，施設管理者を教育するための主要な要素を見いだすのである。その仕事は，肉体的に過酷で，知的な負担も大きい。ルーチンが多いのと同時に，予期できない，驚かされるような出来事に満ちている仕

事である。看護教育は，非常に難しい仕事への準備をするということを意味している。

　看護という職業のこうした複雑かつゆたかな特性は，その実践の脈絡の複雑さと並行するものである。ほかのほとんどの職業では，実践者が，自分が提供するサービスのペースと密度に関して，いくらか抑制力をもっている。彼らは，通常，一度に1人の患者，1つの依頼人のケース，1つの設計に対して払う注意を制限することができる。しかし，看護は，教育に似ているのだが，多くの患者が同時に存在し，しばしばそのすべてが同じような注意とケアを必要としている。教育においては，教師が小グループや大きなグループに対して指導をするとき，なんらかの形の「一括対応」が可能かもしれない。しかし，看護では，通常，1対1の注意や治療が必要となる。したがって，何らかの形での「トリアージ（仕分けて優先順位をつけること）」が，継続的に必要である。

　看護は実にハイブリッドな職業である。役割や義務に関して，多職種協働的であり，職種間協働的なつながりがある職業だ。しかしながら，その中心にはいつでも，病気の人々に奉仕するために，ケアリングと擁護への期待が存在している。いくつかの種の強さが組み合わされているため，ハイブリッドな職業はしばしば特別にたくましい。しかし，同時に，特に弱い部分もあわせもっているかもしれない。

　歴史家スーザン・リバービー Susan Reverby は，看護師はケアリングに価値をおかない社会において「ケアする義務を負っている」と痛切な観察をしている。看護師は，ほとんど尊敬されず，ごく中位の経済的報酬を得ているだけではなく，正規の教育は，免許を得て実践を行う他のどんな専門職よりも少ないのである。医学，法学，神学では，通常，大学院での教育が期待され，教育と工学では，少なくとも学士号が（しばしばそれ以上の学位が）要求される。一方，看護師は，現在は，2年間学んで準学士号を取得すれば実践に入ることが可能なのだ。この職業——擁護と医学，工学と神学，教育学とケアリングがハイブリッドに組み合わされている職業——が，他のどんな専門職の学問的準備より少なくて実践に入ることができるということは実に理解しがたいことだ。そ

れが，本書の著者たちが直接指摘した問題である．それが，本書が挑発的に訴える問題と論争の重大な側面であろう．

　カーネギー財団が看護教育の問題を指摘する準備がととのい，私たちは，その研究を主導する理想的な人物を全米を対象に探した．ある1人の研究者の名前が繰り返し提案された．彼女——パトリシア・ベナーは，私たちにとっても身近なカリフォルニア大学サンフランシスコ校看護学部で研究していた．社会科学者，人文学研究者，経験ゆたかな看護師，そして寄付講座指命教授経験者である．彼女は，パサディナ・シティ・カレッジ（Pasadena City College）で看護師になる教育を受け，カリフォルニア大学バークレー校で博士号を取得した．卓越した学者であり看護という職業の良心である．私たちは依頼し，パトリシアは承諾してくれた．こうして，私たちはこの仕事が必要とするリーダーを得たのだった．

　パトリシアの分身として，私たちは，この研究に彼女とは大きく異なる視点を持ち込むことが必要だと思った．そして，その人物には，研究にも訓練にも補完的かつ同輩的な役割を果たし，別の方向からの学問的経験をもっていることが期待された．モリー・サットフェン Molly Sutphen は，もともと自然人類学者と解剖学者としての研究を行っていたが，やがて科学と医学の歴史に魅了された．エール大学において医学史で博士号を取得した後，研究を続けながら医学大学院で教鞭を取った．看護師養成について4年間研究し執筆するという機会は彼女にとって抗いがたい魅力があり，彼女の能力はカーネギーにとってたまらなく魅力的なものであった．

　パトリシアは，看護チームを構築するために，彼女が以前指導した2人の学生で，現在はそれぞれ教育者と実践者として，卓越したキャリアを積んでいる人物をメンバーに誘った．ヴィクトリア・レオナード Victoria Leonard とリサ・デイ Lisa Day である．ヴィクトリアは，現在，UCSF カリフォルニア小児保健プログラムでヘルスコンサルタントを務めている．リサは，UCSF 医療センターで神経科と集中治療室で専門看護師を務める．

まえがき

　最後に，本研究は，この専門職教育研究のシリーズの調整役を最初から務めた2人の上席研究者，アン・コルビー Anne Colby とウィリアム・サリバン William Sullivan の支援を受けた。コルビーは，成人の道徳観の発達に特に注目している生涯発達心理学者で，サリバンは，優れた哲学者かつ社会科学者で，「こころの習慣」と専門職の倫理的側面について広く執筆している。この2人の役割は，私たちが実施したすべての研究に積極的に協働することと，個々の専門職に関する研究が単なるパーツの寄せ集めにならないようにすべてを総合的に縫いあわせることであった。
　英知，勇気，そして計画的に準備された適度な挑発がこめられた本書は，必要とされる医療教育，そのなかでも特に看護教育の改革の実現をほんとうに期待できるものである。このまえがきでは，その認識を明確に表明しておきたい。それなくして本書が提供するものに対する敬意と正義を表すことはできない。パトリシア・ベナーは，看護における理論と実践への貢献に対して尊敬され，崇拝さえもされてきたが，長い間，看護コミュニティ内において愛されるうるさ型としての役割を果たしてきた。本書は，現在の実践に対して，擁護的でも自己正当化的でもない。看護の現状を映し出す鏡を提供しているのだ。そして，多くの障害に直面しながらも達成してきた優れた業績をたたえる一方で，現状に対する明確な批判と今後なされるべきことをきわめて具体的に著述している。ゆえに，本書は，約100年前に出版された医学教育に関する1910年のエブラハム・フレックスナー報告に始まり，最近出版された法律者教育，聖職者教育，エンジニア教育に関する研究にいたるまでの，一連の重要なカーネギー研究に加える価値ある一冊となった。私は，このすばらしい貢献に対して，パトリシア・ベナー，モリー・サットフェン，ヴィクトリア・レオナード，リサ・デイ，およびカーネギー財団の専門職教育研究プログラムの全スタッフに心から拍手を送りたい。本書が，今後の看護教育に与える影響を楽しみに期待している。
　読者の皆さまの知的好奇心を刺激し，関心を引くことを願っている。個人的に，私は，専門職教育について私たちが研究を行ったこの10年

間ほど，啓発され刺激されたことはかつてなかったし，それ以上の経験は今後も想像できない。

　カリフォルニア州スタンフォードにおいて

リー・S・シュルマン
カーネギー教育振興財団名誉管理事長

謝辞

　私たちは，誰よりもまず，カーネギー財団前会長リー・シュルマン博士 Dr. Lee Shulman，カーネギー財団上級研究員のアン・コルビー博士 Dr. Anne Colby とウィリアム・サリバン博士 Dr. William Sullivan に，専門職教育に関するこの大規模な研究を構想してくださったことに対して深く感謝申し上げます。リー・シュルマン博士は，私たちの研究に多大な，そして啓発的な指導を提供してくださいました。現地訪問にも1度ご同行いただき，また，全プロジェクト期間中に行われた研究途中経過報告会にもずっとご出席いただきました。コルビー氏とサリバン氏は，この研究シリーズの他の分野，聖職者，エンジニア，弁護士，医師のための研究から得た英知によって，本研究を導き調整してくださいました。お2人とも，現地訪問，報告会，多くの看護研究グループミーティングに参加してくださいました。私たちは，お2人の熱心な学究的かつ実践的な指導に大変感謝しています。また，私たちとともに現地訪問をしてくださったカーネギー財団の上席研究者であるゴードン・ラッセル氏 Gordon Russell（カーネギー財団理事），メアリー・フーバー博士 Dr. Mary Huber，アレックス・マコーミック博士 Dr. Alex McCormick，モリー・クック医師 Molly Cooke，デーヴィッド・アービー博士 Dr. David Irby，ブリジット・オブライエン博士 Dr. Bridget O'Brien に感謝いたします。ローリー・ロドリゲス博士 Dr. Lori Rodriguez には，研究助手そして博士課程の学生として，この研究に最初からご協力いただきました。彼女は，4年制大学の看護学部における，実践の崩壊とエラーに関する教育について博士論文を完成させました。また，現地訪問のすべてに同行し，現地訪問調査ツールの開発に参加しました。博士課程の学生リアナ・ハイン博士 Dr. Liana Hain，スーザン・マクニエッシュ博士 Dr. Susan McNiesh，メアリー・ノッティンガム氏 Mary Nottingham のご協力にも感謝します。このプロジェクトに対する皆さまの多大なご助力，ほんとう

謝辞

にありがとうございました！

　この研究は，9つの看護学校，サミュエル・メリット大学(Samuel Merritt University School of Nursing)，リバーサイド看護専門学校(Riverside School of Nursing)，ロバーツ・ウエズリアン大学(Roberts Wesleyan College School of Nursing)，サドルバック・コミュニティ大学(Saddleback Community College Department of Nursing)，カリフォルニア大学サンフランシスコ校(University of California San Francisco School of Nursing)，ノースカロライナ大学(University of North Carolina School of Nursing)，サウスダコタ大学(University of South Dakota School of Nursing)，ワシントン大学(University of Washington School of Nursing)，ヴィラノバ大学(Villanova University School of Nursing)の協力なしには不可能でした。私たちが観察し質問できるように，学校，教室，臨地実習現場に私たちを迎え入れてくださった，これらの学校の管理者，教師陣，学生の熱心な参加なしには，この研究をなしとげることはできませんでした。私たちは皆さまの経験と観察に耳を傾け学びました。これらの学校すべてで示していただいたオープンな姿勢，歓待，そして研究への真摯な関心に心から感謝いたします。

　また，アメリカ看護系大学協会(American Association of Colleges of Nursing)，アメリカ看護師協会(American Nurses' Association)，州看護審議会全国協議会(National Council of State Boards of Nursing)，全米看護連盟(National League for Nursing)，全米看護学生協会(National Student Nurses' Association)など看護の職能団体やパートナーにも感謝いたします。その助言と支援のおかげでこのプロジェクトはよりよいものとなりました。カーネギー財団の伝統に従い，私たちは今，この研究成果を皆さまの舵取りに任せたいと思います。この研究の成果を看護という職業内で自由に活用できるように，学生，看護教育者，そして看護教育の改善に関与するすべての人々に捧げたいと思います。

　数多くの看護研究者や看護界のリーダーの方々から，このプロジェクトに頻繁に有用な助言をいただきました。カーネギー財団の理事であり国際的に著名な高等教育研究者であるパット・クロス博士 Dr. Pat Cross

謝辞

には，本書の原稿を読んでいただき，初期の段階で非常に注意深い，大変有意義なご批評をいただきました。深く感謝いたします。オレゴン医療科学大学のクリスティン・タナー博士 Dr. Christine Tanner とニューヨーク大学のエロイーズ・バラスコ・キャスカート博士 Dr. Eloise Balasco Cathcart には特別な感謝を捧げたいと思います。お2人には，このプロジェクトの期間中ずっと相談にのっていただき，本書の原稿を草稿段階で読んでいただき多くの有益な提案をいただきました。また，AACN および NLN の多くの同僚の皆さま，なかでもビバリー・マロン博士 Dr. Beverly Malone，キャシー・コフマン博士 Dr. Kathy Kauffman，パメラ・アイロンサイド博士 Dr. Pamela Ironside，テリー・バリガ博士 Dr. Terry Valiga，ポリー・ベドナッシュ博士 Dr. Polly Bednash，そしてこの研究の初期と後期において査読いただいた AACN の理事の皆さまに感謝いたします。

有能な企画開発編集者エレン・ワート博士 Dr. Ellen Wert は，カーネギー財団の専門職教育に関する研究シリーズの全研究の編集にかかわり，最終執筆段階では，全研究にわたる洞察と連続性を引き出してくれました。エレンさん，この研究報告書をより身近で，教育的により有用なものにしてくださって，ほんとうにありがとうございました。この研究のいずれかの段階において，3名の方が研究助手を務めてくれました。ミーガン・ミルスさん Megan Mills，モリー・ロマナウさん Molly Romanow，そしてニーシャ・パテルさん Nisha Patel，それぞれがその能力とこのプロジェクトへコミットメントを傾注してくださったことに感謝します。

最後になりましたが，このプロジェクトのために資金提供をいただきました大西洋慈善団体（Atlantic Philanthropies）とカーネギー財団に深く感謝いたします。カリフォルニア大学サンフランシスコ校のテルマ・ショウブ看護・スピリチュアリティ寄付講座（Thelma Shobe Endowed Chair in Nursing and Spirituality）が，私たちの研究チームとコンサルタントのための資金を提供してくださいました。この研究は，テルマ・ショウブ寄付講座を設立したテルマ・クック氏 Thelma Cook の大きな関

謝辞

心事でした。パトリシア・ベナーは，この研究の開始時，テルマ・ショウブ寄付講座の教授を務めていました。テルマ・ショウブ寄付講座は，この研究の要所要所で共同研究者のために資金を提供してくれました。また，私たちは，カリフォルニア大学サンフランシスコ校に対しても深く感謝しています。特に，共同研究者の多大なる時間，会議や仕事場も提供しながら，この研究を支援してくださった看護学部長キャシー・ドラカップ博士 Dr. Kathy Dracup に心から感謝いたします。

このプロジェクトに貢献してくださった皆さま，ほんとうにありがとうございました。

パトリシア・ベナー
モリー・サットフェン
ヴィクトリア・レオナード
リサ・デイ

著者略歴

　パトリシア・ベナー博士 Dr. Patricia Benner は，カーネギー財団の上席研究員であり，カリフォルニア大学サンフランシスコ校看護学部名誉教授である。著名な看護教育者で，11か国語に翻訳されている「From Novice to Expert：Excellence and Power in Nursing Practice」（邦題「ベナー看護論 初心者から達人へ」）の著者である。彼女は，この種の研究としては過去40年間ではじめてというカーネギー財団全米看護教育研究の主席研究者を務めた。さらに，彼女は，神学，工学，法学，医学の各分野におけるカーネギー財団専門職教育研究に共同で取り組んだ。ベナー博士は，アメリカ看護アカデミー（The American Academy of Nursing）のフェローであり，王立看護協会（The Royal College of Nursing）の名誉フェローにも選ばれている。彼女の仕事は，臨床実践や臨床倫理の分野での看護の領域をこえたところへも広く影響を与えている。彼女は2つの名誉博士号を授与されている。クリスティン・タナー Christine Tanner とキャサリン・チェスラ Catherine Chesla とともに，「Expertise in Nursing Practice：Caring, Ethics and Clinical Judgment (2009)」（看護実践における専門的能力：ケアリング，倫理，臨床判断）を主著者として執筆しており，その他12冊の著名な書籍の共同執筆者である。

　モリー・サットフェン博士 Dr. Molly Sutphen は，カーネギー財団の研究員で，カーネギー財団全米看護教育研究の共同主席研究者である。彼女はまた，カリフォルニア大学サンフランシスコ校社会・行動科学部の非常勤講師も務めており，公衆衛生，医学，看護学の歴史研究者でもある。カリフォルニア大学サンフランシスコ校で，医学生，薬学生，看護学生に対して，歴史，倫理学，国際保健の教鞭をとってきた。彼女は，看護教育および公衆衛生史に関して多数の記事を執筆，出版し，現在，

著者略歴

「An Imperial Hygienist」を執筆中である。エール大学において、医学史およびライフサイエンス領域の博士課程修了。

ヴィクトリア・レオナード Victoria Leonard は、家族専門ナースプラクティショナーであり、カリフォルニア大学サンフランシスコ校（UCSF）の小児保健プログラムでコンサルタントを務めている。また、カリフォルニア州の小児保健コンサルタントの指導者として、トレーニングや講義を行っている。さらに、カリフォルニア州の小児ケア提供者のために、保健と安全に関する教育資料を数多く執筆している。彼女は、UCSFのナースプラクティショナー養成課程において、保健政策、倫理学、小児医療の教鞭をとっている。また、小児専門の診療所において、慢性疾患をかかえる子どもや家族の指導も行っている。レオナードは、カーネギー財団全米看護教育研究の共同研究者として、データ収集、分析、そして研究結果の執筆を担当した。また、過去15年間、10代の母親とその乳幼児に対する研究のコンサルタントも務めてきた。UCSF大学院看護博士課程を修了。

リサ・デイ Lisa Day は、1984年カリフォルニア・シティ・カレッジロングビーチ校で看護準学士号を取得した。看護師として、術後回復室、循環器内科集中治療室、神経疾患集中治療室で働く。その後、UCSF看護学部および看護大学院において B. S. N.（看護学士号）、M. S.（看護修士号）、Ph. D.（博士号）を取得。博士課程指導教員はパトリシア・ベナーであった。彼女は、看護師速成養成課程において、免許取得前の学生に対して看護学を8年間教えた。最近、臨床現場に戻り、現在はUCSF医療センターで、神経科学集中治療室の専門看護師として働いている。リサ・デイは、これまでに複数の看護研究にコンサルタントとしてかかわった。これらの研究には、ロバート・ウッド・ジョンソン財団の助成による「看護における質と安全教育（Quality and Safety Education in Nursing）」、ヘレン・フルド保健トラストの助成による「看護師速成養成課程のアウトカム評価（Evaluating the Outcomes of

Accelerated Nursing Education)」，およびオレゴン看護教育コンソーシアム（OCNE）の評価などが含まれている。2008年には，NLNシンクタンクの「臨床看護教育を変革する（Transforming Clinical Nursing Education）」研究に参加した。

目次

まえがき	*3*
謝辞	*11*
著者略歴	*15*

はじめに —————————————————————— 1

数が示す危機	*3*
看護教育を通じて患者ケアのアウトカムを改善する	*4*
危機は好機でもありうる	*7*
不確かな新たな財源	*9*
看護教育のための新たなビジョンへ向けて	*10*
本書の研究背景	*14*
3つの主要な研究結果	*16*
本書の意図:パラダイムケースについて	*21*
行動を起こそう	*23*

第1部　変革，危機，そして機会　　*25*

第1章　変革された職業 ——————————— *27*

医療システムの変革	*28*
新たな責任	*30*
新たなチャレンジ	*31*
新たな機会	*32*
看護の科学とケアリング実践の統合	*33*
知識と科学を獲得し活用する	*38*
臨床的論証と熟練したノウハウを活用する	*40*
倫理的態度と形成	*41*

　　　　知識，熟練したノウハウ，倫理的態度の統合 ············ 42
　不適切な看護教育システム ·························· 44
　複数の教育進路 ·································· 48
　　　　歴史的な成り立ち ····························· 49
　　　　コミュニティカレッジ・プログラムの台頭 ············ 50
　　　　看護教育の需要を満たす ························ 52
　下げすぎた入学基準のハードル ······················ 53
　　　　看護のための事前必須履修科目 ··················· 54
　　　　BSN そしてその後 ···························· 54
　　　　免許付与制度 ······························· 56
　　　　実践−教育間のギャップについて ·················· 57

第2章　臨床状況下における教育と学習 ———————— 58
　高いリスクを伴う学習 ····························· 58
　　　　脈絡のなかでの学習 ··························· 60
　　　　計画とフィードバック ························· 61
　　　　質問しながら学習を支援する ···················· 63
　臨床的論証力と判断力を発達させる ·················· 66
　　　　脈絡化の教育法 ······························ 69
　　　　優先順位の設定 ······························ 70
　　　　逃された機会 ································ 75
　　　　論証能力を発達させる ························· 77
　　　　状況のなかでどのように行動するかを学ぶ ·········· 79
　　　　短期間に起こった変化を臨床的に論証する ·········· 80
　　　　患者の状態の変化への対応を学ぶ ················· 82
　　　　探偵のような仕事 ····························· 84
　臨床教育へのチャレンジ ···························· 87

第3章　教室および実習室における教育と学習 ———————— 93
　教えることと学ぶこと——実践から切り離されて ········ 95
　　　　講義の標準化 ·······························101

| 教室でのチーム授業 …………………………………………102
             教室および実習室での教育と学習 …………………………105
             教室でのゲームと余興 ……………………………………108
                  実習室 ………………………………………………114
             分断化 ………………………………………………………115
             統合という目標に向かって …………………………………117

第4章　看護教育への新たなアプローチ────────────120
             統合のための4つの不可欠な転換 …………………………122
             優れた看護教育のパラダイムケース ………………………132

第2部　重要性・非重要性の識別力を育成する　　135

第5章　パラダイムケース　ダイアン・ペストレッシ　実践者
　　　　であり教師────────────────────139
             実践から引き出す ……………………………………………141
             事例，短い描写，ストーリー ………………………………142
             自分の学生を知る ……………………………………………149
             コーチング ……………………………………………………152
             実践における彼女自身のスタンスから教える ……………153

第6章　重要性・非重要性の識別力を養うための教育戦略────159
             学習における継続性と一貫性を創出する …………………160
                  逸した学習機会 ………………………………………162
             質問を活用する ………………………………………………165
                  重要性・非重要性の識別力へと学生を導く ………167
                  生涯にわたって知識を探究していくことの
                  　模範を示す …………………………………………169
             実践の予行演習をする ………………………………………171
                  情報収集の課題：臨地実習への準備 ………………172

   「もし……ならば」という質問を使った練習と実践
    のための知識 …………………………………………173
   脈絡を活用する ………………………………………175
  学習を振り返る …………………………………………177
   実習後カンファレンス：学んだ教訓を共有する ………177
   実践を振り返るためにナラティブを活用する …………184

第3部　臨床的想像力を育てる統合的教育法　　187

第7章　パラダイムケース　リサ・デイ　教室の授業および臨床指導担当 ——192

  G夫人 ……………………………………………………195
   複数の教育戦略 ………………………………………197
   講義とスライド ………………………………………197
   対話と質問 ……………………………………………199
   段階的に教える ………………………………………200
   学生の経験を掘り下げる ……………………………201
  知識を活用する …………………………………………203
  複雑な対応を発達させる ………………………………205

第8章　臨床的想像力を発達させる ——207

  固定観念にとらわれない態度を保つことを学ぶ ……………208
  脈絡がもつ力 ……………………………………………210
  論拠と説得力のある説明を学ぶ ………………………………214
   断片をつなぎ合わせる：統合的な教育と学習 …………216
   実践の予行演習をする ………………………………218
   共通の言語を学ぶ ……………………………………220
   不確かさが明らかにすること …………………………221

第9章　統合的な教育と学習を通じて教室と臨床をつなぐ——223
統合教育，統合学習 …………………………………227
責任の所在 ……………………………228
統合の教授法 …………………………230

第4部　倫理的想像力を育てる　237

第10章　パラダイムケース　サラ・シャノン　看護倫理学者——242
事例 ……………………………………245
倫理的態度の模範を示す ………………………250

第11章　看護師であるということ——254
すること，知ること，あること …………………255
五感を再形成する ……………………259
社会的感受性を再形成する ……………261
専門職的かかわりのスキルを再形成する ……………262
知覚力とかかわりのスキルを教える方策 ………267
コーチング ……………………………270
責任を負う ……………………………271
看護のフォーカル・プラクティス ………………276
1人の人間として患者に接する …………………281
人間性を保つ ……………………………282
患者を擁護する …………………………283
患者擁護についての教授法 ……………285

第12章　批判的な立ち位置からの形成——291
看護の社会契約：公民としてのプロフェッショナリズム …298

第5部　必要とされる抜本的改革	305

第13章　看護プログラムから教育を改善する────311
　　入学と進路 ……………………………………312
　　学生 ……………………………………………314
　　学生体験 ………………………………………316
　　教えること ……………………………………322
　　実践に入ること ………………………………330
　　全国的な監督 …………………………………331

付録　カーネギー財団全米看護教育研究の手法 ……………333
文献 …………………………………………………………343

　　訳者あとがき …………………………………………353

　　人名索引 ………………………………………357
　　事項索引 ………………………………………358

はじめに

　アメリカでは，看護という職業が今非常に重大な時期を迎えようとしている。看護教育に関する全国規模の調査が最後に行われたのは40年ほど前である(Lysaught, 1970)。現在では，科学，テクノロジー，患者の活動，市場に左右される医療環境，さらに看護実践の性質と環境，これらすべてが，40年前とは非常に大きく変化した。そして，そうした変化が看護実践を根本的に変容させた。看護実践における変化は，当然，看護教育に大きな影響を与えてきた。

　実際，看護実践におけるほんのいくつかの変化でさえ，看護教育に数多くの影響を与えることが示唆されている。現在，看護師は，ベッドサイドにおけるほとんどのモニタリング，ほとんどすべての在宅訪問を行い，高齢の患者が複数の慢性疾患を管理できるように支援したり教育したりしている。さらに，日常的なプライマリケアの多くも行っている。看護師は，エラーが起きる可能性が非常に高いいくつもの侵襲的テクノロジーを管理しながら，患者の安全を維持する。そして，そのような仕事を行う職場環境は，これまでにもまして複雑で危険なものになってきている。看護師は非常に多様な環境でケアを提供する。急性期のベッドサイド，在宅，あるいは長期療養施設においてテクノロジーに依存する高齢者をケアする。また，学校や地域においても看護ケアを提供する。病院において，ますます複雑化している診断・治療体制のなかで患者をケアすることが大部分を占めるが，看護師は，外来，地域，在宅でも同じようなニーズをかかえる患者のケアを行う。

　新人看護師は，知識や技術革新が驚くべき速さで進む多様な環境において，安全に，正確に，かつ慈しみ深くケアを行えるように教育されなければならない。新人が職場に入るときには，自主的学習を通して学びつづける準備ができているべきである。そして，その学びは，学校における看護から集中治療室の看護まで，どのような実践環境にも適応しう

るものでなければならない．安全で効果的に実践を行うには，今日の新人看護師は，非常に幅広い看護の知識を理解していることが必要だ．生理学，病態生理学，ゲノム学，薬理学，患者の治療について検査医学が生化学的に示唆すること，肺におけるガス交換の物理的特性，急性疾患の患者の細胞レベルにおける酸素運搬，さらには，患者の病気体験，人間の正常な発達と成長など，その他多くを含む看護の知識が必要である．高度に科学技術的かつ人間関係が密な仕事を行うことがいっそう要求されてきている現在，看護師は，看護科学，物理学や生物学といった自然科学，さらには社会科学や人文科学の知識まで身につけていなければならないのである．

　さらに，看護師の職場環境，学習環境もけっして最適なものとはいえない．看護師や看護学生は，アメリカの医療制度の複雑な環境下（そして多くの人が，複雑なだけでなく，混沌としており機能していないともコメントしている）で働かなければならない．現在の医療組織は，よい看護や医学の実践や教育を行うためにはうまく設計されているとはいいがたい．たとえば，病院に入院している重症患者のケアを考えてみると，総じてケアのペースは速く，高度な技術的支援，複数の薬の複雑な調整などに対処しなければならない．そして，これらすべてが看護師による思慮分別のあるモニタリングと管理を必要とする．さらに，医療保険をもっている人ともっていない人との間で，医療アウトカムに差がでているという事実もある．そして医療保険のない人々の非常に多くは，低所得層あるいは人種差別やその他の文化的偏見がみられる層に属している．このような医療の危機的格差が存在するなかで（Chao, Anderson, & Hernandez, 2009；Smedley, Stith, & Nelson, 2003），看護師たちは，患者の安全を保ち，人間の苦しみを癒すという看護の職業の中心をなす価値観をなんとか維持し普及させようと懸命な努力を重ねている．本研究に参加したある学生が述べているように，複雑な医療制度下で，看護師は，患者にとって「最後の砦」なのだ．その砦で，看護師たちは，複雑な手技や知識を駆使して仕事をしている．1人ひとりの患者に最善のケアを提供するのだという確固たる意志をもって，そのような仕事を遂行してい

るのである。

数が示す危機

　1998年以来，看護師不足は加速している(Buerhaus et al., 2007b；Buerhaus, Donelan, Ulrich, Norman, & Dittus, 2006)。さらに，1990年代半ば，看護学校に入学する学生数が5年間連続して減少した。高齢化している大量の看護師(看護師の人口統計で最も数が多い層)が退職したあとにすでに推測されている看護師不足が，この入学者の不足によっていっそう深刻な状態になると予想される。アメリカの看護師の45％は50歳以上なのである(Buerhaus et al., 2006)。2007年のある調査によると，病院で必要とされる登録看護師[*1](RN；registered nurse)の不足率は8.1％(American Hospital Association［AHA］, 2007)に上っている。労働統計局(Dohm & Shniper, 2007)は，2016年までに，看護職の求職率は23％増加すると予想している。これは，どの職業よりも大きな増加率である。別の予測では，2000年にフルタイム換算で200万人の看護師が必要とされたが，それが，2020年には280万に増加し，需要に対して約100万人の看護師不足になるとされている(Health Resources and Services Administration/Bureau of Health Professions［HRSA/BHP］, 2007)。

　現在の看護師不足，そして予測されている将来の看護師不足に対処するためには，アメリカにおける看護教育プログラム[*2]の定員を約90％増やさなければならない(HRSA/BHP, 2006)。しかしながら，看護教育現場では，看護教員不足が深刻で，教員数を増やすのは非常に難しいのが現状だ。看護教員養成のための大学院プログラムに入学できるような大学レベルの教育を受けた看護師が非常に少ないのだ。たとえ，将来看護職をめざす学生たちが看護学校に入学でき，外国で看護教育を受けた看

[*1] 訳者注：わが国の正看護師にあたる。
[*2] 訳者注：4年制看護課程，2年制・3年制の看護課程のほか，準学士から学士号を取得するプログラムなど特別なものもある。

はじめに

護師たちの獲得に成功したとしても，2020年には，34万人の看護師不足が予測される(Auerbach, Buerhaus, & Staiger, 2007)。

　こうした看護師不足が意味するところは重大だ。医療の世界で最大の職業集団を形成する看護師たちは，その最も多くの時間を患者への直接的ケアに費やす。それゆえ，治療における看護師の役割は非常に重要で，医療アウトカムに大きな影響を与える。多くの研究が，能力の高い看護師の不足は，医療実践の質を低下させることを示している(Aiken, Clarke, Sloane, Sochalski, & Silber, 2002 ; Aiken, Clarke, and Sloane, 2002 ; Cheung & Aiken, 2006)。病院で働く登録看護師の93％が，患者の安全を守り，合併症を早期に発見し，他の医療チームメンバーと協働するために必要とされる十分な数の看護師と時間が不足していると報告している(Buerhaus, Donelan, Ulrich, DesRoches, et al., 2007a ; Buerhaus, Donelan, Ulrich, DesRoches, et al., 2007b)。ベッドサイドで働く看護師の数が増えれば，毎年，何千という患者の命が救えるのである。たとえば，アメリカ医師会機関誌(JAMA)に掲載されたある研究は，患者対看護師比率が最も大きい病院では，ほかの病院と比較して死亡するリスクが最大31％も上昇すると報告している(Aiken et al., 2002)。

看護教育を通じて患者ケアのアウトカムを改善する

　数字はほんとうに圧倒的だ。しかし，それさえも，看護と看護教育に突きつけられた逼迫する困難を必ずしも十分にあらわしているわけではない。しかし，患者ケアのアウトカムを改善するには，看護師の数がただ増えるだけでは十分ではない。看護実践の研究では，4年制大学で教育を受け学士号をもつ看護師の数が準学士号をもつ看護師の数よりも多い病院において，よりよい患者アウトカムが達成されていることが示されている(Estabrooks, Midodzi, Cummings, Ricker, & Giovannetti, 2005)。現在，看護学校の卒業生のうち60％は，最高学位として看護準学士(The associate degree in nursing ; ADN)をもっているが，管理職について

いる看護師たちは，より高度な教育を受けた看護師たちを求めている。しかし，現状は，財政難のために，準学士の資格をもつ看護師のみと，より賃金が低い補助スタッフを雇って数をなんとか稼ぐのが精一杯という状態だ。そういう状態を強いられているにもかかわらず，看護管理職は，より高度な教育を受けた看護師が必要だとしている(Orsolini-Hain, 2008)。

アメリカ看護管理職・看護部長協会(The American Organization of Nurse Executives；AONE)は，より高度な教育を受けた看護職の必要性を説く。看護職へのエントリーレベルを4年制大学卒とし，カリキュラムも看護学士(The bachelor of science in nursing；BSN)を取得できるように再構成することを要求している。AONEの2006年「看護教育に関する立場表明(Position Statement on Nursing Education)」には次のように書かれてある。「将来の看護師のための教育は，4年制大学レベルで行われるべきである。そのような教育は，将来の看護師を，複雑な患者ケアの旅の対等なパートナーとして，協働者として，また管理者として機能できるように準備するのである。将来における役割が異なるとしたら，4年制大学でのカリキュラムは再構築されると予測される」(American Organization of Nurse Executives［AONE］, 2005)。

実際，私たちの研究で大きく判明したのは，看護教育にかなりの強みがあるにもかかわらず，今日の看護実践と看護教育との間に大きなギャップがあるということだ。ただ単により多くの教育を要求するだけでは十分ではないだろう。看護教育の質が均一により高くなければならない。看護科学の質とレベルと，看護課程に入る以前に提供される自然科学，社会科学，人文科学の質とレベルを上げることが急務であるが，昨今の看護師不足に関連する危機に注意がいくために，その重要性から目をそらされてしまいがちである。たとえ，看護師不足や看護教員不足がないとしても，看護教育は，現在の看護実践で求められているものを満たすためには劇的に変革される必要がある。

私たちの研究を通じて，看護教育の質についてジョンソンJohnsonが発見したことは(1988)，さらにその重要性を増していることがわかっ

た。ジョンソンは，短期大学や専門学校を卒業した看護師と4年制大学を卒業した看護師の間には，問題解決などの領域で大きな差があると記している。科学，人文科学，社会科学，問題解決，教えること，そして人間関係の能力，これらすべてにおけるよりよい看護教育の必要性は，10年前よりも今のほうがさらに急務である。急速に発展している実践の分野では，現在提供されているよりもさらに深く掘り下げた教育が要求されている。実践と教育の間のギャップは，すでに看過できない状態であるが，看護教育が，看護科学，自然科学，社会科学，人文科学へのアプローチを徹底的に見直さなければ，ますます広がっていく一方であろう。安全で効果的な実践者であるためには，看護師は，実践に入るときに，すでに広い範囲の領域から知識をたぐることができるようになっていなければならない。実践は今後ますます複雑になっていくはずで，看護師は，大学を卒業するときには，生涯学習者としての準備ができていなければならず，振り返りのできる優れた学習者としての素質とスキルをもっていなければならない。

　看護教育のこれまでの研究では，研究者たちが，教育-実践間のギャップについて懸念してきた。つまり，教育現場で教えられたことを適用し反映できるような実践環境があるかどうかが心配されていたのだ。しかし，今，状況はまったく逆になった。看護管理者たちと本研究の研究者たちは，実践-教育間のギャップを心配している。看護教育が，研究と新しいテクノロジーによってあと押しされる実践における急速な変化についていけなくなっているからだ（AONE, 2005）。4年制大学レベルの教育への移行は，必要な最初のステップであるが，4年制大学での教育プログラムが改善しなければ，それだけでは変化のための十分な触媒とはなりえない。それが実現しなければ，実践-教育間のギャップは埋めることはできない。

危機は好機でもありうる

　看護師不足と看護実践に要求される複雑性は，看護教育にとって，拡大し改善する機会と責任を獲得できる立場を提供するものとなりうる。しかし，質の高い教員群はあまりにも小さい。しかもそれも急速に縮小している。この10年ほどの間に，看護教員の数が減少し，看護系大学では深刻な看護教員不足に直面している。大学は，クラスの規模を拡大したり，学生の教育を引き受ける臨地実習施設，プリセプター，臨床看護師などを懸命に探したりしているが，それでも，教員は現状以上の学生を担当することは不可能だと悲鳴を上げている。アメリカ看護系大学協会(AACN)は，42,866名の入学水準の能力をもつ看護学部志望学生を不合格にしなければならなかったと報告している。その主な理由は，看護教員の不足，臨地実習の現場の不足，教室の空きスペースの不足である(American Association of Colleges of Nursing [AACN], 2007a)。同様に，全米看護連盟(NLN)も，2005年に，アメリカの看護系大学が，看護教員の不足，教室不足，臨地実習先不足を理由に，147,000人以上の有能な学生の入学を拒否したと報告している(National League for Nursing [NLN], 2006)。看護学部への入学を拒否された学生の数は，2002年から6倍にも増加している。看護教員不足が原因である(PricewaterhouseCoopers' Health Research Institute [PCHRI], 2007)。

　これは，今後10年間に経験するであろう厳しい看護師不足のまだほんのはじまりにすぎない。現在，看護教員のほぼ1/3が55歳以上で，博士号を取得している教員の場合は，それよりも年齢が上がる(U.S. Department of Health and Human Services [USDHHS], 2004)。55歳以下では，教育で望ましい資格とされる博士号をもっている教員は少なく，また，55歳以下の教員の約半数は，45〜55歳である(Berlin & Sechrist, 2002)。

　教員が退職するにつれて，看護学部は最も経験のある教員を失い，新たな教員を見つけてよりよい教員になるための指導をしていくという難しい問題に直面する。まず，新しい教員を見つけても，働きつづけても

らうのが難しい。なぜなら，アメリカのほとんどの地域で，臨床現場で仕事をするほうが教育現場で働くより給料は高いのである。次に，臨床の看護師から教員へ転身する人々は，臨床での最新の知識を伝えたいという熱意はあるが，ほとんどが大学院教育を受けておらず，教育することに関する準備がまったくできていない。大学院における看護領域の教員や管理者たちは，過去30年ほどの間，看護研究に最大の焦点をおいてきた。大学院では，将来の教員を教育するという努力をやめてしまった。そして，複雑な看護教育を教える際の具体的な教育的要求にこたえられるように新たな教員を準備する必要性があるにもかかわらず，そのニーズを無視してしまったのである。教育と学習に関する学問を研究する看護教員は非常に少ない。この領域では，教員は，自己の学術と教育を，教育と学習に関する研究に統合させるのである(Boyer, 1990；Hatch, 2005；Huber & Hutchings, 2005)。また，看護教育を研究するための十分な研究助成金などがあるわけでもない。しかし，私たちの研究では，看護教育には，看護に関する十分な知識と同様に，どのように教育するのか，また看護教育研究をどのように行ったらよいのかを理解している教員が必要だということがはっきりと確認された。もっともこれは，何も看護領域に限ったことではない。将来の教育者を育てるということへの注意の欠如は，すべての領域，すべての専門職に関する大学院教育に特徴的にみられるものだ(Walker, Golde, Jones, Bueschel, & Hutchings, 2008)。

　看護教育の機会と責任は，カリキュラムや教授法，特に臨床と教室での学習の統合という点にまで拡大される。教育の負担が，現在の看護教員の肩に重くのしかかっているので，看護リーダーたちが，教員が学生をよりよく教育できるように支援し，教員たちを活性化していかなければならない。学生が質の高い看護教育を経験しているならば，看護教育の分野に進み，よりよい教員になる人も増えるであろう。

不確かな新たな財源

　教員不足は，看護学部，看護学生，看護学部入学を希望している学生に深刻な問題を突きつける。さらに，連邦政府によるかなりの助成金は，看護教育が重要なステップを前進させるのに役立つと考えられるが，この時点において，そのようなプログラムへの連邦政府からの支援は，よくいって不確実，だが，おそらく見込めないというほうがより現実的であろう。1964年に看護訓練法が成立してからすでに40年以上になるが，7条項の医療専門職へのプログラム，および8条項の看護労働力開発プログラムへの助成金の額は，上がったり下がったり一定していない。2001〜2005年の間で，8条項への助成金は，2倍に増え1億5,067万ドルとなった。2006年には，少しだけ（0.7％）削減され1億4,968万ドルとなった（AACN, 2008）。しかし，2009年の予算では，8条項への助成金は30％削減されることが予定されている（AACN, 2007b）。2008年末には，連邦政府は，他の分野からの緊急的な要求と約束を強いられていたのである。本書は，アメリカの経済危機のまっただ中で，そして，医療財政と実施に関する改善計画が，再び，アメリカの政治的議論と大統領の課題の最前線に上がってきているまっただ中で出版されることになる。看護リーダーたちは，現在の経済危機と医療危機に関連する医療改革に対して，看護教育が貢献できる潜在的な機会をつかまなければならない。それは明白である。

　看護教育への助成金不足は1つの問題を提示する。看護師が知っていなければならないこととできなければならないことに対する，一般の人々のあいまいで時代遅れの認識が，別の問題を提起する。看護に要求される知識，臨床判断，人間関係にかかわるケアは，必ずしもはっきりと目に見えるものではない。患者や一般の人々は，看護師と看護に対して専門職として十分な信頼を寄せてくれているように見える（Saad, 2006；American Nurses Association［ANA］Gallup Poll, 2008）。しかし，信頼は，往々にして，相対的にあまり十分な教育は受けていないが，ベッド

サイドでやさしく愛情あふれるケアを提供する援助者といった，時代遅れで感傷的なイメージによるものである。看護職が主として女性によって構成されているという事実が，ある意味では，看護師は，相対的にスキルは十分ではないが愛情あふれるケア提供者だ，というイメージが執拗なまでにできあがっていることに何か関係しているのかもしれない。現在でも，女性が94％を占める職業である（HRSA/BHP, 2006）。しかし，看護学士課程に入学する男性の割合は，2003年の8.3％から2004年の9％にわずかに増えただけである（AACN, 2007a）。残念ながら，立法者や政治家も含めて，一般の人々は，今日の看護師に要求される教育を過小評価している。

看護教育のための新たなビジョンへ向けて

　もしも，看護と看護教育における諸々の不足を補うために，必要で適切な財源の配分と政策変更がすぐに行われたとしても，その結果が出るまでには何年もの年月がかかる。このように，看護は巨大な外的な問題に直面しているのだが，それでも，看護教育内の変化，つまり看護学部内の，そのなかの各種プログラム内の，また看護職という職種内の変化は，今ただちに起こらなければならないと考える。看護教育が，このような逼迫する不足という圧力に対処しなければならないときにはリスクが伴う。それは，水準と目標を下げてしまうというリスクだ。実に，このような危機的状況だからこそ，質の高い看護教育とはどんなものか，そして，その水準を保つために教育プログラムで行わなければならないこととは何かについて，明確なビジョンをもつことが非常に重要なのだ。たとえ，諸事情が反対の方向へ進むような圧力を加えるときでさえも，それは必要なのである。もし外部からの支援があったとしても，それが便宜的なものに焦点を当てたり，指針が知的に示されなければ，そのような支援は有用ではないだろう。

　看護師と看護教員の不足という危機に関して，焦点を1つのことだけ

にあまりにも当てすぎると，それは看護教育が最も必要としている方向と逆の方向に導き，その最大の強みから乖離させてしまう可能性があるということを私たちは確信している。看護教育の質の問題を指摘せずに，構造的な不十分さのみを修正しても，問題は解決しないだろう。たとえば，看護学生を増やすための大規模な努力は，たとえその意図はよいとしても，入学要件のハードルを下げたり，臨床現場への配置など地域資源を希薄にするといった不本意な結果を生じかねない。看護学，生命倫理，生理学，およびその他教室で学習するべきだとされる科目は増えつづけている。そうした状況は，すでに，ある教育者が指摘するように，"缶詰にされたパワーポイント教育"への依存を広めるという結果を招いている。私たちは，一様に質の高い教育と学習を提供できるような看護教育の可能性に焦点を当てれば，現在の看護教育者を活性化し，次世代の看護教育者になれるように学生をよりよく教育することができると信じている。

そのために，大学と看護職に対して，私たちは，看護教育変革のビジョンを提供する。そのビジョンには，看護師になりたいと願う人々に必要な高度な知識，判断，スキル，倫理基準がすべて含まれている。私たちの主な目標は，過重な負荷がかけられているカリキュラムの負担を軽くするような，教育と学習における変化に焦点を当てることである。看護教育に関する私たちの調査に基づいて，今日の，そして将来の看護師に最もよい準備教育を提供できるような教育と，学生の学習へのアプローチをすすめたい。実際，私たちは，看護教育を抜本的に変えることを呼びかけたい。カリキュラムと教育の本質についての徹底的かつ新たな理解(Sullivan & Rosin, 2008)，そして看護師免許の交付にいたる道筋について根本から変えることを求めたい。

私たちは，非常に影響力をもつ報告書「フレックスナー・リポート(Flexner Report)」の出版100周年が間近になっているこの時期に，看護教育を変革するというこのビジョンを提供したいと考えた。この報告書は，カーネギー財団の支援の下に，1910年に作成されたものだ。この報告書は，大学での教育環境に基盤をおいた科学的な厳密さと科学教

はじめに

育への期待を医学教育に持ち込み，医学教育を変革させた。他の専門職もこれにならった。

1997年，カーネギー財団は，専門職が実践を行うためにどのように教育されているかを再び調査するために，「専門職養成プログラムへの準備(The Preparation for the Profession Program)」を開始した。その後の10年間，聖職者，弁護士，エンジニア，看護師，医師など全米の専門職の教育に関する研究は，財団会長のリー・シュルマン Lee Shulman によって方向性が示され，財団上席研究者のウィリアム・サリバン William Sullivan とアン・コルビー Anne Colby によって導かれた。専門職教育への配慮を示す，聖職者，弁護士，エンジニアに関する報告書は，すでに出されている(Foster, Dahill, Golemon, & Tolentino, 2005；Sheppard, Macatangay, Colby, Sullivan, & Shulman, 2008；Sullivan, 2004；Sullivan, Colby, Wegner, Bond, & Shulman, 2007；Sullivan & Rosin, 2008)。全米の看護教育に関する本研究，全米の医学教育に関する研究(Cooke, Irby, & O'Brien, 2010)，そして，この研究プログラム全体の研究結果に関する包括的コメントの刊行によって，この専門職教育に関する研究シリーズは完結することになる。

「仕事と統合性(Work and Integrity)」は，このシリーズの最初の報告書であるが，サリバンは，より広い意味での公共の利益に対するコミットメント*を失った「技術的専門家意識」の台頭によって，専門職は今日では衰退していると論じている(Sullivan, 2004)。経済的圧力とテクノロジーが，専門職とその顧客との関係を変化させてしまい，公民としての専門職の責任という側面が消滅してしまっている。サリバンは，以下のように観察している。

> 民主的社会は……専門職のスキルと道徳の源泉に大きく依存する。特に，ちょうど今日優勢になっている，組織のために開発され

---

* 訳者注：コミットメントとは，どんなことがあっても貫き通すという強い意志，決意，その責任。

た"ビジネスモデル"にみられるような，実利と道具主義的な思考が非常に強いアメリカのような社会では，専門職は，人間の福利がケアや責任といった価値の醸成に究極的には依存するものだということを思い出させてくれるものであり，そのような価値は，自己の関心のみでは生み出すことができないものなのである。技術の質と実践の創意工夫に焦点を当てることによって，専門職は，仕事とはどのようなものでありうるかということについてのビジネスモデルに代わるモデルを提供するものだ。つまり，仕事は，公共の価値への貢献，モチベーションの根源，深い個人的満足感を提供しうるものだということである［Benner and Sullivan, 2005, p. 78］。

今日の看護職には大変大きな圧力がかかっている。それらの圧力とは，混沌としたアメリカの医療制度の状態，それを駆り立てる経済的な圧力，看護師不足，看護教育者の不足，看護免許取得後に働きながら学位を取ろうとすることを励ますのではなく，思いとどまらせてしまうような看護職に用意された複数の進路などである。そうした圧力のために，最新の看護実践を行ったり，ケアと責任という看護の核となる価値観を発揮するという看護師の能力が，おびやかされていると私たちは考える。これについて，サリバンは以下のように説明している。「看護と医学は，それぞれが奉仕する公衆との社会契約に基づいた，名誉ある地位を享受してきた。そのサービスに依存する人々に対して安全な行為を提供する社会的責任を担う代わりに，医師，看護師，そしてその他のあらゆる専門職が，法規制の範囲内において，誰がその職業に入ってくるのか，どのように専門職が教育されるのか，またどのように仕事を行うのかということに関する主要な側面に関しては，自己支配する権限を有している」(p. 80)。

誰がその職業に入ってくるのかということに対する社会契約と責任について，私たちはサリバンと同じような理解をもっている。したがって私たちは，看護師になりたいという意欲を示す人々の教育を理解すること，また外的圧力に立ち向かうためにはどのような介入が必要なのかを

はじめに

決定することが，不可欠だと考える。同様に，私たちは，看護職という職業に加わり，その社会契約を維持するためには，学生に対してどのような準備がなされるべきかを検証できるように，アメリカの看護教育に関する私たちの研究の枠組みを設定した。

本書の研究背景

　カーネギー財団の専門職教育に関する他の研究と同じ方法を使って，看護教育を研究するチームは，文献を検索し，全国を対象とした調査を行い，教室および臨床での教育を現場で観察した（研究方法に関しては付録を参照）。

　本研究では，登録看護師（RN）を養成するプログラムに焦点をしぼった。研究チームは，以下の学校について一連の3日間の訪問を実施した。リバーサイド看護専門学校（Riverside School of Nursing），ロバーツ・ウエズリアン大学（Roberts Wesleyan College），サドルバック・コミュニティ大学（Saddleback Community College），サミュエル・メリット大学（Samuel Merritt College），カリフォルニア大学サンフランシスコ校（University of California, San Francisco），ノースカロライナ大学チャペルヒル校（University of North Carolina at Chapel Hill），サウスダコタ大学（University of South Dakota），ワシントン大学（University of Washington），ヴィラノバ大学（Villanova University）である。このリストが示すように，研究チームは，登録看護師免許を取得するためのさまざまなタイプの9つの学校を訪問した。専門学校課程，準学士課程，学士課程（速成コースと通常のコース），および看護エントリー修士課程[*1]の初年度を観察した。現地訪問の前に，チームは，管理者と教員に対してかなりの電話インタビューを実施した。現地では，授業を観察し，管理者，教員，その他のスタッフ，および学生のインタビューを行った。

　教育と学生の学習をよく理解するために，チームは，初年度の科目の

1つと学生の教育にとってきわめて重要となる高学年の授業科目の1つを選ぶように，事前に学校側に依頼した。チームは，そのような科目の授業を観察し，それらの科目の目標について，また看護教育と学習に関する教員の考えについて，教員のインタビューを行った。それぞれの科目を受講する学生のインタビューも行った。また，臨地実習先，学内の実習室，シミュレーションラボでも学生を観察した。さらに，看護における自分の経験について，4年生をインタビューした。

臨地実習先の訪問を補完するために，本研究には，教員と学生を対象とした全国レベルの調査3件を，主要な看護組織であるAACN，NLN，および全米看護学生協会(NSNA)と協力して実施した。これらの調査結果を教員および学生のコメントとともに本報告書でまとめた(調査ツールに関しては，ホームページ[*2]を参照)。

看護実践には非常に多くのことが要求されるために，専門職である看護師は，つねに学習し，知識(knowledge)，熟練したノウハウ(skilled know-how)[*3]，倫理的態度(ethical comportment)を統合しなければならない。したがって，現地訪問の際や調査のなかで，研究チームは，これらの3つの徒弟式学習間の関係について尋ねた。看護職の教育に関するカーネギー財団の5つの研究ではどれにおいてでも，看護学生の教育的経験では，それぞれの学習領域に別々に焦点がおかれたり，1つの学習領域が別の2つより強調されたりすることがあるかもしれないが，こ

[*1] 訳者注：看護エントリー修士課程は，MEPN(Master's Entry Program in Nursing)として知られ，近年多くの看護系大学院で開設されている。他の専門分野で学士以上の学位をもつ人が，大学院から看護を専攻するプログラム。3年間のプログラムであるが，最初の1年で基礎看護から看護理論，臨地実習なども含めすべてをマスターし，初年度修了後に登録看護師免許国家試験(NCLEX-RN)を受験する資格を得られる。合格すれば，わずか1年間の学習で登録看護師の資格を取得できる。そして，その後の2年間で上級実践看護課程を履修すると，上級実践看護師になることができるプログラムである。

[*2] www.CarnegieFoundation.org/nursingstudysurveys

[*3] 訳者注：熟練したノウハウとは，コミュニケーションの仕方，患者との関係の構築，経時的な患者の変化を注意深くモニタリングして行うすぐれた介入，これらすべてを意味する。さらに，どのスキルをいつ使えばよいのかということの理解も含まれる。このようなノウハウは，つねに状況のなかに存在し，脈絡のなかでとらえられる。

はじめに

れら3領域での訓練すべてが統合された学習と発展が必要だということが示されている。これら3領域の徒弟式学習が注意深く統合された教育経験では，学生が専門職実践にこれらを統合できるような教育を提供できるのである。ケアの価値と責任へのコミットメントという文脈のなかで，知識(Eraut, 1994)とスキルを適切に統合するような教育を提供できるのである。本書のなかでは，教育経験の際に，知識，熟練したノウハウ，そして倫理的態度を統合する重要性に終始焦点をおいた。

3つの主要な研究結果

　私たちの行った現地観察と調査は，看護教育に関する学生および教員の経験について，また実践-教育間のギャップの程度について，一般的な部分でも，特定の部分でも非常に大きな成果を上げることができた。なかでも，3つの主要な研究結果を特定でき，それらが，本書の焦点ともなり，また私たちの推奨事項ともなっている。

1. アメリカの看護教育プログラムは，専門職としてのアイデンティティと倫理的態度を形成するうえでは，大変効果的である

　看護教育は，教授法，特に状況下でのコーチングと経験的学習においては，非常に優れており，専門職としてのしっかりしたアイデンティティの確立，看護職の価値へのコミットメント，倫理的態度で行動することに関しては，学生がそのような能力を発展させていくうえで効果的な支援を提供している。

　興味深いことに，教育者と学生が倫理的態度についてこう理解していると表現したことと，それに関する実際の教育の間には，大きな相違があった。教育者も学生も，「倫理」は主として生命倫理の原則の学習の観点から述べている。そして，その際の焦点となるのは葛藤や倫理の崩壊である。しかし，臨床での状況における教育と学習の過程においては，教育者も学生も，つねに患者を念頭に置いて，よい実践者となるこ

とや，継続して実践を改善させることなど日常の倫理的態度に焦点をおいていた。

　教育者も学生も，患者の利益をより拡大するように組織化されたよい看護実践にかかわり，その遂行に献身的だということがわかった。看護実践の改善の可能性と重要性に関して，皮肉な考え方や懐疑的な言葉はほとんど見受けられなかったが，優れた看護実践の足を引っぱりかねない組織的圧力や経済的圧力について，教員と学生のどちら側にも，私たちは懸念をもっている。看護学生は，学校で倫理的に大きな懸念を抱くのは，臨地実習先における標準以下の看護実践だと述べている。卒業に際しては，過重な仕事量と看護師不足のために，自分たちが手を抜くような看護をするのではないかと心配している。

　私たちは，学生と教育者が日常の倫理的態度に深くかかわっていることに拍手を送りたい。そして，看護教育は，この強みと看護教育のこの側面における効果的な看護教育戦略のうえに，構築されるものだということを提唱する。

2. 臨地実習は強力な学習体験を提供するが，教育者が臨床教育と教室での教育を統合するようなプログラムの場合は特にそうである

　アメリカの看護教育の1つの強みは，学生が直接患者や医療チームといっしょに働くことである。さらに，学習が進むにしたがって，臨床状況においてどんどん責任をもたされるのである。

　看護師になるということをどのようして学んだか，あるいは「看護師らしく考える」ことをどのようにして学んだかを述べたとき，学生は一様に臨床の状況を指した。1人の学生は次のように述べている。

　　　私たちの臨床指導者はいつも病棟にいます。その日，受け持った患者のあらゆることについて，私たちに質問を投げかけるのです。検査結果，診断に関する病態生理，そして治療の合理性について学ばなければなりません。もし，私たちが何かの理解に苦しんでいると，調べてみるようにと資料を提供してくれます。そして，臨地実

習の最後の日にも，まだ何かを理解できないでいたら，臨床指導者は，それを臨地実習グループ全体の学習機会にするのです。また，私たちが実習室で学んだ手技をより自信をもって行い，経験を積むことができるように，臨床指導者はいつも病棟に出ていて，何かできる支援がないかと目を向けてくれています。また，私たちの質問にもいつでも答えられる態勢をとっていてくれます。

　学生の1人が指摘したように，教育者が教室での講義と臨地実習での体験を統合しようと努力してくれるプログラムで学習できる学生は「幸運」である。特に，臨地実習の際に，教室で学んだことを目の前の臨床状況と結びつけようとしたり，逆に，臨床で経験したことを教室での講義と結びつけるように指導したりするような教師がいれば，教育はもっと効果的である。当然，臨床と教室の指導が統合されていなかったり，調整されていなかったりすると，学生は断片的な経験を報告する。断片的な経験は，学生の理解を表面的なものとし，まだ決定されていない状況において機敏な臨床判断を下すような能力を育てられない。しかしながら，激しい看護教育者不足は，教室と臨床の両方で教えられる看護教育者の可能性を消滅させてしまう。臨床の看護師の不足は，臨床現場で学生を教育できる十分に準備の整った臨床指導者の供給を制限してしまう。

3. アメリカの看護教育プログラムは，看護科学，自然科学，社会科学，テクノロジー，人文科学を教えるという点においては，一般的にあまり効果的ではない

　看護は，知識が指数関数的に増えている領域で，深く幅広い知識が要求される。特に，教室での講義では，教師は非常に多くの情報量を教え込もうとする。そして，その"学習すべきこと"は，新たな研究結果が報告されるたびにどんどん増えていくばかりだ。タナー Tanner らが記したように，看護カリキュラムは追加式なのだ(Tanner, 2004；Ironside, 2004)。現在の実践を反映させるために資料をつくり直すのではなく，

教師たちは単に現在あるものにどんどん追加しつづけてきたのだ。

　看護教育者たちは，すべての卒業生が安全で効果的な臨床家であり，臨床的知識を開発する生涯学習者であることを保証するために，看護科学，自然科学，社会科学，リーダーシップ，そして人文科学の教えを改善しなければならない(Porter-O'Grady & Malloch, 2003, 2007)。

　看護教育では，看護ケア，看護理論，看護科学，生物学，化学，物理，および看護師が習得しなければならない医学的介入についての実質的な知識の範囲について言及する際に，"理論"という用語を使う。私たちが観察した"理論"の科目の授業は，臨床で観察した熟練した効果的な教授法とは非常に対照的なものだった。資料へのアプローチは，通常，大変観念的で，標準的な講義は，主としてスライドプレゼンテーション形式によって行われていた。一般的に，学生には，生理学，疾患分類，徴候，症状，介入，アウトカムについての情報が，覚えるべき分類として提示される。それは，学生にそのような分類システムが，実際の患者ケアにどのように使われるのかについて，想像力を促すようには設計されていない教授法である。

　私たちは，"提示された情報(presented information)"という言葉をかなり意図的に使っている。私たちは，観察と学生や教師との会話を通じて，スライドプレゼンテーションと標準化された講義への依存はかなり広まっていることを発見した。学校訪問した際に，多くの授業がかなり標準化されているのに気づいた。つまり，授業は，学生が予め渡されているスライド配布資料の概要のページ(最初のページ)を開くことに始まり，教師が教壇に立って，何十枚ものスライドの最後のスライドを映し終えたところで終わるのだ。教員は，スライドからスライドへと滑るように授業を続け，学生は講義概要ページの余白にメモをとる。全員いっせいに，6つのスライドが印刷されたページをめくる。ディスカッションは皮相的で，教師によっては，準備したスライドプレゼンテーションからあまりかけ離れたくないという思いから，質問に制限を加えたりしていた。

　このような教授法は，教員不足のプログラムでは，効率的な方法のよ

うに見え，ますます増大していく情報のすべてを1つのパッケージとして詰め込んで提示できる方法として，つい使ってしまいがちなのかもしれない。しかし，このような教授法は，ほとんどの成人学習の方法，つねに変化しつづける臨床現場で考えながら行動するなかで臨床家が知識を活用する方法，そして看護師が実践者として学びつづけなければならないであろう方法に相反したものである。他の実践分野と同様に，看護には，状況下における認識と行動が要求される。たとえば，急性呼吸窮迫症候群に陥り，血圧が下がり，脈拍が非常にゆっくりになっている患者を目の前にして，看護師は，迅速できっぱりとした行動をとり，治療的介入を実施しなければならない。そしてそれは，肺機能，循環システムの方向，心拍が遅い原因，低い血圧などについての十分な理解に基づいたものでなければならない。迅速で決定的な対応を要する緊急の場合，患者のニーズに対応した最善のエビデンスに基づいた行動をとるために，看護師が頼らなければならないのは知識であって，臨床情報の抽象的な分類ではない。

　さらに心配なことは，学生は観念的な情報を学習して，その情報を実践に"適用する"のだという仮定が執拗に存在しているということである。看護のように複雑で非常に高いリスクを伴う実践で使える知識を発達させるには，情報と実践，特定の具体的なものと一般的なものとの間に，常時継続的な対話が必要である。それによって，学生は，ケアのためのエビデンス基盤を構築し，特定の患者のための適切な介入について，どう判断するのかを学ぶことができるのである。学生は，何が重要なのかという認識力，つまり，個々の臨床状況において，何が最も急を要するもので，何が最も重要なのかということを迅速に認識する能力を発展させると同時に，知識基盤を構築しなければならない。

　学生は，教室での教授法と臨床環境で状況に沿って教えるという効果的な教授法との明らかな分断に必ず気づくものである。そして，学生は，この分断に当惑する。1つの領域においてよく学習できるのに，もう1つのほうではなかなか学べないということだけでなく，教室での経験は，専門職としての価値観(そして多くの学生が述べていることであ

るが，深い個人的な変容)への深いコミットメントを生み出す，断固とした倫理的態度と相いれないと感じるのである。教室で講義する教師は，スライドで埋めつくされたスクリーンの後ろに隠れているのではなく，前に出て来て，臨床と同じような学習経験を学生ができるようにしなければならない。つまり，教室においても，学生に知識を活用すること，状況の変化に応じて考えながら実践をすること，そしてつねに患者の利益のために行動することを学ぶように促す授業をしなければならないのである。

本書の意図：パラダイムケースについて

　強力な事例，言いかえればパラダイムケース(Benner, 1994)が，認識可能な実践パターンを明らかにする。看護教育がその強みのうえにどのように構築されるのか，そして，専門職としての実践に対応できる学生を教育するうえでのその弱点を指摘するために，私たちは，優れた教育の3つのパラダイムケースを中心に本書を構成した。私たちは，3名の教師*の指導に関する習慣，意図，そしてスタイルに注目した。これら3名の教師は，教育と学習に関する考えを大きく転換させた。それによって，この3名の教室での授業は，革新的で効果的なものになった。効果的な教育と学習に関して，多くの教師の授業を観察し学び，そうすることよって理解を深めたのであるが，ここに紹介する3名の教師はずば抜けていた。なぜならば，この3名は，自分の教育実践を非常に明確に表現していたからだ。彼女たちは，学生に，重要性・非重要性の識別力(sense of salience)，臨床的論証(clinical reasoning)，そして効果的で

---

* 私たちは，この3つのパラダイムケースの教師の名前を公表していいという文書による許可を得た。リサ・デイ，ダイアン・ペストレッシ，サラ・シャノンの3名である。私たちは，彼女らの教育法に関する私たちの解釈について，彼女たちと話し合った。そして，彼女たちの教育に関する私たちの記述と理解が，本書に紹介した彼女たちの教育の側面を適切にとらえているという同意を得た。

はじめに

倫理的な看護師になるために必要な臨床的想像力（clinical imagination）を発達させるように指導していたのである。彼女たちは，教室のなかでも，臨床環境下でも，個々の学生に，エビデンスに基づいた知識を活用する，また臨床判断と熟練したノウハウを考える習慣を養う看護師にどのようにしたらなれるのかを教えようと懸命な努力を重ねていた。彼女たちの教育は統合的で患者中心である。形成（formation）に焦点を当てて，これらの教師たちは，ある状況下での知識，スキル，倫理的態度を発達させるために，学生たちに経験的学習にかかわらせながら，コーチングを提供している。私たちは，この3名の教師の洞察を，調査結果や，教師および学生へのインタビュー，そして私たちが観察した数多くの授業からのサンプルで補完した。

パラダイムケースを文脈のなかでとらえるために，第1章では，今日の看護実践を詳しく説明する。第2章と第3章では，臨床指導を受けた学生の経験，観察した教室での授業，インタビュー，全国調査から，私たちが学んだことに焦点を当てて，看護教育の現状を詳細に説明する。私たちが考える看護教育における最も喫緊の問題に取り組むために，第4章では，今日の看護がどのような教育と学習を求めているのかを検証する。

ほとんどの看護実践は，まだ明確に特定されていない状況を，医療者の適切な対応が必要な重大な事態として解釈できる，柔軟かつ微妙な差異を判別できる能力を必要とする。看護学生は，実際の臨床状況において，その状況がよい結果につながるとか，いやそのままだと最適な状態以下になるのではないか，というような可能性について認識することを，どのように学んでいくのだろうか。第2部では，パラダイムケースを検証しながら，学生が臨床状況における重要性・非重要性の識別力を育てていけるように，その教師が学生をどのように支援しているかをみていく。さらに，学生にその事例に関連する研究を調べるように指示し，そこから直面する特定の患者の状況に適応できるかもしれない介入を考えさせる教員が，学生にそれをどのように指導しているのかをみていく。

よい臨床判断は，その状況での技術的な側面や行わなければならない作業リストのみに凝縮されるのではけっしてない。看護師は，たとえば，患者や家族が懸念することにも配慮しなければならないし，時間を経るにしたがって変化していく患者の臨床状況にも注意を払わなければならない。第3部では，学生の臨床的想像力をどのように発展させていけばよいのか，どのようにしてそれを教えていけばよいのかを模索する。紹介するパラダイムケースは，学生が，その状況に関して医学的にまた看護学的に示唆されることを，いかに統合された形で学んでいくかを例示するものである。その状況には，患者の疾患や臨床所見で示される病態生理，診断，医学的治療，患者の経験，そして理学的，社会的，精神的な回復のための資源などが含まれる。

第4部では，専門職形成と倫理的態度に関する教育について述べる。学生がビジョン，善の概念，日常の患者ケアの質を示す看護師の能力をうまく活用する方法などを発達させていくために，看護教育者が学生をどのように支援すればよいのかということについて具体的にみていく。

看護教育のこれらの重要な特徴を模索しながら，批評と修正を必要とする看護教育のいくつかの具体的な面について考え，私たちの観察とインタビュー，文献，他の専門職，学習科学などから導きだした示唆と事例を提示したい。第1部から第4部までどの部においても，プログラムレベルでの改善のために具体的な推奨事項をあげる。本書の最後の第5部では，改善された教授法と学習法を支えるだけではなく，看護という職業全体をよりよく支えるような政策転換についても一連の推奨事項を提示する。これらの推奨事項は，看護教育を変革させるために看護職全員が一丸となって取り組むことを求めるものである。

行動を起こそう

看護教育の再設計は，喫緊の社会的課題である。看護実践における非常に大きな変化は，看護教育や看護教育を行う看護師の教育において

はじめに

も，同様の大きな変化を要求しているのである。現状は，看護教育と患者ケアの質を妥協させてしまいかねない，短期集中で，効率的で，経費削減をした医療に報酬を与えるような仕組みになっている。課題は，看護職の注意深い姿勢，責任感，卓越性を育成するような土壌で看護師を教育する医療組織や管理システムをいかに創出するかということである。そのような環境下では，学生は，看護職が実践に対する責任だけでなく，権限ももっているということを学ぶのである。

この「はじめに」を閉じるにあたって，本書『ナースを育てる』を，対話，議論，自己評価，そしてなによりも変革への触媒として，そして，それらを開始する出発点として提供したいと考えている。

学生，看護師，看護教育者，看護系大学の管理者，大学の指導者，医療組織の経営者，認証機構のスタッフやリーダー，そして看護や教育におけるその他のリーダーの皆さま，私たちは，本書が，役立つような形で問題を鮮明にしたうえで，将来に対して気持ちを奮い立たせるようなビジョンを提供していると感じてもらえることを心から願っている。

第1部

変革，危機，そして機会

看護師が，その知識や責任に関して新たな要求に直面しているというこの時期に，アメリカの医療界において，圧倒的な看護師不足と新しい看護師を教育する教員数の減少の両方が予測されている。このようなときに，看護教育は，どのようにすればその力量を最大限に拡大し，刻々と変わる看護という職業へのニーズを満たすことができるのだろうか。学生が複雑な実践に入っていく準備をどのようにすれば，教育は，そしてその結果の学生の学習は，より効果的なものとなるのだろうか。

　第1部は4章から構成されるが，その最初の章では，アメリカの現在の看護実践をみていく。過去10年ほどの間に看護が経験した非常に大きな変化と，看護師や看護教育者が喫緊かつたえず懸念していると述べる課題について考える。それは，つまり，仕事で要求される知識と技術に遅れをとらないようにすることである。私たちは，この課題に関して本研究でわかったことと，看護教育者が直面するその他の課題について論じたい。後者の課題とは，たとえばアメリカの看護教育，教員の不足，過重な仕事量，教員の低賃金，臨地実習先の不足などの構造がまったく統合性をもっていないことなどである。そして，次に，第2章と第3章では，臨床環境および教室での教育と学習について，本研究から得た具体的な結果について述べる。

　第1部の最後に，看護教育への新たなアプローチのための推奨事項をあげる。その新たなアプローチとは，私たちがこの研究を通じて発見した大きな強みのうえに構築されるものであり，複雑な実践のための教育を強調するものである。

第1章
変革された職業

　ライソート Lysaught が看護教育に関する研究を行った1970年代以降，社会的変化，そしてテクノロジーの変化はすさまじく，私たちは，それらが看護師の仕事の状況と実態を変化させてしまったことを認識して，本研究に着手することにした。ますます複雑になっていくこの領域で責任も増大している専門職として，看護師は，たとえ熟練したエキスパート看護師であっても，知識と技術のあらゆる分野で学習しつづけなければならなくなっている(Benner, Tanner, & Chesla, 2009；Porter-O'Grady & Malloch, 2003, 2007)。それは，この職業の倫理的義務であり，専門職として仕事をしていくうえでの事実である。一般的な科学的な概念を学んだだけでは，もはや看護師が実践で遭遇する複雑な健康，病気，治療現象を理解したり，それに対応したりすることはできなくなっている。

　看護師も看護教育者も，今日，看護実践への高まる期待のために，大きなプレッシャーを同じように感じている。看護師の継続教育は，免許の更新のために現在では義務づけられており，州の看護審議会は，同審議会による看護師免許を維持していくための実践能力評価を改善することに注意を払っている。現時点では，看護師たちは，更新に関しては自己評価を行い，各自が各種継続教育のなかから自由に選択した講座を受講している。ほとんどの医療組織が，それぞれの権限の範囲内でそうした教育と学習の中心となっているが，そこで提供される内容は，ほとんどが新しいテクノロジーと新たな規制に関するものだ。どちらも必要なものだ。しかし，それらは実践を自発的に改善するために必要な臨床の知識や熟練したノウハウを提供するものではない。スタッフ看護師と同じように，看護教育者も，自身の臨床技術を維持するための継続教育

第1部 変革，危機，そして機会

や，教授法のスキルやカリキュラム開発のスキルを向上させるための継続的な能力開発の機会を見つけるのに苦労している。

医療システムの変革

アメリカの医療制度は，利益確保，コスト削減，競争にますますかかわるようになってきている。ここでは医療が，商品として見られ，急性疾患の患者でさえも，クライアント，顧客，あるいは「商品ライン」として言及される。病院でのケアは劇的に変化し，急性度の比較的低い病人のケアは，在宅や地域に移行されている。診療報酬の支払い方式は，行われた医療の量に対する支払いから，「パフォーマンス対応支払い方式」に移行している。後者では，一定の基準の質，効率，患者満足度を確実に満たすという点で，病院は看護師に依存している(Lutz & Root, 2007)。そのために，看護師を病院のオーバーヘッドコスト(間接費)の一部としてとらえるというよりは，むしろ収入源として考えるようになってきている。

ライソート報告が出されたときから，雇用者ベースの健康保険はだんだんと侵食され，公的保険制度は，現在では，高度な先進医療費の一部に対してしか支払いを保証していない。この変化は，アメリカの医療に重大な不平等を生む原因となった。本書を執筆している時点におけるアメリカ国勢調査局の人口調査では，アメリカの人口のうち4,700万人が無保険者の状態にある。これが現実であるため，マネジドケア*は過去10年ほど，医療保険をもっている人に対しては予防的ケアを積極的に推進していったが，現在のこのように不均衡な制度下では，無保険者に対しては予防的ケアを提供する動機づけとなるものがほとんどない(Institute of Medicine [IOM], 2008)。医療は急性期ケアに焦点をおいてしまい

---

* 訳者注：医療保険者が医療機関の提供する医療サービスの内容に積極的に介入する医療保険の形態。医療の質の確保と医療費の効率化という目的を達成するためアメリカで発達した。

がちである。なぜならば，ほとんどの医学教育で強調されるのが急性期の治療だからである。また，アメリカでは，人種的にも言語においても非常に多様性があるため，医療者側，患者・家族側の両方にとって，コミュニケーションや相互理解が難しい。さらに，人口の高齢化という問題もある。病院の入院患者がそれを反映している。メディケア*の入院患者のケースミックス指標で高齢者が最近増えていることが示されているのである(Lutz & Root, 2007)。入院患者の高齢化によって，ケアの需要と病院の財政的資源への負担が増大している。

情報テクノロジーにおける革命，情報にアクセスするための医学および看護文献やテクノロジーの急増，そして，患者のプライバシーを保護しながら電子カルテを普及させることへの圧力も，看護師の仕事全体に難題を突きつけている。テクノロジーによって専門知識の共有が促進され，現在では，ケアは電話やコンピュータで提供されたり，また州間や他の地理的境界にまたがって提供されたりしている。このようなケアのやり方は確実にさらに発展し続ける。また，現在の病院でのケアは，主として，生理学的に不安定な患者や注意深いモニタリングが必要な治療を継続的に受ける患者，治療や薬に関して患者の反応を見ながらすばやく調整をしなければならないような患者を対象としている。カイザー・パーマネンテ Kaiser Permanente の患者サービス担当部長マリリン・チャウ Marilyn Chow が指摘しているが，今日の内科/外科病棟の患者は，1970年代の ICU 患者なのである(Robert Wood Johnson Foundation [RWJF], 2007)。今日の看護師は，複雑な医療実践システム内において高度に技術的な領域で効果的に仕事をしなければならない。急性期病院で実践される主要な治療のすべてを管理し，薬の調整をしなければならないのである。そして，同様のことが外来診療でも在宅医療でもいえる。

---

* 訳者注：アメリカの公的老人医療保険制度。

新たな責任

　過去6年ほどの間に，あらゆる医療環境において，医師から看護師へとかなりの責任が移行されてきた。多くの専門分野で，現在，医師は主として診断医とか処方医といった立場で機能している。看護師，患者，家族が，遠隔地にいる医師の監督の下で，これら指示された治療を実践していくのである。こうした実践には，高度なレベルの技術と知識が必要とされる。たとえば，薬を準備するにあたっては，看護師は，薬どうしの作用の適合・不適合に関する複雑な規則とともに，薬をミキシングするための複数のテクニックを理解していなければならない。看護師は，薬に対する患者の反応を見ながら，ほとんどの薬の調整をしなければならない。使用されている多くの機器類を把握して，複雑かつ正確で，さらに多様なテクノロジー上の介入も行わなければならない。たとえば，私たちは，ある小児病棟の看護師休憩室を尋ねたとき，20もの異なる点滴静脈注射のセットが準備されていることに気づいた。すべて使用方法が異なり，その多くが相互に代替使用できないものだった。

　介入内容と性質を考えると，急性期ケアでも長期療養的ケアでも，看護師が，患者の身体的変化を鋭くかつ早期に察知することが，患者の安全や健康にとって非常に重要となる。入院患者の重症度が増すにつれ，また人口の急速な高齢化で多くの多様な慢性疾患が増えるにつれ，看護師の注意深さと優れた臨床判断への要求は，増大している。

　この入院患者のニーズの高まりが出現した現時点において，病院で働く登録看護師の割合はどんどん減少しているのである。登録看護師全体のなかで病院に勤務する看護師の割合は，1984年の68.1%をピークに，その後は減少の一途をたどり，現在は56.2%となっている（HRSA/BHP, 2006）。そして，外来や地域，在宅で提供される看護ケアが増大している。

第1章　変革された職業

> **新たなチャレンジ**

　医師-看護師間の協働の必要性をはじめとして，医療の仕事の性質が大きく変化している。それにもかかわらず，医療環境は依然として階級的であり (Freidson, 1970)，このことが異職種間のコミュニケーションや安全なケアシステムの設計をより複雑なものにしている。しかしながら，「医師の指示」が，具体的な指示から，看護師が患者の反応を見ながら適切に判断して調整できるようにするためのガイドラインあるいはパラメータに変更している現在，医師と看護師の間の明確なコミュニケーションは絶対不可欠である。研究結果によると，医師と看護師間のコミュニケーションが良好なところでは，患者の治療結果も改善していることが示されている (Carroll, 2007；Arford, 2005；Baggs et al., 1999；Baggs. 1989)。また，多くの研究で，医師-看護師間のコミュニケーション不足の場合，それが与薬エラー (Kohn, Corrigan, & Donaldson, 2000；Leap, 1994)，患者の傷害 (Page, 2004)，患者の死 (Tammelleo, 2001, 2002) につながっていることが示されている。

　異職種間の明確かつ正確なコミュニケーションという新たなニーズに，意図的ではなくても相反するのが，さまざまなチームメンバーの教育である。看護，医学，理学療法，その他の医療専門職は，それぞれの教育領域内でそれぞれの学生を教育しており，相互連携はしていない。したがって，職場で緊密に連携しながらケアがスムーズに継続されていくように働かなければならないのに，他職種のチームメンバーの専門性については往々にして無知なのである。アメリカ疾病管理予防センター (CDC) の前センター長，ジュリー・ガーバーディング Julie Gerberding は，医師，看護師，その他の医療職の教育の仕方を変える必要性を次のように訴えたことがある。「この国でほんとうに必要とされているのは，医療学校だと思う……もし，私たちが，真剣に医療制度を構築しようとするなら，そこで働く医療職を同僚として尊敬し，協働できるような方法で専門職教育を行う必要がある」(Fox, 2007)。しかしながら，カーネギー財団の医学教育研究も本看護教育研究も，医学も看護も，教育にお

いて両者がより協働することが必要だと同意しながらも，カリキュラムを計画する際にこれに関する調整をまったく行っていない。非公式の協働でさえ，そう頻繁には行われてはいない。その状況は，医師や看護師が訓練を受ける臨床の場においてですら同じである。

新たな機会

看護は，特にこの20年ほど，学問的に非常に大きく発展した。大学院のプログラムで看護研究が大きく進展し，看護研究のための助成金も増えた。1985年の医療研究拡大法の成立により（Public Law 99-158；Kjervrik, 2006），1986年に国立看護研究センター（The National Center for Nursing Research）が設立され，1993年には，同センターは，国立看護研究所（The National Institute of Nursing Research；NINR）という国立保健衛生研究所（The National Institute of Health；NIH）内のれっきとした研究機関に昇格した。

これらの発展は，看護師が行う研究の量を増大させ，質を向上させた。刺激的な研究が，病気とともに生きていくという心理社会的側面，患者教育，健康促進や慢性疾患の管理の生理学的側面や行動学的側面などといった問題に新たな光を当てた。症状マネジメント，終末期ケア，慢性疾患をもつ高齢者のケア，遺伝子学などの分野での看護研究が増えてきている。

NINRの研究課題は，主として，患者ケア，健康促進と疾病予防，医療格差の是正，急性疾患・慢性疾患・障害への個人/家族/地域社会の対応，そして終末期ケアに関連した基礎研究および応用研究に向けられている。また，患者ケア研究は，患者ケアの提供のあり方に影響を与える倫理的問題や公共政策の問題などを提起している。この研究に対するNIHの支援は，看護教育と看護研究を新たな時代へと導いた。看護科学における研究を積極的に進める看護系大学の影響は非常に大きく，これらの大学が看護研究の主たる焦点を看護教育から患者ケアへ移行させたのだった。これは非常に必要とされた移行であった。しかし今では，

第1章　変革された職業

それが行きすぎた感がある。研究者は，もはや一方を無視して，別の一方だけに偏向しているゆとりはないのである。したがって，本書の1つの目的は，看護教育の研究プログラムを再び活性化させ，そして看護系大学院における教員教育の改善，教育者の継続的能力開発，看護教育の研究と発展などのために努力と資源を増大させることにある。

看護の科学とケアリング実践の統合

　1970年，ライソートは，看護の表現的，感情的，慈愛的側面が強調されすぎていると嘆いた。当時，そうした側面は，深い知識と複雑な技術の一面として理解されるのではなく，通常，単なる女性的な特質として片づけられてしまいがちだった。ライソートは，看護師の技術的な仕事や機器を使用した仕事（たとえば，心肺蘇生とか強い薬を静注するなどインパクトの強い仕事に代表される）があまり強調されることがなければ，看護実践に要求される知識や特殊な技能を過小評価することにつながるのではないかと懸念した。

　ライソートは，看護師が，自分たちは人間関係の面において優れた能力をもっていると提示したり，看護師が他者からそういうふうに理解されることを懸念していた。それは，看護師の科学的かつ技術的力量をあいまいなものにするからだ。彼は医学の治療と比べ，ケアギビング（ケアの提供）という実践を，知識や特殊な技能としては考えられない，機器を使用しない「親切な対応」としてとらえた。彼はあまりにも単純化しすぎていた。つまり，看護師は，科学とテクノロジーにおいて知識や技能を有し非常に効果的な介入を行う人か，あるいは技能を必要としないただ思いやりのあるやさしい人という，相反する2つの選択肢でしかとらえていなかったのだ。しかし，そのどちらも，看護ケアの複雑さを正確に示すものにはなっていない。10年後，1980年代，第二波に属するフェミニストたちは，ケアリング実践や人間関係的な仕事は，成長，エンパワーメント，解放を促すもので，知識に基づいた複雑なものだと

論じて，ケアリング実践の過小評価を正そうとした(Benjamin, 1988；Benner & Wrubel, 1989；Ruddick, 1989；Whitbeck, 1983)。看護師が自分の仕事を，主として機器を使用する仕事だとか，主として人間関係的で心を大切にする仕事だと説明するとき，「機器を使用した技術的で科学的な仕事」対「コミュニケーションの仕事」という構図が厳然として存在している(Nelson, 2006)。そう述べる看護師たちは，コミュニケーションの知識と技術的-科学的知識は，看護・医療機器を使う仕事において複雑に絡み合っているという事実を無視しているのだ。専門職の領域では，一般的に，技術的な機器についての知識や熟練したノウハウが増大するにつれ，効果的なコミュニケーションや人間関係上の能力もますます必要になるものなのだ。

ライソートは，当時の文化を適切に読み取った。しかし彼は，テクノロジーと経済が医療をどれほど変えるものかを予測できなかった。看護師の仕事がリスクの高い高度な技術を要する治療に移行するにつれ，患者や家族とのコミュニケーションでもより高度な能力がより必要とされるようになるということを予測できなかった。また，高度に技術的な患者ケアを効果的に行ううえで，人間関係的仕事がどれほど重要になるかということを予測できなかったのだ(Benner, 1984；Benner, 2000；Benner, Tanner, & Chesla, 2009)。専門職として機能するために看護師に必要とされる深く複雑な教育，つまり，看護科学，自然科学，社会科学，人文科学，実践の能力，そして倫理的側面など一連の知識，を予期できなかった。彼は，思考においても複雑な実践においても，機器を扱える能力と情緒的な能力を分けることによって生じる問題に直面しなかったのである(Damasio, 1994)。

本研究は，ライソートが自分の研究結果を著述していた当時にはおそらく認識できなかった方法で看護実践の特質を考えるものである。本研究は，カーネギー財団の助成金で行われる各種専門職教育に関する一連の研究の1つとして，看護専門職に必要な深く複雑な教育を検証するために行われた。これらの研究はすべて，経験的学習をとらえ表現するために「徒弟式学習(apprenticeship)」という言葉を比喩的に使ってい

る。徒弟式学習には，実践のコミュニティとの相互のかかわりを必要とする経験的学習，特定の状況下での教師によるコーチング，さらに簡単には説明できない実践の複雑な側面を実際にやってみせることなどが含まれる。たとえば，低出生体重児をおくるみにくるむことは，手順としてテキストには書かれていない。それなら，刺激を受けすぎると簡単に損傷してしまう繊細な低出生体重児の未発達の筋肉を損傷しないようにくるむ方法を，学生はどのようにして学べばよいのか。そこには，専門家のガイダンスが必要なのである。それなしでは低出生体重児を安全におくるみにくるむことは期待できない。専門職の実践では，テキストや研究文献で学んだことを熟練したノウハウにすぐに置き換えることはできない。また，文献などから学んだことを，経時的な変化に関して臨床的に論証する能力に置き換えることもたやすくない。同様に，実践者がある臨床状況において，どれがより重要でどれがより重要度が低いかということ識別するときに使う，重要性・非重要性の識別力（sense of salience）も容易には体得できない。

　専門職教育を受けている間に学生がどのように学んでいくのかを説明するために，私たちは，専門職としての知識と実践の全領域にわたる3つの広範な包括的徒弟式学習を提案したい。①看護の知識と科学を学ぶ徒弟式学習，②熟練したノウハウと臨床的論証*を学ぶ実践的徒弟式学習，③倫理的態度と形成の徒弟式学習，である。私たちは，"徒弟式学習"という言葉をただし書き付きで使用している。私たちのいう徒弟式学習とは，「高度な」徒弟制である。つまり，別に，先生あるいは師匠のやることを独創性なく模倣するというものではない。むしろ，創造的で批判的に思考すること，疑問を問いただすこと，さらに革新していく

---

* 訳者注：clinical reasoning は，「臨床的推論」と訳されることもあるが，本書翻訳にあたって訳者がパトリシア・ベナーに取材した結果，本書ではその訳語を「臨床的論証」に統一した。著者らがここで意図するのは，けがや病気への患者の反応や，治療に対する反応について，経時的に思考し，理解し，推論し，結論を導くことのすべてを含んでいる（臨床的推論は，臨床的論証の一側面）。また，変化について経時的に行動しながら考えることで，「実践的論証（practical reasoning）」と言いかえることもできる。

ことが，専門職実践の学習では中心的なものだと考えている。徒弟式学習とは，実務を通じて行う教育訓練(on-the-job training；OJT)を意味するものでもない。また，1人の先生の下につくことや施設での見習いを意味するものでもない。高度な徒弟式学習は，ブルーム Bloom の分類学(1968)とも混同されるべきではない。ブルームの教育目標の分類*では，日常レベルの具体的な教育内容における概念やスキルを教えたり学んだりするために，認知的領域(知識と思考)，情意的領域(感情と態度)，精神運動的領域(物理的な動作)を駆使する教育概念を使っている。ブルームは，新たなスキルや知識の獲得は視覚，感情，行動の経路を通じて行う，それが新しいことを学習する原則だと指摘している。事実，私たちも，より効果的な学習のためにあらゆる知覚経路を統合的に使うという指摘には同意する。最後に述べておきたいのは，私たちは，"徒弟式学習"という言葉は，看護では特に物議をかもすかもしれないということを承知のうえで使用することにしたということである。私たちは，この言葉を使うことのメリットとデメリットを長い間真剣に考え抜いた。私たちがこの言葉を使うとき，それは伝統的な学習方法における徒弟制モデルを指すのではない。看護教育が大学に移行した1970年代初頭まで，病院付属の看護専門学校で最も一般的に使われていたようなモデルを意味するのではない。看護師の病院での訓練プログラムにみられた古いタイプの徒弟制モデルでは，学生は教育プログラムのなかで活動しているととらえられるのではなく，患者ケアの大部分を担う労働力とみなされていた。奉仕を強要されるような40年前の専門学校のプログラムでは，廉価であまり高度な技術力はもっていない，患者ケアのためのまとまった労働力を欲する病院側からの需要が第一で，教室での指導や計画的で個人指導される臨床経験は二の次だったのだ。

　私たちは，徒弟式学習にしばしば関連する職権濫用，支配，管理などの意味合いをもつことを避けたいと思っている。それでも，実践のコ

---

* 訳者注：ベンジャミン・ブルーム Benjamin Bloom はアメリカの教育心理学者で，完全習得学習という教育方法論を提唱した。

ミュニティのなかにおいて行動し，観察し，参加することによって学ぶという概念は堅持したいと思っている。"徒弟式学習"という言葉で私たちが意味するのは，どのような専門職の場合にも必要とされる広範囲な統合的学習である。それには以下が含まれる。

(1) 有能で熟練されたパフォーマンスの主要な側面を，具体的に例示すること，明確に表現すること，可視化し到達できるようにすること。
(2) 監督下での実践の機会を学習者に与えること。
(3) 学生が自分たちの実践，特に特定の臨床状況の特質を理解し，振り返り，明確に表現するのを支援するために，実践現場で指導すること。
(4) 新人の学生が，特定の臨床状況下にいて優先すべきことと要求されていることを認識できるように支援すること。そうすることにより，学生たちは重要性・非重要性の識別力，つまり特定の臨床状況において，重要性と緊急性との関連で，どれにすぐに対応しなければならないか，注意を喚起しなければならないかを識別する力を身につけることができる。
(5) 学生が自分の実践を振り返り，自分自身で実践を改善できるよう支援をすること。

医療ケアチーム，実践のコミュニティ，さらに患者や家族の徒弟になることは，臨床状況の特徴を把握したり，状況に即した理解やスキルの向上，さらに知識を"活用する"能力などを手に入れるために不可欠なことなのである。

私たちは，経験的学習の記述においては，ジーン・レイヴ Jean Lave とエティエンヌ・ウェンガー Etienne Wenger(1991)に依拠するところが大きい。しかし，彼らが使用した用語「正当的周辺参加*」(訳者注は 38 ページ参照)をそのまま採用するのはやめた。看護や医学実践の学習を周辺参加に限定することはほとんど不可能だからだ。臨床学習の初期において，看護学生も医学生も，高いリスクを伴う学習の状況に入らなければならない。学生は，患者の直近のニーズに対応して適切かつ知性的

に行動することが要求される。看護教育者は，学生をただ観察させたり，看護師に密着させたりするのではなく，意図的にできるだけ早く実践にかかわらせようとする。学生の知識は限られているために，最初のうちは実践の中心でかかわることはできないが，それでも，彼らは，高いリスクを伴う状況にかかわり，そこで，責任をもって行動し，看護師が実践で活用することを学ばなければならない複雑な知識，能力・技能，善の概念，倫理的態度を統合しなければならない。

カーネギー財団の各種研究が指摘してきたように，専門職大学は，ハイブリッドな組織だ。学問で秀でている「認知的純理性」という伝統の一部であると同時に，熟練したノウハウがエキスパートの証である実践の世界の一部でもあるのだ。理想的には，学習者が，一般人から専門職としての看護師に脱皮する際に，専門職としての3つの徒弟式学習領域のどれもが，同じように強調されながら，統合的に教えられることが望ましい。しかしながら，提示していくうえでの実際的なことを考えると，私たちは，3つの徒弟式学習領域をそれぞれ個別の領域として見ていかざるをえない。しかし，この3つの徒弟式学習領域がいったん分離されると，再び統合するのは難しいということも，私たちは記憶しておかなければならない。

知識と科学を獲得し活用する

それがたとえ微生物学であろうと，検査結果の解釈であろうと，文化と保健実践がどのように交差するのかということであろうと，あるいは，家族やコミュニティが個人の病気にどのような影響を与えるのかと

＊訳者注：日常的に協同して仕事をする数名からなるチームが，新人の育成にとって重要な意味をもっているということが改めて注目されている。文化人類学者のウェンガーは，知識も経験もない新人は，先輩たちと同じように仕事をこなすことはできないが，その傍で雑用などをさせられながら徐々に仕事に必要なスキルや知識を獲得していき，やがて一人前のチームのメンバーとして成長していくと説いている。こうした学習の仕方を正当的周辺参加と称する。

いうことであろうと，看護師は多くの領域から知識を獲得し活用しなければならない。

　急性期の患者，つまり「1970年代のICU患者」の容体は非常に不安定で，看護師は，ごく些細なことでも意味をもつ変化の重要性を把握できなければならない。たとえば，患者のわずかな変化をすぐに察知することによって，命を救えるかもしれない。同時に，現代の看護師には，適切に行動するために，化学，生理学，病態生理学，微生物学，物理学，遺伝学，その他について高度な理解が求められている。たとえば，看護師は，患者ケアに関連があるので，物理学を理解していなければならない。看護師は肺の換気を気にかけるだけではもはや十分ではない。看護師は，酸素と栄養素がどのように取り込まれ，細胞レベルでどのように使われるかということも知っていなければならない。同様に，看護師は，酸塩基平衡，電解質，溶液，カスケード反応，凝血，線溶を十分に理解するためには，生化学からの知識を活用しなければならない。また，実践環境がどこであろうとも，看護師には，ヒト病原体の相互作用，抗生物質耐性という世界的問題をふまえてのエビデンスに基づいた抗生物質の使用，免疫不全の患者の増加など，微生物学の確かな知識も必要である。

　今日，看護師には，検査値について単に正常か異常かということだけではなく，より深く解釈することが求められている。静脈注射薬は，注意深くモニタリングしたり調整することが必要だが，さらに看護師には，薬物動態，血行動態，および心機能についての高度な知識が求められる。病院のどの急性期病棟の実践でも，看護師は，これら治療薬の投与，モニタリング，評価ができるようになっていなければならない。

　近い将来，ゲノム医学と薬力学がますます活用されることが予測される。複数の遺伝疾患に関係する遺伝子マーカーと遺伝子治療の両方の研究が示唆するケアに追いついていくためには，看護師は，医学に関連する基本的なゲノム学を理解することが必要であろう。ゲノム学が日常の医療ケアにより広く使われるようになると，献身的で，十分な教育を受けた遺伝カウンセラーの必要性が高まるだろう。看護師は，慢性疾患を

かかえる患者のために遺伝子治療の目標とそのリスクを伝達できるように教育されることが必要だ。ヒトゲノム学の他の分野も看護師にとって同様に重要になるだろう。看護師は，人が誕生して高齢者となるまで疾患や他の状態に関連した遺伝学について，患者教育をするように期待されているからである。

　つまり，看護師には，病態生理学など昔から教育されてきた分野とゲノム学といった新たな分野から，新しい知識を引き出すことが要求されているのである。

臨床的論証と熟練したノウハウを活用する

　看護師は，ある状況が医学的または看護的に意味することを把握するために，多くの分野からの知識を活用し，経時的に患者の状態を「読み取り」，時間と資源を管理し，つねに変化してますます複雑化する技術的スキルを習得する。同時に，患者ケアや教育を提供し，また医療チームの一員として力を発揮するために，対人関係やコミュニケーションのスキルも発達させていかなければならない。看護師は，患者のために，看護師の同僚や他の医療職に，説得力のある話し方で状況を訴えなければならない。したがって，うまく書いたり話したりする能力は看護実践において欠かすことのできないスキルの１つなのだ。看護師は，さまざまなレベルで，また多様な状況下で，効果的な意思疎通を図ることができるように，口頭および筆記によるコミュニケーション能力を改善しなければならない。たとえば，指導的立場にある看護師の場合，組織的な指示や命令を出したり，組織の方針を作成したりする立場にあるので，特に効果的な意思疎通を図れる者であることが要求される。

　現在，看護師たちは，かなりの範囲において患者教育・家族教育を行い，他の医療チームメンバーとともに仕事をする。だから，自分たちの実践的な臨床知を明確に表現できなければならない。看護師は，患者-家族の病気体験や懸念について自分がどう理解しているかということを，明確に語り記述できなければならない。「病気のストーリー」や患

者の病気についてのナラティブ(語り),患者のけがや病歴を聞き出したり理解したりできなければならない。看護師は,患者の状態の変化や患者が懸念していることなどを報告しなければならない。多くの情報源から患者と家族の情報を統合していくうえで,臨床的に説得力がなければならない。看護師が患者のナラティブを理解することは,患者がケアされていると体感するためにも必要不可欠である。自分のことをよく知ってくれていると感じる患者は,あまりよく知ってもらっていない,自分はケアの対象にすぎないと感じる患者よりも,よりよいケアを体験している。このことは,看護師から受けたケアについての患者の語りが如実に表している。

患者の表情や状況を読み取っている場合でも,家族と話をしている場合でも,あるいは医療チームの他のメンバーと仕事をしている場合でも,看護師は,傾聴など対人関係のスキルを用いたり,患者の懸念や経験を振り返ったり解釈したりすることによって得た情報に基づいて,鋭い臨床判断を行わなければならない。

倫理的態度と形成

看護師は,とりわけ毎日の倫理的態度,知識の適切な活用,ケアと対人関係のスキル,そして患者や同僚とのコミュニケーションを十分に把握しなければならない。看護師は倫理的決断や問題解決と同様に,エラーに対しても倫理的に対応できるように熟練していなければならない。不適当な(あるいは能力に欠ける)医療ケア,不公正な医療制度,あるいは家族や医療チームの他のメンバーからのクレームなどによってもたらされた,倫理的葛藤や不当な行為を識別する倫理的内省能力が,看護師には必要である。

そのためには,看護師は看護ケアのための倫理的資源を開発し,一連の倫理的理論を理解しなければならない。看護師は,標準以下のケアに直面するなどの「日常的な倫理問題」と同様に,地域で,あるいは全国的に注目されるような難しい倫理的問題に対処することもある。暴力,

汚染，また提供する医療とそのアウトカムに関する社会経済的，人種的，民族的格差などが健康に与える社会的影響，などという大規模な倫理的問題に看護師が直面する際には，スキルを要し，その問題に専念することが必要となる。看護師は，大規模な倫理的葛藤に直面しなければならない政策レベルでも，重要な役割を担っている。これらに対しては，看護師は，正当な立場で医療保健政策という領域に参加するために，看護師特有の視点からのスキルと知識を持ち込まなければならない。

知識，熟練したノウハウ，倫理的態度の統合

　高いリスクを伴う専門職的実践分野でのエキスパートとして，看護師は，特定の患者ケアに関する懸念，要求，資源，制約に従って，自己の知識とスキルをつねに統合している。特定の患者の状態や状況を通して論証する力は，看護師にとって核となるスキルである。患者の状態は，生死の均衡の間で，あっという間に変化することもあるので，看護師は患者の状態の変化を把握し，自分の知識とスキルを迅速にそして自信をもって統合できなければならない。

　このように，私たちがこの議論の最初に記したように，今日の実践者たちは，専門職としての徒弟式学習の期間に学んだすべて（認知的，熟練したノウハウ，倫理的態度）を継続して利用して，実践でそれらを統合していかなければならないのだ。自分の知識とスキルを流動的に，あるいは半透過性の状態で維持して，状況が要求するような形で，それらを活用していくのだ。また，特定の行為をとることを決めたときには，どうしてその行為をとるのかを明確に説明できなければならない。たとえば，すべての患者の心機能がモニタリングされている病棟で心臓の不整脈を検出するエキスパート看護師は，よく知っている正常な心音のパターンをベースにして，パターンの異常のみに注意する。そして，彼女は自分が聞いた音を他の人たちに説明できなければならない。多くの他のスキルの場合，エキスパートは行動を起こす前に自分の考えを明確に

説明する必要はないが，看護師は往々にして，医療チームメンバーに介入について説明をしなければならない。チームから組織的な，正確で，適時の対応をしてもらうためには，確固とした証拠とその臨床状況の解釈を提示しなければならないのだ。医師が不在の緊急時には，看護師は，医師が事前に準備していた指示書やプロトコルを使う理由や，患者の命を救い，患者に有害なことが起こらないようにするために，通常の看護実践の領域をこえた行為をとる理由を，明確に説明できなければならない。患者のために慎重かつ迅速に行動することは，患者の生死がかかっている場合には，予期される行為であり弁護可能な行為なのだ。患者の回復が予期された通りでない場合には，不測の事態を認識できることも，エキスパート実践の証拠なのである(Benner et al., 2009)。

　たとえそれが神学であっても，医学，法律，工学，あるいは看護であっても，実践を伴う専門分野の場合，学習の中心には，状況下での認知力の必要性(Lave & Wenger, 1991)が存在する。臨床の場合なら，それは特定の臨床状況において考える機会である。そのような機会では，実践者は，明確に把握されておらず，多面的であり，それぞれの状況には理解や行動のために多くの可能性が残されているような実践に直面することになる。そうした機会が，実践者にそれぞれの状況にどのように対処すべきかを考えさせる。プロフェッショナルなら，適切な状況把握を追究する。それができれば，そこからアセスメントと洞察を進めていくことができるからである(Chan, 2005)。優れた実践には，特定の状況を解釈し，そこに内在する可能性を想像的に把握することが必要である。と同時に，その状況が要求している関連の知識を適切に活用することも必要だ。看護師にとっては，理解し行動する能力をもつには，想像的な理解力と患者との信頼関係が必要だ。そういったものの形成においては，他者が人生における難しい経験に対処する方法を認識する過程で，看護師は，自身のコーピングに遭遇する。その難しい経験には，苦しみ，死，怒り，無力感，恐怖心を含む患者の感情的な反応などが含まれる。同様に，かすかな徴候，症状，複雑な生理学的反応を認識するために，学生が新たに開発していく能力も形成的なのである。だからこそ，

形成(formation)を積極的に学習することと強調することは，専門職としての看護教育において非常に重要なのである。看護学生には，看護師個人として，また医療チームの一員として，学習を継続し，自身の実践を発展させ，それを明確に表現するゆたかな機会が必要である。

　看護教育者は，臨床での状況に即したコーチングとともに，事例を示しながら教えることや，特定の臨床状況下で学生をコーチングすることに秀でている。現在，学生のほとんどの統合的学習は，状況に応じたコーチングや実践経験を通じた学習を通じて行われている。そうした場では，学生は，他の実践者や，患者，その家族などから学ぶことができる。ゆえに，私たちは，看護教育に特徴的な教授法は，状況に即したコーチングだと認識する。

　にもかかわらず，学生は，教室での教育と臨床教育の間に大きな隔たりを感じている。私たちは，看護教育者たちに，教室での教育と臨地教育との間に現在みられる極端な乖離をなくす必要があると指摘したい。看護学生は，臨床と教室のどちらの環境においても倫理的態度を発達させることができるし，またそうすべきである。そして，その両方を通じて，熟練したノウハウや臨床的論証を取得し，看護の知識を構築する。それらはすべて完全に統合されて学習されるべきなのである。それらがより統合されていけば，学生は，実践はそれ自体が知識を習得する1つの立派な方法であることを学ぶ。言いかえれば，刷新と新たな課題は，理論・科学と実践の双方向から流れるものなのである。

不適切な看護教育システム

　非常に大きな変化と現在の看護実践の複雑性を考えると，その実践にこれから入ろうとする看護師たちは，今日の看護実践に必要な知識とスキルを身につけているといえるのだろうか。明日の看護のために臨床での学習を続ける準備ができているだろうか。この問いに対する答えが，私たちの研究目標の中心にある。端的にいえば，その答えはノーなので

ある。

　看護実践は，医学的診断と治療と患者固有の人生，家族，地域における病気体験や病気予防，その間の社会的空間で意図的に働きかけるものである。一般的に，看護学校のカリキュラムは自然科学，テクノロジー，社会科学，人文科学系の科目に弱い。カリキュラムは，学生が，文化，人種，社会経済的立場，宗教関連，性別，性的選択などが異なる人々と一緒に効果的に働けるようになる経験という点で弱い。

　科学，テクノロジー，臨床実践における急速な変化は，看護教育のあらゆる分野において，より高度なレベルの知識とより臨床指向の教育を要求する。他の多くの学問分野と同じく，看護教育者は，学生の知識の獲得に焦点を当てる。しかしながら，看護師は，その知識を実践でどのように活用するかを知っていなければならない(Eraut, 1994)。状況下での認知や行動しつつ考えるといった教育戦略が，教室でも，シミュレーションラボでも，臨地実習においても不可欠である。

　私たちは，また，学生には臨床での学習を継続できるような準備が十分にはなされていないことにも気づいた。看護学校では「探究のための教授法」が弱いのである。それは，つまり学生が，臨地実習のなかで浮かび上がってきた疑問・懸念・問題などを，追究したり解決したりする習慣やスキルを発展させていけるよう支援する戦略である。探究する教授法では，研究スキルと既存の研究データベースへのアクセスを学ぶことも必要となる(Malloch & O'Porter-Grady, 2006)。私たちは，情報システムやデータベースなど手元にある文献や資源を活用して臨床の疑問を解く学生の知識と，別の専門分野の仲間に支援を頼むことによって解決しようとする学生の能力の間には大きなギャップがあると認識した。このように実践に入るときの看護師の探究能力は弱い。そしてその状況は，キャリアを発展させていく過程で，学習の足かせとなる。

　私たちの調査では，学生は卒後の最初の仕事をうまくこなせるように在学中から十分な準備ができているわけではない，と学生も教員も考えていることがわかった。確かに，学校は実践のあらゆる分野に対して学生が十分に準備することはできない。看護師には，それぞれの実践現場

でその場の具体的な知識を相当量学ぶことが要求されているからだ。そのために，新卒看護師は，特定の実践環境において，少なくとも1年間，質の高い卒後研修を受けるべきである。しかし，学生が，今日の実践に必要とされる科学，人文科学の知識においてしっかりした基礎を培っていない場合は，そのような卒後研修があってもそれだけでは十分ではない。さらに，この章で先述したように，学生は，キャリアを積んでいく過程で，新たな知識を学び続け，自己の実践を発展させ続けていかなければならないので，優れた探究能力と研究能力を発達させることが必要だ。このように，テクノロジーと看護の知識がたえず変化するなかでは，学校は卒業生に実践の複雑さをすべて適切に教えることなどできないのだ。しかしながら，学生が知識と熟練したノウハウと倫理的態度とを統合できるように準備することは可能で，また高度に発達したレベルにおいて，自主学習を継続できるように準備することもできるはずだ。

　現在の看護教育制度では，臨床で働く看護師に必要とされていることを十分に学生に教育することはできない。多くの教員と学生が，看護教育者の教育に関する準備に不満を抱いていることがわかった。さらに，現在の看護系大学院では，教室での講義やゼミをどのように教えたらよいのかを体系的に学ぶ機会や指導下で教育助手として働く機会が，大学院生に提供されていない。教育者たちは，自分の教育に関する研究を振り返ったり人と議論したりする時間がないと言う。看護系大学院で教職に関する基礎的教育が欠けていることと教員の能力開発が制限されているという状況が相まって，看護教育学という学問を深めることができないようになっているのである。

　1990年に，カーネギー財団のアーネスト・ボイヤー Ernest Boyer らが，『スカラーシップ再考(Scholarship Reconsidered)』という本を出版した。それは，「学者であることについてより包括的な視点」の必要性を説いた。つまり，それは，発見，統合，応用といったよく受容されているタイプの学問だけでなく，教えるという学問も含まれるというものであった(Boyer, 1990)。ボイヤーの著書とそれに続くカーネギー財団

研究員のメアリー・ハーバー Mary Huber および同財団副理事長パット・ハッチングス Pat Hutchings による著書は，教えることに学問として取り組むことが何を意味するのかということに関する興味を喚起し，教えることと学ぶことについて重要な問いかけを提起した。教育・学習国際学会は，ボイヤーの報告に呼応して，教育と学習に関する学問を探究し評価するための時間を教員がもてるように組織に呼びかけた。教育・学習に関する学問には，新たな革新的で統合的（あるいは職種間協働的）なカリキュラム，遠隔地教育など新たな教育・学習実践法，シミュレーションを用いた授業など教育的な革新，"知識活用"のプロセスを把握するための評価戦略，などを含むカリキュラムへの新しい取り組み方を考案することが含まれる。教育・学習への別の取り組みには，より統合的な教授法，カリキュラムの開発，さらに教育・学習がその特定領域の仕事により関連性をもつように，実践のスキルと知識への接続方法を再構築すること，などが含まれる。

　私たちは，これから看護を勉強しようとする学生のために複数の教育進路が用意されていることが，私たちが認識した問題を悪化させていることを突きとめた。看護教育の強みと弱みに関する本研究結果は，教育プログラムのさまざまなタイプや環境のどれか特定のものだけに対するものではないということは理解していただきたい。このことは重要である。しかし，これから展開する論のなかで示すように，さまざまな進路が学生の教育に制限を加えたり，BSN（看護学士）を取得しようとする学生にとって意欲を阻害するものとなっているのも事実なのである。一般的に言えば，私たちは本研究で次のようなことを発見した。つまり，看護は，教育を受けるのにさまざまな進路があることがよいとされているが，一方で，看護という職業に入るために，学生の卒業要件がそれぞれに異なる複数の教育進路があるというシステムは，看護師の準備と患者アウトカムの改善のために非常に重要である質の高い教育・学習を必ずしも支援するものとはなっていないのである。

複数の教育進路

　おそらく看護教育と実践におけるさまざまな問題のうちで，職業につくために複数の教育進路があるということ，つまり専門職としての看護師になるための国家試験を受ける学生を教育する看護教育プログラムが非常に多様であるということほど，論議を呼ぶものはない。看護では，専門職としての最初の学位が学士の人もいるが，必ずしも学士号が必要なわけでもないのが現実だ。学生は，登録看護師になるため国家資格試験評議会の試験(NCLEX-RN)を受ける。しかし，受験者がどこでどのような教育を受けたかは多様で，正規の大学学士教育プログラム(4年)，あるいはすでに別の分野で学士号をもっている人のための速成看護学士取得プログラム(14～18か月)，別の分野の学士号を取得している人たちのための看護エントリー修士課程プログラム(3年)，準学士課程プログラム(通常最低3年だが，修了するまでにはそれ以上かかる人も多い)，あるいは病院や医療組織と密接に連携する2～3年制の看護専門学校などがある。

　この状況は医学部の学生とは大きく異なる。医学を志す学生は，比較的共通した経験をする。まず学士号の取得，メディカルスクール間でのばらつきがさほどない入学前の必須履修科目を学び，そして，標準化された入試を受けなければならない。看護学生の場合，先述したような多様な教育プログラムでは，メディカルスクールと同等の，あるいは類似の必須履修科目条件などは共有されていない。共通の看護学部入学試験も受けない。高校を卒業したばかりの学生もいるが，高校や大学を何十年も前に卒業した学生もいたりする。メディカルスクールの学生と異なり，看護学生の場合，フルタイムだけでなく，パートタイムで学習している人も多い。

　学生の看護教育体験に関して本研究からわかった特定の結果を，どのように伝達したらよいのかを考慮してみたが，学生が何年生だとか，どのくらいの年月の教育を受けたのかによって，学生の体験を比較するの

はあまりよくないと考えた。というのも，看護教育への複数の入り口，進路，カリキュラム，時間的枠組みなどに相違があり，看護のコアカリキュラムは一般的に2年間で組まれているが，修了するのにどのくらいの時間がかかるかは，学生が学習しているプログラム自体やその学生がフルタイムとして学習しているのか，あるいはパートタイムなのかによって大きく異なるからである。

歴史的な成り立ち

1960年以前は，ほとんどが病院付属の看護学校で教育されていた。こうした奉仕主体のプログラムでは，安価で技術的にもあまり訓練されていない労働力を集めるという病院のニーズが最優先された。教室での教育や計画的な個人指導を伴う臨床経験(現在の看護カリキュラムの基本要素となっているものだが)は，限定的であったばかりではなく，重要視されていなかった。病院の看護部長が看護学校の運営も行っており，病院は学生の労働力に依存していた。実際，患者ケアの多くは学生によって行われていたので，学生は，教育プログラムで学習している人というより，むしろ不足する労働力を補う者として認識されていた。

1948年，エスター・ルシール・ブラウン Esther Lucille Brown が『未来のための看護(Nursing for the Future)』を出版したが，そのころ，看護学士課程を備えていた大学はごくわずかだった。ブラウンは，アメリカの看護教育が高等教育機関で行われるべきだと主張した。最初の準学士課程が設置されたのが1958年で，それから25年以内に，準学士課程の数は，アメリカの公立のコミュニティカレッジ*の設立と一致するような形で，7校から700校近くに増えた(Mahaffey, 2002)。コミュニティカレッジは専門的な看護プログラムを提供し，ほとんどのプログラムに公的な予算が付いていた。同時に，民間の看護専門学校の数は急激に減

---

* 訳者注：アメリカ全州に存在する州立の短期大学。準学士課程と専門学校の課程の両方を兼ね備えている。

第1部　変革，危機，そして機会

少していった(IOM, 1983)。1964年の看護師養成法(公法88-581)は，看護教育の予算のための重要な流れをつくった。1960年代から1970年代の間，看護教育，教育機関，学生ローン，看護教育プログラムを強化させるためのプロジェクト，「人頭払い*」，そして訓練のために，州，郡，市，そして連邦からの助成金が注入されたのである(IOM, 1983)。1974年までには，コミュニティカレッジや大学で教育を受けた看護師の数は，看護専門学校で教育された看護師の数と同じくらいになった。

コミュニティカレッジ・プログラムの台頭

　経済と政策の大きな力，アメリカにおける高等教育の成長と軌跡，アメリカの医療制度，これらすべてが看護教育に大きな影響を与えた。看護教育に割り当てられる予算が制限され，それによって多くの学生はBSN(看護学士)プログラムに入学して学ぶのをあきらめた。そのため，ADN(看護準学士)を得ようとする学生のニーズを満たすように，コミュニティカレッジに巨大な圧力をかけることになった。さらに，学生は早く実践に入りたいと思っている。現在の免許付与の方針は，それを可能にするだけでなく，最低レベルの資格で職業に入ることを奨励さえしている。そして，コミュニティカレッジではそれを実現することが可能なのである。

　実際，コミュニティカレッジはどんどん卒業生を送り出した。2006年，看護師教育課程を修了してNCLEX-RNを受験した総数23,278名のうち，コミュニティカレッジの卒業生が13,444人とはじめて過半数をこえ，総数の約60％を占めた。コミュニティカレッジは，現在，登録看護師を最も多く輩出している教育機関である(National Council of State Boards of Nursing [NCSBN], 2005)。

　しかしながら，看護教員数の大きな減少は，コミュニティカレッジの

＊訳者注：連邦政府や州政府から教育のために学生1人当たりに一定額が教育費として支払われる制度。

看護師養成課程で受け入れられる学生数を制限しはじめている。コミュニティカレッジの看護課程は修了年限を2年としており，公的にもそのように周知されている。しかし，看護課程に入る前の事前必須履修科目を約1年にわたって修め，入学を許可されるまでには長い待機リストで待たなければならない。したがって，多くの学生は学位を取得するまでには3年かそれ以上の年数を費やさなければならない。たとえば，私たちが行った全米調査では，コミュニティカレッジの学生は，事前必須履修科目の履修期間を除いて，学位を取得するまでに平均約19～24か月が必要だと回答している。別の最近の調査でも，学士を取得せずに実践に入った準学士は，その準学士の学位を取得するのに平均3.69年費やしているということが報告されている (Orsolini-Hain, 2008)。州によっては，看護教員不足が非常に深刻なために，準学士の学位を取得するのに4～6年かかるかもしれないという報告もある。学生が履修すべき科目が開講されないのだ。さらに，予算の算定は学生数がベースになっているため，コミュニティカレッジでは，看護学生に必要な，監督下で集中的に行われる臨地実習は費用がかさむため，十分な予算を確保できないのが常である。

　準学士の学位を取得するだけでも非常に時間と費用がかかるために，4年制大学で学習を継続しようという意欲がそがれてしまう。特に，学士の学位を取得しなくても，スタッフ看護師として比較的よい賃金で働きはじめることができるからなおさらである。その結果，準学士のわずか21％のみしか4年制大学での学習を継続していない (Orsolini-Hain, 2008)。準学士だけで教育を終えると，小児科学，地域保健，リーダーシップに関するより広範な内容，および人文科学や保健政策などの重要な科目を学習しないままとなる。

　看護教育者たちは，教育に関する一般的研究に依存しすぎて，領域特化型の看護教育研究はほとんど行ってこなかった。領域特化型の教育というレンズを通して看護教育にアプローチしてみると，看護学生が，看護実践に活用すべき看護科学，関連する自然科学，社会科学，人文科学に関して深い理解を得るためには，別の教授法が必要だということがわ

かってくる。効果的に臨床経験を補うには，学生は，自分たちが臨床の状況にどのように対応するかを想像できるような，教室における効果的な教授法を体験することが必要だ。本書の第2部から第4部で，事例を提示しながら説明するが，臨床経験のナラティブ，あるいはクリニックのような状況のシミュレーションを使えば，臨床看護教育に特徴的な教授法である，状況下での認知，行動，明確な説明のためのコーチングなどの教授戦略を，看護学の"教室"に持ち込むことができる。

　教室，実習室，シミュレーションラボなどを，ゆたかな経験的学習ができる場所にすれば，持続的学習のための機会を提供できることになる。特定の状況下で知識を想像的かつ創造的に活用するよう学生に促すそのような学習は，どんな実践能力項目リストよりも，どんな単一の理論よりも，より複雑なものなのである(Taylor, 1985a)。看護学生には特定の臨床状況において，状況を判断して安全に実践をしてみたり，想像力を使って可能性を考えたり，知識を活用したりする機会が必要である。

　看護学部が，教育学部と連携してその資源を活用できれば，非常に価値あるものとなるが，そのような連携も，看護実践をどのように教えればベストかという問題解決にはあまり役立たない。看護という専門職と看護実践の守護者として，看護教育者たちは，看護特有の教授法とカリキュラム戦略のための研究を行い，そうした教授法やカリキュラム戦略を開発していかなければならない(Golde & Walker, 2006)。

看護教育の需要を満たす

　どのレベルでも，看護教育課程への入学を希望する者は多い。看護教育課程に入るための事前必須履修科目がプログラムによってばらばらであるが(これはこれで，どの科目がほんとうに必須科目であるべきかという疑問を生む)，看護教育課程はどれも，一般的に定員をこえる応募者が集まり，入学のための待機リストも長い。看護学校入学を希望する人のなかで，他の領域で学士やそれ以上の学位を取得している人が以前

より多い。それは看護専門学校であっても，コミュニティカレッジであっても，BSN プログラムであっても同じである。こうした学生に対応できるように設計された速成教育カリキュラムがあるが，それも必ずしも成功しているとはいえない。多くの学生にとって，看護学部のカリキュラムに対応できるように，科学，社会科学などの科目の事前履修が必須となっているからだ。

アメリカの看護職の目標として(Sullivan, 2004)，アメリカの患者人口をより反映するような多様性が必要だといわれているが，アフリカ系アメリカ人，ヒスパニック系アメリカ人，アジア系アメリカ人，アメリカ先住民を合計しても全看護師の 9% にしかならず，また男性も看護師全体のわずか 6% しかいない。看護プログラムは，多様性を目標に学生募集を行うが，学生も教員も，圧倒的に女性で白人が多いのが実情である。

下げすぎた入学基準のハードル

看護師不足という現状から継続的な圧力がかかっていることを意味するのか，または増大する看護師の責任・判断・知識・仕事・自律性に対する認識の欠如を示唆するのかよくわからないが，看護課程への入学基準が低いということは不思議である。私たちは，看護プログラムに入るための事前必須履修科目は非常に多様であることに気づいた。そして，学生が看護教育課程で学習しはじめる前に履修しておくことが必要な科目とはいったいどんなものだろう，という疑問が浮かび上がった。この問題をさらに複雑にするのは，地域によっては，看護課程に入る前の事前必須履修科目のコースでも履修希望者が定員をこえ，履修待ちをする長い待機リストができていることである。

看護のための事前必須履修科目

　履修できる科目数を増やし，看護教育を受けるための事前必須履修科目について再評価することが急務だ。質も内容もまちまちであるという問題に対処するために，看護教員，臨床家，医師，薬剤師，ベテランの科学教師たちで構成される国の諮問グループが，看護プログラムを開始する前に学生が履修しておく必要がある事前必須履修科目の内容について合意に達しなければならない。このグループは，看護にとって最も臨床的に関連性のある科学教育を選択し，処方しなければならない。また，一般教養科目（人文科学，自然科学，社会科学）で広範囲なしっかりとした基礎を学生に提供する一連の科目を要求すべきだ。さらに，このグループは，すでに別の領域で学士やそれ以上の学位を取得したうえで看護課程を学びにくる多くの学生のための事前必須履修科目についても意見を一致させるべきである。これらの学生の多くは，自然科学，社会科学，人文科学においてかなりの科目をすでに履修している。この諮問グループは，科学に関する事前必須履修科目を定期的に更新するために会合をもつであろうと，私たちは予測している。

　看護は，もう1つの課題に直面している。それはよい機会にもなりうるのだが，複数の教育進路という課題である。私たちは，次のセクションでは，この問題に取り組むための構造改革を要求する。つまり，継続教育の第1ステップとしてBSNを要求することである。これによって免許付与の基準を上げることになる。

BSNそしてその後

　それが速成プログラムか伝統的なプログラムのいずれであっても，BSNを取得しようとする学生は，より多く，より深く学べるという利点がある。BSNカリキュラムの一部である一般教育科目は，より明確に記述すること，議論のための根拠を整理すること，研究を行うこと，さまざまな領域の知識を結びつけること，倫理的問題についての意見を

述べること，そして知識とスキルを自主的に発展させつづけることなどについて学ぶさらなる機会を学生に与える。

そうして，本書の最終章で提唱するように，看護教育において生じさせなければならない構造改革は，コミュニティカレッジの看護プログラムを縮小して，それと同時に4年制大学の看護プログラムを発展させることだ。現在準学士号を取得するために学生は3〜5年も費やしているが，4年制大学プログラムを増やすことによって，看護教育を妥当な授業料で受けたいという大きな希望にこたえられるだろう。また，学生には，準学士とBSNを4〜4.5年以内に取得することもすすめたい。専門学校，コミュニティカレッジ，4年制大学の各プログラムは，すべての看護学生にとって，実現可能で，公正で，金銭的にも負担可能な方法で，早期に学士プログラムを修了できるよう明確に合意を形成すべきである。

しかし，BSNを共通の条件にするだけでは，患者ケアの改善に対する完璧な答えにはならない。現在の，そして将来の実践での要求にこたえるためには，すべての看護教育プログラムは，看護科学，知識に関する教育のレベルを上げなければならない。学士プログラムは，学位や正規の学習経験の1つの通過地点であるべきで，それで終わりであるべきではない。そうした継続的教育には，学校を卒業して就職した時点におけるインターンシップ（たとえば，最初の学位取得後の1年間の臨床研修など）や，複雑な看護実践を学ぶ大学院教育を含む継続的な全キャリアを通じた学習が含まれる。

学生がコミュニティカレッジから学士課程，それ以降の高等教育へスムーズに進んでいける明確なプログラムであるオレゴン看護教育コンソーシアム（Oregon Consortium for Nursing Education）について紹介したい。この新しいプログラムでは，学生は，看護の学習をまず準学士プログラムで始め，準学士を取得後すぐに，学士課程で学習を継続し，後に修士課程へと進めるようになっている。このプログラムを開発するにあたって，コンソーシアム（共同体）の構成メンバー（準学士，学士，修士の学位を付与する公立および私立の看護学校）は，将来のオレゴン

州の看護師にとって何が必要かを考えることから始めた．その後，教育のための理路整然としたシステムの設計に入った．さらにメンバーは，新たな教授法が必要だということにも合意して，包括的な教職員の能力開発および支援を通じて新たな教授法を紹介し導入した．このプログラムは，看護師を育成するために複数を融合させ新たな教授法を計画し編み出すことに成功した．この成功は，社会の善のために協働することを強く重んじるという価値観を明確に示すものである．そして，その価値観は，アメリカ中のすべての看護教育者によって強く尊重されているものであり，それは現在のような危機的状況に際して，看護教育に利するものである．

免許付与制度

　看護という仕事にたどり着くまでに複数の教育進路がある現行のシステムは，BSNを取得して実践に入ることを奨励するものになっていない．それと同様に，現行の免許付与制度も，BSN取得を奨励するものになっていない．さまざまな看護教育課程で学んだ学生のNCLEX-RN合格率には，異なるグループ間で有意差は出ていない．NCLEX-RNを受ける学生数は，統計的有意差を得る母数として十分であるにもかかわらず，有意差はみられていないのだ．NCLEX-RNでは，最低合格ラインが決められている能力スコアシステムを採用しており，そのラインをクリアできるだけ正解すれば合格するようになっている．合否だけを判定するこの種の採点法は，総合点数における絶対数値差を出すことができない．ほとんどの州では，少なくとも正解率80％でなければならない．州によっては，78％で合格させるところもある．
　さらに不思議なことだが，免許付与のための国家試験では，実践に関する複数選択肢がある設問が数多くあるが，看護学生は，患者ケアのために知識を活用する能力，臨床的に論証する能力，倫理的態度を示す能力などをシミュレーションで見せるようには要求されていない．看護は，看護師の実践能力を高く評価するが，現行の免許付与のための試験

では，臨床的なパフォーマンスの評価は看護教育課程に任されている。国家試験の受験資格で要求されているのは，幅広い範囲での評価が経時的に行われる，認定された看護学校を卒業することだけである。

実践-教育間のギャップについて

　しかしながら，これまで記述してきたような構造改革やその他だけでは，実践-教育間のギャップを完全に埋めることはできない。完全に埋めるためには，教育とカリキュラムにおける大きな変革が不可欠である。次の第2章と第3章では，看護学校での学生と教員の経験を紹介し，看護実践の複雑さとより合致するような指導を行えるように，看護の強みをどこに，そしてどのようにして構築していけばよいのかということに関して提案する。

第2章
臨床状況下における教育と学習

　看護教育では，専門性の高い職業である看護師として社会契約に入る学生をどのように準備しているのかを理解するために，私たちは，学生の体験，教室での観察，教育者と学生のインタビューを行った。同時に，文献検索を行い，全米看護学生協会（National Student Nurses' Association；NSNA）の会員への調査を行った。調査時に電子メールアドレスをもっていた32,000人を対象に行い，1,648人が回答を寄せた（回答率6％）。調査ツールは，カーネギー財団のホームページ*に掲載している。学生の体験に関する具体的な調査結果とともに浮かび上がってきたのは，実践-教育間に溝を生じさせるいくつかの点に関する見解だった。この章は，臨床状況下における教育と学習をみていく。第3章では，教室および実習室における教育と学習を観察する。

高いリスクを伴う学習

　学生は，正式に看護課程に入るとすぐに，つまりコミュニティカレッジや看護専門学校の教育期間中に，あるいは4年制大学の2年間の一般教育課程終了後に，たとえそれが実習室のマネキンであろうと，級友相手であろうと，患者への対応を学びはじめる。その後まもなく，実際の

---

* www.carnegiefoundation. Org/nursing-education/survey

さまざまな環境におかれている患者に接する体験を通じて学ぶ臨地実習に入る。時間を経るにつれ，地域，在宅，集中治療室とさまざまな現場を経験する。これが，私たちが経験的学習（experiential learning），あるいは患者をケアする体験を通じた学習と呼ぶものである。学生は，特定の患者の特定の状況から学ぶ。これが看護教育の特質であり，私たちが状況下での学習（situated learning）と呼ぶものである。経験的学習も状況下での学習も，看護教育の中心となるものである。学生は看護学校に入る前に，すでに看護について何らかのビジョンをもっているが，入学してみると，それが現実とはかけ離れたものであることに気づくことがある。多くの学生は，看護師が非常に正確なスキルと知識を日常的に駆使していることに驚いたと報告している。

患者の死や傷害を招きかねないミスを犯す可能性は現実にはつねに存在しているが，患者の安全はリアルな臨床シミュレーションを行うことで守られるものだ。だからなおさら，高いリスクを伴う学習は必要なのである。臨床では，さまざまに解釈される状況や，不十分な根拠でしか説明されていなかったりする状況に数多く出くわす。さまざまな可能性を追求する複雑で熟練を重ねた知識が要求されることも少なくない。また，特定の状況に対して，どのような資源が必要でどのような制約があるのかを認識することが必要な場合も多い。そのような臨床上のさまざまな不確実な状況に対応できる能力は，経験的学習を通じてのみ獲得できる。急性期病院というリスクが大きい環境に学習者をおくのが危険であることは，学生も教員も同様に十分に認識している。ある学生は次のように語った。「未経験な学生の身で臨床現場で働こうとすることに，いらだちと恐ろしさを感じる。患者の状態で何か重大なことを見逃すのではないかとよく心配になる」。別の学生は，他の多くの学生と同じように，期待と責任の重さを表現した。「私は，親密で，危うい，また怖い状況のなかで，患者さんとともにいて，また患者さんから学ぶ貴重な機会を得ています。特に，病院で十分なサービスを受けることができない人々を頻繁に擁護する機会があります。実習で経験しなければ，おそらく自分では体験しないような環境に身をおくことができます。この経

験を通じて，学び，成長し，自分の世界を広げることができました。この国の医療制度がどのような仕組みになっているのかをよりよく理解できるようにもなりました。そして，こうして得た知識で，いつの日か，医療制度をよりよいものに変えるために貢献できるようになりたいと思います」。

　看護学生が，間違いを犯さないかと心配するのは当然のことだ。インタビューでも調査回答でも同じように，看護学生たちが，ミスや，自分のミスの報告，あるいはより深刻なミスをする可能性に対する恐怖などについて語っている (Rodriguez, 2007)。学生たちは，看護実践の責任のレベルを認識している。看護師の行為が重大な損傷を患者に与えたり，さらに深刻な場合は死に至らしめることさえありうるということを認識している。臨床の現場でのリスクを伴う経験は，特定の状況下で，つねに積極的に思考し，自分の知識を活用する必要性があることを看護学生に認識させる。状況から読みとれる徴候や反応が，状況に関する自分の理解や，情報についての自分の解釈とうまく嚙み合わなければ，学生は別の解釈を試みなければならない。そして，臨床教育者は，学生が別の解釈や情報を模索できるような質問を投げかけなければならない。

脈絡のなかでの学習

　学生は，比較的安定した状態の患者のケアから臨地実習を始める。実習室のマネキンで練習したスキルを実際の患者に適用するにはどうしたらいいのか，指導を受ける。実習室の患者と違い，実際の患者は，落ち着いている人もいるかもしれないが，非常に不安感の強い人，痩せている人，太っている人，自分で動ける人，動けない人と多様だ。学習が進んでいくと，予測がつきにくい状況での対応も実習することになる。指導者や病棟看護師たちは，課題の実践において，学生により責任をもたせ，より自立性を高めるような指導を行う。ベッドサイドでそれとなくコーチングをしたり，あるいは患者の部屋の外でのもう少しはっきりしたコーチングなどによってそうした指導をする。

看護教育の中心となる目標は，学習者が，状況に応じて調整し対応できる実践と力量を発達させていくことである。そのために，最も緊急性が高いことと最も緊急性が低いことを判断できるよう，その状況全体を迅速に把握できる能力を身につけさせることである。デューイ Dewey (1925/1987)が示唆しているように，経験的学習は，いつでも誰にでもどんな条件でも起こるというものではない。経験的学習には，臨床上での論証とともに，経時的に実践を改善させていく準備ができている状態と固定観念にとらわれない態度とが必要である(Dunne, 1993)。また，パフォーマンスに対するフィードバックがゆたかで，経験を明確に表現し振り返る機会が意図的に計画されている環境が必要である。

　本研究では，臨床教育者*は，積極的にフィードバックを行い，臨床での状況下の学習機会を十分に活用していることがわかった。特に臨床指導者は，学生が次の日に何を見て何をするのかということについて，学生の準備をグループ別に行っている。一般的に，指導者は，処置を通じて学生をコーチングし，学習を深めるためにその状況を活用している。その体験後，学生たちと指導者は，臨地実習後カンファレンスをもち，教師は，学生に自分の経験を振り返るように指導する。さらに，グループセッションで，学生たちは，他の級友も自分たちの経験から学べるように，自分たちの疑問や体験を包み隠さず共有しながら，自分たちの学習を蓄積していく。

計画とフィードバック

　臨地実習の前の晩，学生は担当患者に対して，自分が翌日臨床現場で観察し行うべきことを十分把握しておくように，かなりの準備をするこ

---

*訳者注：本章で用いられている臨床教育者(clinical educator)，臨床指導者(clinical instructor)，臨床教師(clinical teacher)という用語について，著者はこれらを同義語として使用している。これらが指すのは，「学校の実習指導担当教師である場合」と「実習先の看護師が学生の臨地実習指導者として機能している場合」の両方がある。そのどちらかについては明確な使い分けはしていない。

とを期待される。学生の患者が急に退院することになったり，その患者に何か別の変化が起こったりした場合は，多くの臨床指導者は学生に連絡をとり，別の課題を与えたりする。臨地実習の準備にあたっては，学生は，患者のカルテ，薬，診断，合併症を確認し，翌日のケア計画を立てる。当日はケアの過程で，その計画を評価し，計画に加えた変更や改善を報告する。

　臨床指導者と学生は，その日の間中，お互いに確認し合い，新たな領域の実習に入るたびに，教員は学生が安全かつ効果的に動けるよう十分に気を配らなければならない。学生は，病棟看護師の手順や処置を観察するだけの場合もあるが，もし臨床指導者がそこにいなければ，教員が必要に応じて患者の病室の中または病室の外で，新たな処置に関するコーチングを行い，正しい手順や処置と患者安全について確実に指導しなければならない。医学生の場合はこれとは対照的である。つまり，1年次や2年次の医学生は，研修医や医師の後をついて回り，患者や家族と相談しながらなされる医学上の決定について，質問したり観察したりしながら学んでいく。

　教員は，実習を始める前に手順や処置について，指導者といっしょに予習をすることも可能だということを学生に伝え安心感を与える。ある臨床教育者は以下のように述べた。

　　それは必須です。新たな処置の場合，私たちは学生についています……それで，学生には質問をする機会ができます。学生は処置を始める前に，自分が患者の病室に入って自分がどのように処置を行うつもりかを私たちにまず伝え，それから実際の処置をします。私は学生にいつも言っています。看護にはある種の演技が必要で，ベッドサイドでは，自分が行おうとしていることを完全に熟知しているかのようにふるまわなければならないと。だから，すぐに行わなければならない処置に際して，もしも疑問があるならば（特に私のグループでは，学生が固まってしまうことがあるのです。頭がまったく動かなくなってしまうようなことも），処置を始める前に，

ためらわずにちょっとその場をはずしてもいいか患者に尋ね、病室の外に出ることだ、と助言しています。

　臨床現場ではつねにあいまいさがつきもので、実践者は、自分の思考をきちんと整理し自分の知識を活用できるようにしておかなければならない。例外的なことをいつ行うかを判断し、予測や通常の状況から逸脱した状態が起こっているときを判断できるようにならなければならない。臨床指導者は、学生のために、そのような複雑な対応について模範を示す。患者の状況は急変することもあり、学生がまだ対応する準備ができていない状況に直面することも当然ありうる。教師は、それぞれの個別の状況でいつでも指導できる状態でなければならない。状況は往々にして予測不可能で多様だ。教師は、教育できる瞬間をとらえられるように注意を払い、どれが急を要するもので、直ちに処置を行わなければならないものかについて指摘しなければならない。そうして、学生が自分の知識を統合させ活用できるように支援するのだ。とはいえ、臨床教育者がまずつねに考えなければならないのは、患者の安全である。したがって、いつ質問やコーチングなどを用いて学生を導かなければならないかを理解していなければならない。場合によっては、レイヴとウェンガー(1991)が「正当的周辺参加」と呼ぶものを活用して、学生を積極的処置からいったん引き下がらせて、看護師が行っていることを観察させなければならないこともある。そうすることによって、高いリスクを伴う状況下において、自分が実際のケアを行う前に、どのようにすればそうした状況に対応できるのかを学生に教えていくのである。

質問しながら学習を支援する

　多くの臨床教育者は、その臨床状況下における学生の理解と知識をその場ですぐさま評価することになる。そのために、しばしば一連の質問を矢継ぎ早にたたみかけて、学生に答えてもらうようにすることもある。ある学生はその様子を次のように述べている。「先生は、私が知っ

ていることを私のなかから引き出してくれます。たとえば，慎重な看護師は○○と○○と○○をするといって，空欄を埋めさせたりします。また，この薬は何のためなの？　なぜそれを投与しているの？　薬を投与するときに，いちばん大切なことは何なの？　と質問を重ねてきます。また，患者が1時間以内に透析を行うことになっているとします。（もしも私が）『私の患者は透析をすることになっています』と言えば，（先生は）もしその患者が心不全も起こしていたら，どうすればいいの？　と（私に）尋ねる。先生は，"もしこうだったなら……"という質問にあくまで答えさせようとします。このような質問を通じた教育にとても感謝しています。それによって自分のわからないことを発見することができるからです」。

　臨床教育者は，一般的に患者の臨床状況について，臨床上の変化の可能性とそれによって引き起こされる結果について，また患者間の相違について，学生の思考を広げていくために，「もし……ならば」という質問をよく行う。ある教員は次のように説明する。「私たち教師はみんな，『もしこれが起こったならば』『もしあれが起こったならば』『もし患者がそれをしたならば』など，"もし……ならば"という質問をよくすると思います」。たとえば，ある教師はロールプレイ活動について次のように述べている。「私たちはみんな違うさまざまな人間の役をやってみます……先週は65歳の男性だった，14歳の少女の役もやった。そしてグループの誰かが，それぞれ65歳の男性や14歳の少女のふりをして，私たちに質問をするのです」。別の教師は，自分が教室と臨床現場の両方で使う「もし……ならば」ゲームについて次のように語っている。

　　私は，「もし……ならば，あなたはどう考える？」「もし……ならば，どんな違いが出ると思う？」というような質問を学生に数多く投げかけます。学生が自分の受け持ちの患者について，私に少し話してくれると「もしその患者が50歳ならば，もしその患者が高血圧症ならば，もしその患者が，今目の前で胸が痛いと訴えたら，あなたはどうする？」などと尋ねます。これが"もし……ならば"

ゲームです。臨地実習では，学生たちは，こんな形の学習をとても喜びます。「もっとほかの質問もしてください」とせがまれます。「先生，まだ行かないでください。もっとほかの質問もしてみてください」って，実際に学生から言われたこともあります。

　もし，患者の状況が異なっていたら，どのようなことが起こるか，ということを考えるように学生を指導することは，さまざまに異なる状況下における似た症状の患者や，似た状況で異なる症状を示す患者について考えてみることを促すものだ。教員がとる質問戦略について，ある学生は次のように説明する。

　　私はウイップル手術を受けた患者を受け持ちました。患者は手術室から搬送されてきたばかりで，私は患者の術前処置にかかわっていました。臨床指導者から，「この患者に対する看護診断の上位3番目までを言って」と尋ねられました。そう質問されて，自分が考えなければならないことがわかりました。患者を受け取って，最初のアセスメントをして，最初の薬を処方しようとしていたときでした。その間，15分くらいだったでしょうか。その患者の薬の2/3は，9時に投与されなければならないことになっていました。でも，指導者からそう質問されることによって，与薬という行為にのみ集中するのではなく，「そうだわ，この患者の状況をより大きな視点でとらえなきゃ，なぜこの患者にはこの薬が投与されることになっているのか，術後の最初の数時間に私たちはこの患者に対して何をしようとしているのか」ということを考えることができました。私たちは，自分が今しなければならないことで頭のなかがいっぱいになっています。そのために，その患者の全体像を把握することができないのです。臨床指導者は，そういうときに，私たちの盲点を見事に突いてくれます。「ちょっと考えてみて。今，私たちは何をしようとしているの？」と。この種の質問はほんとうに重要です。

別の学生は，次のように述べた。「臨床指導者がフロアに来て，そんな質問を投げかけてくれるのは，とても役立ちます。自分が考えなければならない方向へ導いてくれます」。別の学生は次のように説明する。「先生たちがそうするのは私たちを信頼していないからというわけではないのです。肩ごしに私たちのやり方を監視しているのではないのです……そうですね，実習の最初の1～2週間くらいは私たちを念のためにチェックしているんだと思います。でも，今は，私たちをきちんと信用してくれています。ただ，私たちが正確にやれるように細心の注意を払ってくれているのです。また，私たちが処置をする前に，『あなたは今何をしようとしているの？　患者のもとに行ったら，何をすればいいの？』というふうに，自分がこれからやらなければならないことを1つひとつ確実に指導してくれます」。

　学生の勉強が進むと，臨床教師は，「この患者が最も必要としていることは何？　この患者が最も恐れていることは？」「患者が家族のことでいちばん心配していることは何？」といった質問を学生に投げかけながら，学生が患者の全体像を把握することができるように，患者の状態の脈絡をみるように指導する。臨床教師は，上級の学生たちには，新しく遭遇する臨床状況を以前に遭遇した臨床状況と比較したり，別の患者を想定して考えてみたりするように指導する。

臨床的論証力と判断力を発達させる

　臨床的論証力とは，事態が展開する状況のなかで，患者や家族の懸念や脈絡とともに，その臨床状況について論理的に考える能力である。そのケースの一時性を理解することもつねに要求される。よい看護判断は，けがをした患者あるいは病気の患者の懸念や「ライフワールド（生活世界）」を決して無視しないものだ。

　私たちは，観察するなかで，多くの臨床教育者は，脈絡化[*1]という教育法を使っているということに気づいた。つまり教育者は，看護師が特

定の患者についてこれまでにその患者にどのようなことが起こったかという知識をもちながら，現在繰り広げられている特定の臨床状況の現実に直面している，という実践に学生を導き入れるのである。"脈絡化"とは，その状況におけるその患者の反応を考慮に入れるということを意味する。脈絡には，患者の病歴，生理系の相互関係，他者との社会的かかわり，特定の環境への反応などが含まれる。看護師は，生理学から家族，社会的な世界まで，複数のレベルの脈絡に直面する。

　学生は，実習室で努力して学んだアセスメントスキルで臨床現場にやってくる。臨床教育者は，静的な環境である実習室で学んだこれらのスキルを動的な環境である患者ケアにおきかえて考えるように学生を指導する。関連情報を指摘したり，患者をケアしながら患者についての自己のアセスメントを脈絡化できるように，細心の注意を払うよう指導するのである。脈絡を処置の仕方を教える際に織り込む臨床教育者もいる。その場合の処置は，患者に注射をするといったごくシンプルな場合もある。

　　　新たなスキルは，どんな質問でもばかにされることがないような，人をはぐくみ育てる環境で教えます。注射をする場合に気をつけなければならないことを順を追って説明します。汚染することなく針のキャップを外す，解剖学的な特徴をみながら針を挿入する場所を見つける，挿入後薬を投与する，針を腕から抜き，針刺し事故など起こさずにその針を廃棄することなどです。そして，次に患者の反応をみるように指導します。こうしたことすべてによって，「私は，患者のアセスメントをしてなぜ痛み止めが必要かを確認しなければいけないのか」ということだけでなく，「正しい鎮痛薬をもってきて，与薬するにあたって6R[*2]を確認しなければならない。それから，患者のもとにいって注射をする。その後も様子をみて，

[*1] 訳者注：ある事象をその前後関係を考慮しながらとらえること。
[*2] 訳者注：正しい患者(Right patient)，正しい薬(Right drug)，正しい目的(Right purpose)，正しい量(Right dose)，正しい経路(Right route)，正しい時間(Right time)を指す。

注射の効果が出ているかどうかを確かめなければならない」という全体を学生が考えることができるように支援するわけです。そして，それも患者の状況との関連において行わなければなりません。与薬するという行為だけを考えて指導するのではないのです。

　この教師は，よい看護実践がどのようにして，タスクをうまく行う能力と患者の経験や懸念に注意を払う能力とつなげていくのかを明確に表現している。脈絡化の教育には，学生がある特定の状況をすぐに一般化してしまうことや，患者を型にはめて考えてしまうことがないように指導することも含まれる。また，患者特有の病歴を念頭に置いて徴候や症状を評価できるように状況を考慮するよう教育したりコーチングしたりする。

　　その朝，私たちは低血糖の患者をケアしていました。血糖値をもとに戻すための介入はすでに行われていました。学生はその処置の2時間後にその患者のケアに入りました。その学生が私のところにきて「あの患者さん，顔色があまりよくないです。青ざめているみたいです」と言いました。そこで私は尋ねました。「汗はかいているの？」。「はい」。「そう，じゃあ，今，何が起こっていると思う？　あなたは，私たちが何をすべきだと思う？」。そして，具体的に状況をあげながら指導しました。2時間前に血糖値が下がって，看護師がその後確認をしていないのなら，まだ血糖値が低いのかもしれません。もし顔色が青く，しかも汗をかいているなら，おそらくまだ血糖値が低いということを意味しています。血糖値は47で確かに低かったのです（正常値は70～99）。そこで私たちは介入をしなければなりませんでした。担当看護師もそこにいたのですが，その状況を見逃していたのです。ですから，それは，学生にとってだけでなく，その担当看護師にとってもよい学習経験となりました。その看護師も経験はまだかなり浅かったのです。

脈絡化の教育法

　学生は，患者の経験を脈絡のなかでとらえなければならない。脈絡には，患者の文化的背景，環境，病歴，家族との関係なども含まれる。たとえば，ある臨床教育者は，患者のおかれている状況を明らかにするために患者アセスメントをどのように使うのかを次のように説明した。「私の考えでは，アセスメントとは患者を取り囲んでいるものと患者の行動を認識することだと思います。ただ単に身体面だけの評価ではないと思っています。もちろん，患者の心音や肺音を聞くなどという身体面の評価はするのですが，それ以外にも，患者のかかわりの様子なども評価します。産科では，乳児とのかかわり方，産婦どうしのかかわり方，そして夫とのかかわり方などもアセスメントします。アセスメントには，患者を取り囲むすべてについて認識することが必要だと思います」。
　看護師は，病気やけがの自己管理やその状況へのコーピングなどに関して，患者や家族をコーチングすることになっている。看護師は，患者の物理的環境，社会的支援やケア支援の性質，そして患者が自分の健康と病気をどのようにとらえているかを考えるように教育される。患者は回復する。しかし，その回復は，生理系に限定されるわけではない。効果的で有用な看護アセスメントには，生理学的な面だけでなく，より幅広い視野をもつことが必要だ。最善の看護アセスメントは，脈絡化されているものだ。その点に関して，ある教員は次のように語っている。

　　私は，多くの「特定科目」実習*を教えます。それは，患者を取り巻く環境に関するアセスメントを，学生に教えはじめるよい機会です。たとえば，地域のクリニックに実習に行ったとします。そこで，私はまず学生たちに次のようなことを伝えます。「今あなたのほうにやってきているあの人を見て。直接問診をしなくても，とてもたくさんの情報を得ることができるのよ。どんなふうに歩くか，

---
* 訳者注：たとえば，内科・外科など特定の科目に関する実習。

歩くときにどんなふうに体を運んでいるかなどといったことをね。そういう訓練を受けると，患者をよく見たり，触ってみたりする癖がつくわ。触れば，皮膚の温かさからもいろいろなことがわかる。それにそのような触れ合いは，たいていの人にとって気持ちがなごむものよ」。こんな指導をしてから，実習を始めるのです。

　看護師は，"何"と"どのようにして"だけでは十分ではないということをすぐに学ばなければならない。"いつ"も知っていなければならない。私たちは，臨床教育者が，優先順位を決めることに焦点を当てさせることによって，臨床判断能力を発達させるように学生をコーチングしていることに気づいた。ペースが早く複雑な臨床環境において，看護師や医師は，どれが最初になされるべきことかをすぐに理解しなければならない。優先順位の設定は，急速に変化する状況に対応できるように，柔軟でなければならない。専門性をもてば，看護師は，個別の状況に流動的に対応することを学ぶ(Benner, 2000 ; Benner et al., 2009)。この流動的に対応するということは，状況を読み変化に対応する経験を通じて可能となる。臨地実習の経験は，学生がこのようなコアスキルを発達させていくのに役立つ。コアスキルは，その特定の患者にとって何が最も重要かを把握する重要性・非重要性の識別力(sense of salience)をみがくのに役立つ。

優先順位の設定

　初心者レベルの看護学生にとって，優先順位を設定するにあたって障害となるのは，すべてのタスク，要求されること，懸念事項がみな同じくらいの重要性をもっているように思え，すべてやらなければいけないことにみえてしまうことである(Benner, 2005 ; Benner et al., 2009)。まず，どのタスクがより緊急性のあるものかを判別するには，熟考することが必要だ。なぜなら，学生は，まだ全体像を把握することを学んでいなかったり，物事が重要なこととして突出しているのを見きわめる能力を

獲得していないからである。ある教師は，重要性・非重要性を識別する力を学生が獲得できるように指導することについて，次のように述べた。

> 学生は，最初，とてもタスク志向で，タスクにのみ焦点をおいているようにみえます。たとえば，「午前10時に与薬をしなきゃ」とそれのみに集中しています。スミスさんが廊下で胸部の痛みを感じているということなど目に入りません。それがわかれば，その10時投与の薬などそのときにはそれほど重要ではないということがわかるはずです。4年生になると，プリセプターについて実習をします。全体像について学ぶのはそのころになってです。「4人の患者をどうやって一度にケアすればいいの？　どうすれば，その4人の患者のそれぞれのニーズに今ただちに対応できるの？」。こうした4年生の臨地実習現場では，時間の管理と同時に起きているそれらすべての出来事をどのように管理するのかということを教えます。自律性に関連することなので，学生は，「さあ，私は，誰それさんが差し込み便器を使うのを手伝いしに行くべきか，それとも胸部の痛みの様子を見に行くべきか」といった決断を自信もって下さなければなりません。私には至極単純なことなのですが，学生はどれを先にするかを決めるのにそれは時間がかかります……そして，初期におけるそんな様子を観察するのはおもしろいものです。私は「あら，堂々めぐりをしているのね」とよくからかったものです。

ある学生は，重要性・非重要性を識別する力と優先順位の設定について次のように述べた。「優先順位をつけることは，私たちが最初に学んだことです。ほんとうに初日に，です。『あなたたちは，どれを最初にするのか，2番目にするのは，3番目にするのはどれかという優先順位をはっきりと見分けなければなりません』と先生から言われました。どの科目についても，どの疾患の過程についても，それを話し合います。まずどの症状が際立っているか，そしてそれにすぐに対処するにはどうしたらいいか……もし，あなたがアセスメントをしているなら，何が重

要かをわかっていなければならない。もし問題に遭遇したら，たとえば患者の肺に少し雑音が聞こえるけれども，患者の心拍が非常に不規則というとき，どちらがより重大？ といったことなどを話し合います」。別の学生は，臨床教師が彼女の学びをどのように支援してくれたかについて述べている。「私たちの臨床指導者は，臨床現場での指導にほんとうに優れていると思います……私たちが内科/外科病棟で実習している場合，『はい，これはあなたが考える問題です。さあ，まず何を最初にしたらいいと思う？ 私たちはどれに最初に対処しなければならない？ どれが重要？ そしてその次にはどれをすればいいの？』といった質問をうまく投げかけてくれます」。

　私たちは，本調査で，臨床現場では，学生はコーチングを通して優先順位に関する臨床判断力を発達させていくことに気づいた。コーチングを通じて，学生は，患者ケア目標のほとんどは重要なものだが，緊急性は同じではないということを学ぶ。初歩の学生のほうがこれには難しさを感じる。複数のタスクの緊急性の判別がまだできないからである。計画を立てることと優先順位の決定は，特定の状況下において学生の臨床判断力を発達させていく脈絡を教員に与える。ある教員は，それを次のように述べている。

　　まず，学生がカルテに目を通し，患者の病歴や薬に目を通しているとき，またその日のケア計画を立てているとき，学生の傍にいることから始めます。そこで学生たちに尋ねます。「優先するのはどれ？ 最初にしなければならないのはどれ？」。たとえば，患者が前日に手術を受けたばかりの人で，その日は起き上がって歩かなければならないとします。その場合，（私は次のように尋ねます）「患者さんを起こして歩いてもらう前に，何をしたらいいの？ 鎮痛薬を必要としている？」。……このようなことは，最初は，私が学生に模範をやって見せます。そして，次に学生にやってもらうのですが，「そうね，それを最初に行う前に，こちらを最初にしたほうがいいのではないかしら。鎮痛薬を投与した直後に起きて歩くことは

しないほうがいいでしょう。薬が効くまで少し待つ必要があるでしょう。少し待ってから起きてもらうといいわ」。そして，次に「今あなたが投与した薬は，どのくらい経つと効きはじめるの？ 薬物の血中濃度がいちばん高くなるのはいつかしら？」と尋ねたりします。そうして，徐々に次に進みます。臨地実習のローテーションが進むと，学生の成長がみえてきます。そして，模範として示したことが，学生が目の前のその瞬間に行っている行為だけではなく，その先も見通すということを学ぶのにどのように役立っているかに気づきます。

　優先順位の設定（看護教員は「優先順位づけ」と呼ぶ）では，まず状況の性質をアセスメントすることによって，介入と看護ケアの優先順位を決めることに焦点がおかれる。しかしながら，優先順位はつねに変化するので，臨床教育者は，変化に注意しながら指導する。患者の臨床上の問題や心理社会的な問題が変化するにつれ，看護目標も変化するので，それにつねに注意する。優先順位の設定を繰り返し経験すると，学生の重要性・非重要性を識別する力は発達していく。明らかに緊急性のある問題には，学生の重要性・非重要性を識別する力がはたらくようになり，必ずしも「優先順位を設定」しなくても，最初にどれに対処しなければならないかに気づくことができるようになるのである。最初は，学生は十分に注意を払い，慎重に考えて優先順位を設定しなければならないが，経験を重ねるにしたがって，重要性・非重要性を識別する力も増し，学生は，ある臨床状況下において緊急性を要する問題に"気づく"ことができるようになるのだ。それができるようになると，実践者は，新たな状況についてより微妙な差異を評価できるようになり，疑問に思うことや異常なことに焦点をおくことができるようになる。

　優先順位は，いったん設定されても，一般的にそれは定着するものとは考えられない。そのことについて，ある教師は次のように述べている。

最近，朝のカンファレンスを始めました。学生はそれぞれ自分の準備と患者について調べたことすべてに基づいて，その日のケアで優先順位の高いと思うことを確認するように指示されています。そして，実習後に再度カンファレンスをします。そこで次のように尋ねます。「これがあなたの優先順位でした。その通りにいきましたか？」。そして，患者について何が変わったかを話し合います。ある学生は，カンファレンスの前日に担当した患者がとても興奮していたことについて話しました。その患者は以前に生検を行い，その結果，かなり広がった前立腺癌だということがわかっていました。でも，翌日，さらに検査をすると，癌がそれほど広がっていないことが判明したのです。それで，その日，その患者は大喜びで興奮していたのです。学生は喜んで彼女のケア計画を変更しました。最初の計画では，患者が末期の病状について気持ちや予期される悲嘆の気持ちを話せる時間をもつ予定だったのです。そこで，私たちは，変化について認識することがいかに必要か，またその変化への対応をいかに迅速に行う必要があるかについて話し合いました。

この臨床教育者は，臨地実習の事前準備の一環として計画を立てることと，それと同時に，変化に対して柔軟性をもち固定観念にとらわれないことの重要性を強調した。こうした指導では，看護実践において，学生は柔軟な姿勢で取り組む必要があるということを強調する。実践現場では，複数の患者を受け持ち，それらの患者からの要求に対して十分な時間と心遣いをもって行動するには，看護師は優先順位を設定しなければならない。しかし，優先順位の設定は，臨床環境や患者の状態は急速に変化することがあるので，流動的で効率的でなければならない。

ある教師は，こうした状況への対応を学生に効果的に学ばせるために，臨床での受け持ち患者を従来の1名ではなく2名にするというプログラム構成をしていると述べた。要求されることが増えた状態で訓練することによって，どれを最初にやるべきかを判断する能力を高める教育をしているという。

2人の患者を学生に受け持たせることによって，何を最初にしなければならないかという判断をある程度強制的に行わせるようにしています。けれども，何をする予定かというケア計画は立てなければなりません。そして，その計画を時に変更しなければならないということは誰もが知っています。7時30分にやろうと計画を立てていたことが大きく変わってしまうこともあります。そんなとき，学生は十分な柔軟性をもち，その場ですぐに判断できる力をもち，その時点において自分のもつあらゆる知識と経験をフル稼働させて計画を修正するのです。そして，自分が加えた変更がどうだったか，変更後の計画がうまく機能しているかどうかを評価しなければなりません。もしうまくいっていなければ，さらに計画を変更しなければなりません。

逃された機会

優先順位についてのコーチングは大変効果的なものであるが，優先順位を「どのように」決定していくのかということに関する厳密な指導は，私たちの調査ではほとんどみられなかった。それを行ううえでの規則や理論的なガイドラインは，ほとんど提供されていなかった。最も重要度の高いものをどう選択するかについての教育と学習の大半が，特定の臨床状況下において，特定の患者を引き合いに出して行われていた。患者の懸念やニーズの変更に応じて，学生も優先順位を変更させる柔軟性と適応力が重要だということが強調されていた。

しかし，学生は重要性・非重要性を識別する力をどう発達させていけばいいのか苦労していた。ある教師は，その様子を以下のように述べている。

　このクラスでは，実習の準備に学生は苦労しています。「これが私の患者のかかえる問題だ」ということを1つひとつ確認していくのに苦慮しています。これは経験のなさと学生がケアしなければならない重症患者がかかえる複雑性のためだと思います。その複雑性

は私たちがコントロールできるものではありません。たとえ私が「じゃあ，患者ケアで優先すべきことを3番目まであげてみて」と言っても，初歩の学生は，優先順位の問題とはどんなことなのかについて，その概念すらあまりよくわかっていないと思います。優先順位の設定に，どのようなことが必然的に伴ってくるかというようなことを，なかなか理解できないのです。

　優先順位の設定は，重要な教育目標である。そこで，私たちは次のような疑問をいだいた。ある特定の患者に対する介入内容を決めるための優先順位の設定プロセスが，臨床現場での実習においてでさえ，はたして十分に説明されているのだろうか。臨床現場の特定の状況下における質問とコーチングは，非常に役立つもので，学生からも教育者からも同様に高い評価を得ている。しかし，その焦点は，「この一般的なタイプの患者に対して，どんなアセスメントと介入が一般的になされるか」というふうにしばしば抽象的だ。多くの教育者は，多大な迷惑や害を生じるのでなければ，もしかしたらうまくいかないかもしれないと思える学生が立てたケア計画を，意図的にそのまま進めることにしていると述べた。この方法で，教師は学生に状況を読み，自分の計画や介入の影響を評価することを学ばせる。しかし，こうした教育の仕方は，遠まわりのように思える。この方法では，学生はより複雑な，高いリスクを伴う状況で学ぶ機会を逃してしまうことになる。また，優先順位を設定することは，教室の授業では指導されていないことも指摘しておきたい。教室でも，教育者はより一般的な問題に焦点をおいて，疾患プロセスや臨床状況について教えるなかで，優先順位をどのように設定したらいいのかを教えることはできるはずだ。また，臨床の短い事例を通じて優先順位の設定について学生をコーチングすることもできるはずだ。そうすることによって，重要性・非重要性を識別する力をみがくことができる。教室において関連性のある懸念事項を"同定すること"にもっと焦点を当てれば，臨床現場における優先順位の設定について，学生の知的スキルを強化することもできる。実際，教室での授業のほとんどで欠けていた

のは，患者ケアのアセスメント，患者の状態や懸念に関連した治療目標の評価，介入事項の同定，最も緊急性を有するニーズのための優先順位の設定などに関して明確に焦点を当てることである。

　教室で，特定の患者のケアについて優先順位を決める予行演習をする機会を学生に提供するほうが，より効果的ではないだろうか。そこでは，学生はミスをしても安全であるし，特定の患者に対する最も重要な行為に到達できるようにいろいろ模索することができる。例として，第3章に記述されている教室での戦略を指摘したい。その教室では，教師が特定の患者に関する患者アセスメントと事態が進行しているなかにおける患者ケア介入の同定に関して，質問を効果的に活用している。

論証能力を発達させる

　看護学生は，優先順位の設定の仕方について正式な指導はほとんど受けていないにもかかわらず，どのような患者ケア介入に対しても，優先順位を設定する際にその理由づけをすることが明らかに期待されている。優先順位の設定と選択した行為とその順序について理由を説明することが結びついているのである。自己の行為を正当だと説明するために学生に看護の知識を使うよう求めることは，看護教育では広く行われている。急性期ケアの環境下では，治療や薬について，患者の生理学的反応によって用量を決めたり調整したりすることがますます増えてきている。そのため，看護師が，患者の生理学的反応に対して，継続して注意を払い，対応することが要求される。学生は，自分が行うことを論証しなければならないということ，そして絶えず変化する臨床状況のなかで問題解決をすることが期待されているということを，はっきりと知っている。学生たちは，臨床教育者がそれについてどのように模範を示すかを次のように述べている。

学生1：私たちが，先生がしないようなことをした場合，先生なら，まず何を最初にするかを説明し，なぜほかのことに優先してそれを行うの

かということについて，その理由を説明してくれます。

学生2：それについては，論証することがとても重要です。

学生1：そして，私たちの臨床指導者は，その理由をいつもよく説明してくれます。「これが正しい方法です，先生が言うから間違いありません」というものではけっしてありません。

学生3：ええ，いつも，なぜその行為を行うのか，その理由をとてもよく説明してくれます。

　何人かの学生は，最初は，教師がいつもなぜかを尋ね，私たちに理由をよく考えるようにしつこく言うのを少し変だと感じていたと言う。でも驚くことに，論証することは，今では「ごく反射的なもの」になった。自分の行為について言葉でしっかりと説明できるように学生に教えることは，ある意味では，医療におけるヒエラルキーのなかから生まれたものだ。看護師は，権限はほとんどないにもかかわらず，責任は非常に重く，自分の行為を，患者，家族，医師，他の看護師，そして管理者などに対してきちんと正当化できなければならない。論証することが重要視されること自体は，看護師の地位が低いことを反映したものかもしれないが，自分が行った論証をはっきりと説明できることは，誤って想定していないか，臨床状況の性質の把握が誤っていないかと確認するためによいことである。行動する前にしっかりと理由を考えることは，リスクの高い急性期ケアの環境において，安全性を高めることに貢献する。たとえば，安全工学のエンジニアたちは，山火事の消火活動など，急速に変化する危険な状況下で行動する場合，誤った思考や不適切な行為を見つけるために，自己の想定と自己の行動に対する理由づけを言語化するようすすめている (Weick & Sutcliffe, 2001)。臨床教育者が，学生に自分の行動に対する理由づけを言語化するようにしつこく要求するのは，実践のためにその種の思考を内面に定着させる重要なステップだか

らである。

状況のなかでどのように行動するかを学ぶ

　看護教育は，臨床実践において，何を，どのようにして，いつ，知るかということに重点をおくという点で，他の専門職とは大きく異なるものである。看護教育者は，学生が自分の行動に対して理由づけを行うことをきちんと理解することがいかに重要かを強調する。そして，その次のレベルである，行動に必要なすべてのステップを踏むことを理解することの重要性も強調する。与えられた患者ケアの状況下で行動するためには，看護師は，関連性のある医療情報を十分に把握し，それを実践的な知識におきかえることができなければならない。

　たとえば，ある教師は，モルヒネを投与されている患者をケアしている学生へのコーチングについて私たちに語ってくれた。その教師は，学生に次のように尋ねた。「患者にモルヒネが過剰に投与されていたとしたら，どのような徴候や症状に注意していなければならないかしら？」。その学生の答え（反応の低下と呼吸の低下）は正確だった。さらに，患者には，モルヒネの効果を弱める薬，ナルカン*が必要だと思うと答えた。教師はさらに，そのナルカンはどこにしまわれているかと質問を続けた。学生は，それは鍵のかかった戸棚にしまわれていると，今度も正確に答えた。最後に，その教師は学生に，その戸棚の鍵はどこにあるのかと尋ねた。この事例では，教師の質問が，患者に投与されている薬が過剰だった場合に考えなければならないすべてを，学生に考えさせるように導いていったことが示されている。必要であればすぐに，患者の呼吸，顔色，そして全体的な外見に注意すること，モルヒネの効果を弱めるための適切な薬と行為を判断すること，それから，その行為を実行することなどである。

＊訳者注：麻薬拮抗薬。わが国での一般名はナロキソン塩酸塩。

短期間に起こった変化を臨床的に論証する

　臨床の状況は，はっきりとした解答が見えないものだ。状況によって，多くのなりゆきや傾向が現れる可能性がある。そのために，臨床の状況は十分な根拠をもって説明することが難しい。教室で教える疾患は，診断基準と関連する検査値が明らかで，客観的に定義されている。それとは異なり，生身の人間は，複数の疾患を同時にかかえているため，教室でモデルとして示された，高く評価されている客観的で論理的な演繹的思考のプロセスでは太刀打ちできないことが多い。このように個別の患者のケアでは，看護師は，私たちが"短期間に起こった変化の臨床的論証(clinical reasoning-in-transition)"と説明する一種の実践的論証を行うことが要求される(Benner, Hooper-Kyriakidis, & Stannard, 1999)。この種の論証では，その病気がどのように展開していくか，それに対する患者の反応はどんな意味をもつのかなど，その患者の経過を追っていく。どのようなことが患者に対して試され，うまくいったこといかなかったことはどんなことかなどを，ナラティブの形式で経過を記録していかなければならない。短期間に起こった変化を臨床的に論証するためには，臨床家は，その思考において，注意，尊重，好奇心，追求，自分の立場や解釈の「制止」をいとわない態度*，といった十分に思慮ある姿勢をもつことが要求される。これらすべては，患者の利益への気づかいから生まれてくるものでなければならない(Gadamer, 1975；Kerdeman, 2004)。カーデマン Kerdeman(2004)は，「内省的学習」についての一般的見解として，自己への問いかけ，および自己の推測と早まった判断に批判的視点をもつことは，意図的に学生に教えることができ，また教えるべきだと考えられていると指摘している。しかしながら，カーデマンは，時に私たちが意図的な注意を向けなくても，私たちの理解が疑問視されることがあると論じている。「この否定の経験が，ガダマー

＊訳者注：現実と予測とが乖離した状況にある場合，これまでの自分の立場や解釈などをいったん停止して，再考することが必要となる。そのようなことをいとわない態度を意味する。

Gadamer が『制止』という表現で意味したことである。自分の立場や解釈が制止されると，自分が予測もしなかった出来事や自分に影響はないと信じている出来事が，自分たちの生活を妨げ，自己認識に挑戦を突きつけてくる。それは痛みを伴うものであるが，私たちを変容させてくれるものなのだ」(2004, p.145)。臨床家が急に制止された場合，臨床状況が臨床家を支配し，「やって来て私たちを見つけ」(p.151)，臨床家が当たり前だと思っている理解と推測を中断させる。しかし，急に制止されるという経験は，別のことも要求する。私たちが，無視したいと思っているかもしれない誤解に自分を気づかせ，それを認識しさえすれば，こうした経験は私たちを変容させることができるのである。

　学生に，自分の考えや解釈を制止される勇気をもつようにすすめることによって，教師は，学生が道徳的気質を形成するのを支援できるのである。その道徳的気質は，学生が自身で実践を改善していくのを助ける。時に学生は，患者の状況を見通す際に，固定観念をもたないことに難しさを感じる。学生は，患者の状況のある1つの側面で行き詰まってしまうことがある。たとえば，ある教師は，嘔吐と下痢で入院した14歳の患者について次のような話をした。看護助手が患者の体重を測定しようと立ち上がらせたとき，患者はめまいを起こして倒れてしまった。そしてそのとき，頭を強く打った。その患者はひどいけがをしたわけではなかったが，インシデントレポートを書かなければならなかった。看護学生の意識は，インシデントレポートと，その転倒の責任が誰にあるのかに集中していた。この教員は，この学生の考えを別の方向に向けさせることを目ざしたと次のように説明する。

　　今，重要な問題は何？　その子どもの体重を測定したのが誰で，その転倒の責任が誰にあるのかを指摘することが，今重要な問題？それとも，その患者の状態がどうかを確認することのほうが重要？そこで，私は，その患者に起こっているかもしれないことを考えさせるような一連の質問をしました。「患者がめまいを起こしたのはなぜだと思う？」。「患者が転倒したのはなぜだと思う？」。それか

ら脱水症を念頭に「じゃ，この患者に関してほかにどんなアセスメントができる？」と問いかけていきました。結局は，その患者は，急速静注して回復していきました。私は，学生に，その出来事のわずか1つの側面だけに焦点をおくことから，今その患者に何がいったい起こっているのか，全体像をみるように指導し，焦点をどこにおくのかを指導しました。でも，それをわかってもらうのに，かなり多くの質問をしなければなりませんでした。

　臨床教育者は，この学生の思考が患者のほうへ向かうように指導した。そうすることによって，教師は学生にその状況において最も重要なのは何かという重要性・非重要性を識別する力を発達させる支援をしたのである。何よりも優先されなければならないのは，インシデントレポートを書くことでも，その事故の責任が誰にあるのかと責めることでもなく，患者の健康・安全に焦点をおくことだということを，学生に思い出させたのである。その教師は，学生に脈絡に注意することと自分の行動を順序だてて考えるよう指導することによって，短期間に起こった変化について臨床的にどのように判断すべきかということについて，学生をコーチングしたのである。また教師は，インシデントレポートと人を責めることに集中している学生の思考を見直すように指導し，制止されるということがどのような経験なのかを学生にやさしく教えたのである。

患者の状態の変化への対応を学ぶ

　患者の状態はたえず変化し，ほとんどの時間その患者の傍にいるのは，最前線の看護師である。だから，看護師の仕事として重要なのは，その変化を見つけ，それに合わせて看護ケアを調整するとともに，医学的治療の変更を迅速に行えるように患者の変化について医師に知らせることだ。臨床教育者は，学生に，状況によっては変更が必要となる場合もあるので，そうした可能性があることも留意するようコーチングをす

る。この種のコーチングは，必要なときには立ちどまって考え直せるように，固定観念をもたずに心を開いておくという姿勢を学生のなかに浸透させていくのに役立つ。次に紹介する事例にはそれがよく表れている。

> 学生の事例を提示して，質問をいろいろ投げかけてみます。それで，あなたは次に何をする？ じゃあ，この患者の状態はプロフィールと一致していないね，とか。学生に青写真を示すのではなく，その患者の現在進行している状況に合うように，通常どんな食事をしているかなど患者の文化的な背景を気にかけて対応できるように，そしてケアを調整できるようになってほしいのです。ですから，ほとんどの場合，私たちは，思考を1つひとつ箱に収めて整理するようなやり方ではなく，その思考をさまざまな方向へ発展させるよう学生を指導しています。「これが患者さん，これが起こっていること，じゃあ，次に何をしたらいい？」というふうに学生に尋ねます。学生はノートを見ることもできないし，質問の答え方を暗記しておくこともできないわけです。

臨床的に論証するには，患者の現在の状態における変化を説明できなければならない。そのためには直近の経過をアセスメントすることが必要だ。同時に，患者の状態や懸念事項はどんどん変化し続けるので，目の前で変化していく状況を合わせて論証しなければならない。臨床教育者は，経時的に継続してアセスメントを行い，「今，この時点で何が違っているのか」ということに十分注意することの重要性を学生に教えるように大変努力する。たとえば，前夜に作成した計画で欠如していることに学生の注意を向けて，教師は学生に，状況が変化するなかでどのように考えたらいいのかを教えていく。教師にとってこれらのコーチングでは，バランスが重要になってくる。つまり，自分が実践を習得していると感じられるように学生を支援したい。しかし同時に，必要であれば，まだわからないことや目に見えていないことに対しても心を開いて

おけるようにしたり，自分の想定を振り返って考え直したり，誤解に気づいて改めることができるようにも指導しなければならない。教師には，そのような緊張のなかでうまく舵取りをしていくことが要求される。

探偵のような仕事

　観察中，臨床教育者が，短期間に起こった変化を臨床的に論証するスキルを学生が発達させていけるような教育戦略をとっていることに気づいた。たとえば，学生に意図的に「探偵のような仕事」をするよう指導する臨床教育者がいた。つまり，気づかれていない配合禁忌の薬物，疑問に思える投与量，気づかれていない徴候や症状などを「追跡」するという臨床課題を毎日学生に与えるのである。たとえば，心臓疾患のない患者に，異常な量の心臓疾患治療薬が出されていることに気づいた学生がいた。その学生はまず異常に高い投与量について指導教師に尋ねた。すると，教師は逆に学生にその患者の担当看護師や患者自身に投与量について尋ねてみたかと質問した。看護師は，なぜ投与量がそのように多いのかという理由を知らなかったし，投与理由も心臓疾患のためだろうと思っていた。看護師は，医師の処方に疑問を呈さなかったのである。学生は患者にそのことを尋ねてみた。すると，その薬は振戦を抑えるために投与されていることがわかったのである。患者と医師は，振戦を抑えるために用量を調節していたのである。

　探偵のように物事の理由を追究していくことを意図的に教えるのは，「批判的振り返り(critical reflection)」を教えるのに似ている。しかし，探偵のような仕事は，学生をその状況下におきながら，患者の状態の直近の経過をよく調べたり，出来事を明らかにしたりする仕事に積極的にかかわらせるものである。その点においては，こうした教育的戦略は，"仕事のやり方・手続きの思考(modus operandi thinking)"を教えるものだ。それは，決まった解答のない不可解な状況下で何とかパターンを割り出そうとする犯罪捜査活動によく似ている。看護実践では，看護師

は，患者のバイタルサイン，その他の徴候や症状の傾向を見つけ出そうとする。ある看護学生は，看護教育から得た最大の収穫は，「教室で学んだことを臨床現場に活用するスキルで，それはつまり病態生理学を実際の患者に結びつける，いわばパズルを完成させるスキル」だと語った。

多くの看護教育者は，患者の病気と入院中の経過をカルテから予測することを学生に期待する。しかし，カルテは，思ったほど明白なものではない。学生が，実習の事前計画で，患者の経過はAのほうへ向かっていくと予測しても，翌日，実際に実習に行ったときには，患者の状態が前日から変化しているかどうかについて考えなければならないし，現在の患者の状態が，予測した経過とまだ一致しているかどうかも確認しなければならない。その日の患者の状態が，前日に自分が立てた計画と一致しないというのはよくあることだ。それを判断するには，学生が短期間に起こった変化を臨床的に論証することが必要となる。ある教育者は，患者がなぜまだ入院しているのかを理解するのに，時には探偵のような仕事が必要になると言う。

> その学生は，虫垂切除術の患者には，1週間の入院は長すぎるということを知りませんでした。そして，今回のことは彼女の経験になりました。「患者の様子を見にいって，もう少し詳しい経緯を確認しましょう。申し送りのなかで何か聞きましたか」と尋ねましたが，もちろん，申し送りでは何も言われていませんでした。申し送りは望まれているほど完璧なものではないからです。そこで，私たちはあれこれ調べ，その患者は大腸に壊疽があったということを突きとめました。患者が1週間経ってもまだ入院していたのはそのためだったのです。

短期間に起こった変化を臨床的に論証するにあたって最も重要なのは，時間を経るにつれて微妙に変化していく患者の状態を認識する能力である。ほとんどの病院における治療や診断では，看護師が，治療や検

査に対する患者の反応を評価する。そして，指示が出たときには，看護師がその指示にしたがって治療の調整を行うことになっている。たとえば，看護師は，血管作用薬，鎮痛薬，鎮静薬などへの反応を評価し，用量を調整したりする。これに関してある看護教育者は，詳しく調べることによって，患者の状態が悪化していることがわかったが，それを学生が認識するのをいやがったという経験について次のように語った。

> その患者は安定しているということだったのですが，実際には急速に悪化していました。私はすぐにそのことに気づきましたが，患者の担当看護師はそのことに気づいていませんでした。そして，"本物"の看護師になりたいと思っている学生は，「このくらいの変化なら大丈夫ですよ。こんなことはよく起こることです。大丈夫です」という看護師の考えに同調しようとしていました。そして，私は，「大丈夫なんかではないですよ。この患者はすぐに ICU に搬送すべきです」と言い続けました。私は，学生をその問題の解決にかかわらせなければなりませんでした。「それでは，この患者の状態が悪化していることを示す検査を1つやってみましょう」と私は提案しました。それは血液ガス検査だと意見が一致しました。それも非常に速やかに行われなければなりませんでした。もし，患者が大丈夫なら血液ガスはこういう値で，そうじゃなければこういう値だという話もしました。私は，自分が正しいと最初からわかっていました。血液ガスの検査結果から，患者の状態が悪化しているということがわかるだろうと思っていました。そこで，血液ガスをとるための指示を得ました。もちろん，私の評価は正しかったのです。その患者はすぐに ICU に運ばれました。

ある1人の看護師（教師）の知覚し直感したことが，検査（この場合は血液ガス）結果で証明されたのである。一方，別の看護師の直感は否定された。教師は，自分の直感は，血液ガスの検査結果によって裏づけられるだろうと思っていた。そして学生は，その過程で，短期間に起こった変化を論証することの有効性について学ぶだろうと思った。さらに詳

しく調べることもなくただ自分の直感にしがみつくことは許されない。しかし，その直感を証明したり否定したりするために，「もし……なら」という疑問を繰り返しながら論証のプロセスをしっかりと進めていくのなら，それはよい実践だといえる。「もし……なら」を用いながらの論証には，通常，適切な質問を行うために，その特定の臨床状況の背景および関連性のある科学に関する深い理解が必要であるが（この教師は，血液ガスが他の無数の診断検査より早く，そしてより決定的に，その疑問の答えを導き出すということを知っていた），その教師は，その機会をとらえて，適切な質問を考えだして，学生が看護師のように思考することを学べるように模範を示したのであった。

臨床教育へのチャレンジ

臨床教育には，実習先とプリセプターの確保から教室での学習との調整まで，数多くの困難がつきものである。ただ単に医療という環境ゆえの問題もある。教師が教えようとしている実践の性質そのものによって，看護教育者が学生の経験を設計したりコントロールしたりすることには制限がある。たとえば，学生は相反するようなメッセージをたくさん受け取る。学生は，患者の私生活また社会生活，ストレス，コーピング，苦しみなどに配慮することが重要だと教えられる。しかし，アメリカの医療システムのなかにある臨地実習現場では，これらの問題の多くには注意が払われてなかったり，問題が明確に表現されていなかったりする，ということに学生は気づく。たとえば，家庭内暴力の社会的原因を学校で学んでいて，救急処置室では家庭内暴力を指摘すべきだと教えられているかもしれない。しかし，実際の救急ケアの環境では，主として，それに関する患者の身体的ケアとそのインシデントの法的な問題に焦点がおかれている。また，通常の教室での授業では，人とのかかわり方はほとんど教えられることはない。狭い技術的な側面に焦点がおかれ，医療や看護の知識を分類したりカタログ化したりすることが重視さ

れ，人間関係に関する学習は隅に追いやられているのだ。

　私たちが行った教師へのインタビューおよび，私たちがAACN，NLNと共同で行った調査では，臨床教育者らは，臨地実習先を見つけ維持することが非常に難しいと報告した。1人は，「実習先と指導者を見つけるのにいつも苦労している……どの病院も，学生と指導者について要求することが異なっている」と述べている。一方，実際の学生と指導者の比率が連絡と異なっていて，よい指導をするのが難しい，と述べる病院もある。ある病院は，いちばん大きな問題は，臨地実習グループのサイズだという。「うちの病院では，つねに，8〜10人の看護学専攻初年度*の学生グループを受け入れています。これでは，学生たちが学習すべきすべての概念を正確に学べるよう指導する十分な時間がとれません。当然のなりゆきとして，焦点は，技術の獲得・実践に集中しすぎてしまいます。また，病棟看護師は，学生の数ほど多くの患者を担当することはないので，多くの学生がいるところで薬の受け渡しをすれば，安全性の問題も出てきます」。

　別の臨床指導者は，臨床指導の難しさを次のように述べている。「学生が教室で学んでいることに関連づけて，その学習を補強でき，学生にとって臨床での学習がより意味をもつような状況や経験を臨床現場で見つけるのが難しい。私にとってはすごく時間を要するのですが，まあ，それが学生の学習を支援するために私がやるべきことなのでしょうね」。

　臨床指導と教室での授業のどちらも担当する教員たちは，両方を担当することはどれほどの負担であるかを学校が十分に認識していないと指摘する。教員へのインタビューと調査には，次に紹介する観察と似た内容のコメントが数多く見られた。

　　　授業と臨床指導の両方を担当すると，その仕事量は非常に多いです。看護の科目，特に臨床科目は，私たちの大学で教える他のほと

---

* 訳者注：アメリカでは，4年制大学では2年生または3年生，コミュニティカレッジなどでは1年生がそれにあたる。

んどの科目と異なっています。看護の臨床指導が他の科目とどのように違うのかを，大学の上層部にわかってもらえるようになかなかうまく伝えられません。私たちの大学では，単位は，教室での授業と実習室での授業をベースに決められています。実習室での授業と臨地実習の単位は同じ比率で決められるのです。キャンパスにある一般的な実習室での指導は，学生にケアを実践させるために実習先の病院に連れていく指導とは大きく異なるのです。この単位算定方法では，看護教員の科目負担は非常に重くなります。さらに，1人の教師が臨床指導で担当する学生が10人というのも多すぎます。経験豊富な教師が，学生の受け入れに協力的な病院で行う実習の場合においてでさえも，10人は多すぎます。州の看護評議会も病院の多くも，臨地実習の教員と学生の比率が10対1というのは高すぎるということを知っています。でも，誰も，7対1とか，最大でも8対1という比率に変更するための大きな一歩を踏み出そうとはしません。私は，自分の州の看護評議会と看護師資格審査機関に，この重要な看護の課題に関して，それぞれがどのような立場をとるのか再検討するように訴えています。

　この看護教育者は，臨床現場で，10人の学生を効果的に指導し監督するのはほとんど不可能に近く，危険な場合もしばしばだと指摘している。しかしながら，臨床指導を担当していない他の教育者にとって，臨床指導の激烈さを理解するのは難しいかもしれない。その結果，学校の規程では，臨地実習に対して適切な単位が割り当てられていないのだろう。私たちは，このような状況がある大学では，その仕事の全容を理解するために，他学部の学部長たちが，臨地実習の際に担当の指導教師のあとについてまわってみることを提案したい。これは非常に重要な点だ。看護教員の過重な仕事量が，看護教員の採用と確保において大きな問題となっているからだ。
　学生もまた，臨床現場での学習の難しさを述べている。ある学生は，ある臨床現場から別の臨床現場へ移動する体験について次のように説明した。「私たちは，つねに，ある病棟から別の病棟へローテーションし

ています。その病棟にやっと慣れたかと思うや否や，別の病棟か別の病院に移動することになる。それぞれの病院が，別々の機器や異なるシステムのカルテを使っています。プリセプターにしても，どのように実践するかがとても違うのです。それで，あることを前のプリセプターがやっていたように行うと，今度のプリセプターから，そのやり方は違うと言われることもあるのです」。

　また，調査とインタビューで，学生たちは「無防備」だと感じるとも述べた。なぜなら，病棟の看護師たちから自分たちがどのように迎えられるのか，予測することができないからだ。学生が病棟に行くと，特に新しい病棟でのローテーションが始まるとき，横に並んでいっしょに働く病棟看護師についてはほとんど情報をもっていない。学生たちは，臨床指導者に何が期待できるかわからず，不安を感じている。学生の1人は次のように述べている。「どの臨床指導者につくかによって，実習では教室で学習した内容との関連性がまったく考慮されなかったり，教室での学習が臨床でもたえず活用されることになったりする。すべては運次第，どの臨床指導者につくかによるのです。どの臨床指導者も同じように教えるなどという簡潔で能率的なシステムなどどこにもないのです」。

　本調査では，一般的に，病棟看護師による指導よりも，学校の臨床指導教師による指導とコーチングのほうが，より効果的で統合的だということがわかった。パートナーを組む病棟看護師は，学生指導のガイダンスを受けたり教育について学ぶ機会を得たりすることがまったくない場合がよくある。したがって，特定の科目の学習目標の達成度は，教員による指導よりもずっと低くなるのだ。しかしながら病棟看護師は，看護学生の臨床教育に不可欠だ。学生の説明によると，臨地実習先での病棟看護師との体験は大きく異なっている。まねをしたいと思う看護師に出会うこともある。ある学生は「私がついた看護師は，お手本となる優れた人でした。何を目ざせばいいのかよくわかります」とその経験を述べている。別の学生も「病院で時間を割いてくれて，1対1でいろいろ教えてくれるすばらしい看護師がいます……その指導の下では，私も何か

患者の役に立てると感じられます」と，病棟看護師の価値を評価している。別の学生は，「すばらしい臨床指導とは，実習のローテーションの間に，多くのことを教えてくれるすばらしい看護師，私たちが経験を重ねることができるように観察しながら，私たちにあらゆることをさせてくれる看護師につくことです」と述べている。

　しかしながら，多くの学生が，横に並んで病棟看護師から実習指導を受けることの難しさを報告している。ある学生は次のように述べている。「私にとって最も難しいのは，病院実習で私のプリセプターになってくれた看護師が私をあまり助けようとしてくれないという状況のなかで，何とかよい知識と実践を学ぼうとすることです。看護師が，私を助けが必要で質問したいこともある学生としてではなく，利用できる猫の手のようにしか認識してくれないと，ほんとうに落胆してしまいます」。別の学生も次のように語っている。「時に，やっかい者のような扱いを受けます。私は，看護師になるということは，時に教えるという役割も担わなければならないことを意味していると思います。現場で仕事をしている多くの看護師たちには，そうしたメンターになろうとする意欲や向上心のある看護学生を教えようという気概が欠けているように思えます。そのような看護師のなかには，私が実習でかかわった主任なども含まれています。学生なんかにかかわっている暇はないといった感じなのです」。

　さらに，他の学生たちも，病棟看護師たちの看護学生に対する態度への失望を表現している。1人の学生はそれを「同僚いじめ」と呼び，「看護師たちは，ひよっこたちを食い物にするのが好きなんです！ 看護師たちが，私たち学生は学ぶためにそこにいるのだということに気づいてくれたならば。意地の悪いコメントなんて誰の役にも立ちません。薄氷を踏むような状態で学ぶのはほんとうに難しいものです」。別の学生は，それについて次のように述べている。「看護師たちは，私たち看護学生にとても失礼な態度をとるのです。そんな目に遭うと，ほんとうにがっかりします。この夏，私のプリセプターは，勤務帯の間中，私にほんとうに意地悪でした。私にどなりちらしたことも一度ありました。当

然ですが，その病院では絶対働きたくないと私は思いました。病院を変えてもらいました」。別の学生は，自分が学んだことを総括しながら，次のような観察をしている。「学生にあまり親切でない看護師，もっとひどい場合は，学生に敵意さえもっているような看護師に出会うと，そんな看護師には絶対にならないと反面教師にしています」。臨地実習に入ったとき，ほとんどの看護学生にとって，そこは学習の場として慣れ親しんだ場所ではない。そこでは，学生は心から自分たちを受け入れて，将来の同僚とみなして迎えてくれる看護師に出会うこともあれば，敵意むき出しの看護師にも出会うこともあるのだ。次の章では，すべての学生にとって，臨床よりずっと慣れ親しんだ場，つまり教室における教育と学習について論じる。

第3章
教室および実習室における教育と学習

　看護教育は，それが行われる場所によってはっきりと二分されている。学生も教員も同様に，臨床現場における教育と学習と，実習室も含む教室における学習と教育は，あたかもそれぞれ別物であるかのように語った。たとえば，多くの学生は，教室で学ぶのは「理論」で，それを臨床に「応用」するのだと述べた。教室で学ぶ看護の知識は重要だが，それは臨床で学ぶ看護の知識とはどうも別物だと暗にいっているのだ。また，学習と経験は分かれていて，理論は教室の講義で教えられるもので，知識の応用は臨床現場で得られるものだと認識していることを示唆している。こうした表現は，看護教育における重大な問題を反映している。それは，本書のなかで一貫して私たちが指摘していることである。その問題とは，つまり，臨床での教育と学習は教室でのそれとは別々に行われ，実践での知識の活用には「狭い論理的技術的アプローチ（narrow rational–technical approach）」で十分だという考え方である。私たちがここで指す「狭い論理的技術的アプローチ」とは，臨床現場の学生は，状況の多様性に合わせて調整することを学ばなくとも，複雑な臨床状況で使う厳格な基準や意思決定の規則を学べるものだという仮説を指す。たとえば，二次救命（ACLS）の規則は，一般的に正しいものだが，それでさえ，特定の薬に対する患者の反応，心疾患の病態生理や血行動態の状況などによって，ACLSへの修正が必要になってくるかもしれない。患者の病気の経緯を臨床家がよく知っている場合は，規則への例外や変更が通常みられるものなのだ。

ある学生は，臨床と教室での学習が分けられているために，「全体像を把握したり，疾患プロセスの背景にある病態生理を理解するのが難しい。予備知識がなければ，私は，なぜそのタスクをするのかとか，患者に状態をどのように説明すればいいのかなど，わからないと思います」と述べている。臨床と教室での学習は，もちろん別々の場で行われ，しばしば別の教師によって教えられるわけだが，学生は，自身でそれぞれを1つのものとして統合するように期待されているのだ。

調査をしていくうちにこのような学生のインタビューとコメントからわかるのは，学生は，教室と実習室での教育と学習の質，および患者ケアのシミュレーションが欠落していることに失望しているということだ。カーネギー-全米看護学生協会調査（以下カーネギー-NSNA調査）に回答したある学生は，彼女が看護教育で直面したいちばん大きな困難は，「講義でケアリングと信頼関係の構築について教えていながら，実践現場では自分が講義したような実践をしていない教師から学ぶこと……それから，臨床では看護師としてはすばらしいのかもしれないけれど，教えることや講師としての効果的なコミュニケーションについて訓練を受けていない看護師から学ぶこと」だったと述べた。

多くの学生が，講師そして講義について同じような体験を報告している。学生たちは，教員の講義の仕方，講義のなかで提供される情報の量，それとマイクロソフトのパワーポイントのようなプレゼンテーションツールに非常に依存していることなどに不安を感じていると，一貫して回答している。ある学生は，授業に積極的に参加できる機会がいかに少ないかに気づいた。「教室で，座って［先生の］話すことをうなずいて聞いているだけというのは，ほんとうに簡単なことです。でも，1時間後に習ったことを思い出そうとしても，はっきりと思い出せないのです。椅子に座ってスライドを見ているだけでは，知識として頭のなかにとどまらないのです。最後には，スライドをプリントアウトすることもやめてしまった学生もいました。その代わりにスライドに書かれていることをノートにとりはじめたのです。そうしたら，スライドを読んでいるだけより，身にはつくのですが，進むのが早すぎて追いつけないとい

う問題がでてきました」。別の学生は，次のように話した。「看護師になるのに必要な知識を身につけるのに，課題漬けと単位をとるための暗記だけに頼るのではなく，もっとほかにいい方法があるはず。情報を覚えておくことは重要です。暗記もある程度は役立ちます。でも，そうやって勉強しても，学生は概念すべてをほんとうに理解できてはいないのです」。実際，2003年の医学研究所の報告書は，教育者が学生に暗記するように指導しすぎると，多くの問題が出てくると警告している(Greiner & Knebel, 2003)。看護学生は，教育と学習の問題が，安全で効果的な患者ケアを行う能力を犠牲にしたり危うくしたりするのではないかと心配している。学生たちは，実習先でのインタビューでも，カーネギー−NSNA調査でも，教室で教えられることと臨床での経験との間にもっとつながりが必要だと指摘した。

教えることと学ぶこと——実践から切り離されて

　オブザーバーとして，私たちも教室での看護学の授業に失望を感じた。経験的学習は看護教育の強みの1つのである。観察の結果，経験的学習が存在しない教室での状況と経験的学習が普通にみられる臨地実習での状況とは，非常に対照的であることに気づいた。教師たちは，教室では，自動化されたプレゼンテーションのソフトウエアに頼りすぎるきらいがあり，教授法的にも，臨地実習や実習室で教師が活用する教授法よりずっと非効果的だ。臨地実習や実習室では，知識の獲得と活用がより統合されている。もちろん，こうした状況にも例外はあり，教室での講義と臨床経験を統合しようと努力する教師もいるので，そうした教師には拍手を送りたい。さらに数は少ないが，教室をよりゆたかな経験的学習の場にしようとする教師もいる。しかし，本研究の研究者たちは，教室や実習室，シミュレーションラボにおける教育内容でみられる差に，さらにその質の低さに衝撃を受けた。その状況には，学生が，臨床的追究のスキルと特定の臨床状況に知識を活用する能力を発達させると

いう面において危機をはらむ重大な示唆が読みとれるのである。

　教室での教育に加え，看護教育者たちは，臨床現場以外で看護実践の模範を示すことができる実習室にも依存している。実習室は，学生が看護の知識を学ぶ教室と，学生が患者ケアをする際にその知識を活用する臨床現場との中間に位置する。実習室では，学生たちは，機器やテクノロジーを使って練習をする。あるいは実践をまねて，知識の獲得と活用を統合させようとするシミュレーション練習を行う。

　ある教育者は，私たちがこれまで聞いた教育者がかかえるさまざまな問題をリストアップしてみた。それは自分や同僚を圧倒する次のようなものだった。「教員採用の難しさ，長時間労働，少ない賃金，教科書の変更，最新のテクノロジーの知識を身につけること，教育技術の改善，つねに看護の知識を改善し最新のものにしておくこと，看護プログラムの認証を維持できるように継続的に努力すること，各学期の授業の準備，臨地実習の準備と評価，看護における不安定さ，そして，全般的な看護師不足と『若い人たち』のメンターになれるような経験を積んだ看護師が不足している臨床現場に，まるでライオンのなかに放り込むようだと知りながら，卒業生を送り出すときの気持ち」。

　過重労働感も，看護教員不足にさらに追いうちをかけている。ある教師はその状況を「まさに危機管理をやっているよう！」だと述べた。「教員の空きを埋めるのにとても苦労します。教員の高齢化に伴い，自身や家族の病気による欠勤も生じます。私たちは，自分たちの責任を何とか果たそうと必死で頑張っているのですが」。別の教員は，自分が看護教育で直面する困難を，「もうほんとうに体の芯まで疲れきっているときに，人に遅れずについていき，積極的にかかわり，さらに情熱的でなければならないこと」と表現した。

　私たちは，教育者たちが，最新の看護研究と臨床実践を把握するのに非常に苦労していることも認識した。何を教えるべきかをはっきりと認識するのが難しいのである。ある教師は「知っていたほうがいいことと，知らなければならないこと，その判断が難しい。膨大な情報があり，看護は発展していくのに，それらについて議論する時間は減ってい

ます」。多くの看護教育者は，自分たちが直面している最も厳しい問題は，どんどんふくれあがる看護の知識をどのように学生に伝えればいいのかだ，と指摘する (Diekelmann & Smythe, 2004；Ironside, 2004；Tanner, 1998)。カーネギー–NLN 調査に回答したある看護教育者は，次のように述べている。「絶え間ない変化のために，いつも私たちも最新の知識を獲得するように強いられますが，それは教育においてではなく，臨床実践そのものにおいてなのです。特に，現場では新しいテクノロジーがどんどん出現していますので。この点において，学生に教えながら，一方で臨床実践も行うことはある意味では役に立ちます。学生も，私が実践を行っているということを尊敬してくれているように思います。学生といっしょにいわば前線を経験するからです」。他の回答者は次のように説明している。「私は，実践を仕事としている看護師たちと働き，共に文献を読み，話をします。でも，そこにはいつも，私が経験したことがないことがある！」。別の教師は，看護教員が直面する問題は，最新の実践と情報を見つけることで「新たなエビデンスはまだ教科書には記述されていないこともある」と簡潔にまとめた。

　私たちが訪問したすべての学校で，教師たちは，膨大な情報と教育内容を何とか整理するためにカタログ化を行っていた。たとえば，教室ではある教師は臓器のシステムだけに，あるいはそうした臓器の疾患だけに焦点をおいていた。まず，肝臓とか栄養とか大きな分類から始めて，そこからどんどんと細分化して教える方法だ。授業は，まずその科目の全体を簡単にレビューすることから始まる。教師は，解剖図を見せることから始め，基本的な生理学に移行し，体のあらゆる部位の説明に入る。それから，アセスメントで看護師が知っておかなければならない病気の徴候などを説明する。アセスメントの次には，患者のための看護診断，介入の指示をどのように実施するか，栄養チューブの患者に対する看護指示など，実践において起こる特別な状況などの説明に入る。多くのクラスでは，すべての情報は看護過程を中心に整理されていた。つまり，アセスメント，分析と診断，計画，実施，評価である。

　ログストラップ Logstrup は 1995 年に「カテゴリー別に物事を細分類

していくのは，建設的な思考とは異なるものだ」(p.150)と記述した。そして，このような教室で学ぶ看護学生は，看護実践に必要な構築的な思考を学ぶ機会が非常に少ない。整理され分類された情報を提示することは，学生が知識を"活用"できるようになるために何の準備にもならない。カテゴリーとは，分類あるいはラベルなのだが，それは，実践の状況において知識を活用したり知識の関連性を理解したりすることに対する，想像的あるいは発見的な手がかりを学生に与えるものではない。そのような枠組みは非常に抽象的なため，学生には，カタログのすべてのパーツの関連性やそれぞれのカテゴリーが，実際の臨床状況の理解にどのような関連性をもつのかを把握するのが難しい。

　さらに，カテゴリーは，学生が実践で出くわす問題をぼんやりと映し出すものでしかない。患者(特に高齢者)は，たった１つのカテゴリーの疾患，あるいは臨床問題しかもっていないということはまれで，社会的な面また人間関係の面でも懸念をかかえている。学生が，疾患の診断，徴候，症状の単なる提示であるカテゴリーから，疾患相互の深くかつ微妙な差異を理解することは不可能である。疾患の診断，徴候，症状は，しばしば抽象的なカテゴリーとして提示され，学生は，そうした抽象的なものが，実践で自分が行うべきことにどのように導いてくれるのか想像しがたいと感じている。

　私たちの観察では，看護学の授業では，質問−回答形式*がなされることが多かった。そうした場合，答えはわかりきったことで，事実に基づいたものである。教師は，明らかに１つの答えを求めており，正解が得られればすぐに先に進んだ。学生は，一か八か当てずっぽうで答えを決めようとするとき以外は，お互い話し合いをする必要もなさそうだった。学生はしばしば，病気で問題をかかえた友人や親戚などの例を引き合いにだして脈絡のなかで考えてみようとしていた。教師は，学生の話を一応丁寧に聞き，１つ２つコメントをしてスライドに戻った。このよ

---

* 訳者注：教師が正解が１つしかない質問を学生に投げかけ，学生がそれに答えるといったやり方。たとえば，「正常な血中カリウム値は？」といった質問がそれにあたる。

うな授業の進め方をすることによって，教師は，臨床での経験やそれに関連する経験に関して学生が論じ合う貴重な機会を葬ってしまったのである。

　なかには，こうした授業のやり方の欠点を認識した教師もいた。1人は「多方面でやらなければならないことが多すぎる状況のなかで，私たちは教えなければならないことすべてをパワーポイントのなかに入れておき，授業ではそれを1つひとつ引き出して使っています。でも，それがほんとうの教育だとは思いません」とコメントした。この教師の同僚は「私はそんな授業のやり方を"金太郎飴化"と呼んでいます」とつけ加えた。

　ある看護学の教師は，パワーポイントを使う標準化された講義のやり方に自分を合わせるのに苦慮していた。次のような話を聞き，私たちは落胆した。「私は，［そんな］構造化された授業のやり方にあまり慣れていません……たとえば，産後に関しては117のスライドがあり，産前に関しては170のスライドが用意されています。私は，そんなに多くのスライドを準備して，スライドをプリントアウトしたものを配付して授業をするやり方に慣れていません。むしろ，ある考えを紹介し，それを具現化する研究事例を示して，学生たちに議論させる，といったような授業の進め方のほうが私にはしっくりきます。だから，次のスライドに進むまでにかなりの時間を使ってしまいます……こんなやり方をしているのはここでは私1人ではないかと，恐れています」。

　看護教育がどうしてこんなことになったのかはわかっている。病院付属の看護学校から大学教育へ移行した際(主として1960年代初期)に，看護教育者たちは，抽象的で脈絡から離れた厳格な理論を提示するという大学の授業形式に同調しなければという圧力を感じたのである。たとえば，70年代末期から80年代初頭，NLN(全米看護連盟)の認証基準は，それぞれの看護学部のカリキュラムに1つの統合的な理論的枠組みをもつことを要求した(Meleis, 2006)。これは，看護のように非常に幅広く複雑な実践にとっては，多くの実際上の問題を生みだした。どの理論も単一では，カリキュラム全体の枠組みを形成する基準に適切に合致し

なかったからだ。急性期ケア，疾患，損傷などへ非常に重点をおく理論もあれば，地域保健，ヘルスプロモーション，人間開発などに重点をおく理論もあった。年月を経て，NLN は，1 つの看護理論を統一的に統合的に使うということを認証基準からはずした(Meleis, 2006)。しかしながら，情報をカタログ化する方法として，分類学の過度な活用が厳格な理論的枠組みにとってかわったのである。

　より新たな分類学的カタログは，看護情報学の概念と分類の要求に合致するようになっている。ボーカー Bowker とスター Star(1999)は，過去の理論と知識の一掃である標準化を，情報学的用語体系と看護の仕事のゼロからの分類化を創出するための動機づけの一部であるとした。看護の言語の標準化は，主として，看護の仕事の可視化・明確化をはかり，また医療記録から検索可能にしようとする戦略によって推進されたものだ(Bowker & Star, 1999)。

　コンピュータ化されたデータベースと情報に影響されると，看護教員の仕事は，分類されカテゴリー化された複数の枠組みを一連のパワーポイントスライドで提示することになってしまう可能性すらある。もちろん，そのような分類の集合体で，知識の複雑性であったり特定の状況において知識を活用するという複雑性を把握できるはずもない。

　このようにして看護教育者は，NANDA インターナショナルの看護診断，看護介入，看護成果を，教室における授業の基礎として教えるように奨励されてきたのである。これは，症状や徴候の重複がほとんどみられない精神疾患の診断と分類(DSM-IV)を，特定の精神疾患患者の診断と治療に主たる手段として利用しようとするようなものだ。看護と精神医療において，分類法は，記録からの情報の取り出し，診療報酬の請求，精神疾患の幅広いカテゴリーの理解のためには有用かもしれない。しかし，DSM-IV は，思考プロセスや実際の精神療法を再現するものではない。したがって，固有の病歴，パターン，重複する疾患や症状を有する特定の患者に対して行う精神療法における実際の習慣，スキル，実践を教えるための入口としては望ましくない。

　現在看護学校の教室でみられる教育上の誤りは，看護の知識とカリ

キュラムを1つの看護理論の枠組みにはめ込もうとした過去の過ちの再現である。現在使われているのは，すべての看護実践の脈絡にわたって概念化され具現化された理論ではなく，厳格な情報システムのなかで機能するように設計されたより凝縮され構造化されたシステムである。これは，学生が，さまざまな疾患と懸念をもつ特定の患者をケアするうえで，関連する知識をどのように取り上げて活用したらいいのかを考えるのに役立つものではない。

講義の標準化

　自動的にプレゼンテーションができるソフトウエアの開発は，教師たちに講義を標準化する力を与えた。それは，教師不足や高い離職率という問題の1つの解決策のように思われる。看護プログラムによっては，講義の標準化は，教師がどの科目でも講義を担当できることを意味することになるかもしれない。これは，表面上は，人材不足で困窮しているプログラムには恩寵のようにみえる。私たちが見た最も極端な例は，プログラムの科目すべての資料を標準化しようとしている学校だ。そこでは，その科目を教える教師の興味や資格などに関係なく，標準化を進めていた。標準化は，時に同じ年度内に複数のタイプの学生を同時に受け入れ，プログラムを拡大しようとして導入されることがある。

　標準化された講義は，学生が特定の臨床状況において何が重要であるかを学ぶのを支援するのではなく，情報の伝達に焦点をおく。ある教員グループは，標準化された講義についての疑問を次のように語った。「缶詰のような講義を行うように少しずつ追い込まれているプレッシャーを感じます。でも，私は，少なくとも自分の領域の科目では，あのパワーポイントを授業で使うことに抵抗しています。でも，それがけっこう難しくて，大変なのです。たとえば，私はそれをちょっと違う順番でやりたい，これを変えたい，それはちょっと違うかたちで教えたい，そんなことを言うと批判されることがあるのです」。すると，別の教師が次のような発言をした。「でも，それってもうすでに標準化され

つつあるってことじゃない。少しずつ型にはめられていっているわ。私はそれにかなり抵抗してきた。それって，なんらかのかたちで，自分の授業スタイルに束縛が加えられる気がする。ほかの誰かの考えにしたがって物事を進めていなきゃならない。ほかの誰かが準備したプログラムを使うってことになる。自分の意見などほとんど入っていないテストを学生にさせることにだってなってしまう」。

　パッケージ化された講義は，最新の看護についての知識不足を補うために使われることもある。ある教育者は自分の学校のことを「看護の大理論や臨床の主要な科目を教えている教員が，臨床実践自体はまったく教えていないし，自身でも現在の臨床実践はぜんぜんやっていない」と心配していた。教員不足とより多くの学生を引き受けなければというプレッシャーのために，こうした教育実践がより広がっていくのではないかと私たちは恐れる。教師が内容にだけ関心を集中させるために，学生が資料を理解しているかどうかということにはまったく時間を割かない，という光景をよく見かけた。そうした科目のコーディネータあるいは教育者は，知識へのアクセスを提供していると考えているのかもしれないが，一般的に，こうした「ショー」はそれを提供しない。利便性が，探究心や好奇心を犠牲にする。学生の臨地実習での貴重な経験に驚くほど矛盾する，あるいはそれを無視するやり方だ。その状態を1人の学生は「全体的に，いい先生でも悪い先生でも，パワーポイントが多すぎる，むちゃくちゃ多すぎる」と端的に指摘した。

教室でのチーム授業

　観察していて，もう1つ多いと気づいたのは，1つの科目に複数の教師がチームを組んで責任を担うやり方，教師たちが"チームティーチング"と呼ぶやり方である。パワーポイントの利用が，教室での標準化された講義やチーム授業を容易だと思わせているのかもしれない。理論的には，チームの教員は，講義を行う前に，自分たちの講義をお互いに共有し，メールでスライドをお互いに送信し合うことができる。私たちが

訪問したどの学校でも，教室での授業をチームティーチングで行っていたり，科目授業展開をチームのメンバーで行っていた。私たちの指す"チームティーチング"とは，1人以上の教員によって同じ科目が教えられることで，そのチームのほとんどの教師が看護師である。チームメンバーの1人が看護学の教師ではなく，異なった領域の教員が入っているチームの場合もあったが(これについては後述する)，ほとんどの場合，チームは看護学の教師で構成されていた。チームティーチングは，いくつかの疑問を提起する。パワーポイントを使わないことで，調和を乱しているように感じるという教師の話を前述した。彼女の科目は，チームで教えられていた。チームティーチングが開発された後は，それぞれの教師は，科目プログラムに従って授業をしなければならなかった。彼女は，同僚たちをとても好きだと述べた。「多くを変更することはできないかもしれないけど，少なくともお互いの話には耳を傾け，学生の前ではお互いを絶対にバックアップしています」。この教師は，同僚たちと月に1回程度定期的にミーティングをもつが，それより頻繁に非公式に「ここで30分打ち合わせしようとか，あそこで30分話し合おう」というふうに話し合ったりしていると報告した。

　非公式なミーティングであろうとメモであろうと，教師たちは相互のコミュニケーションに価値をおき，学生たちが学習についていけないことがないように努力している。これらのミーティングは，学校によっては非公式なものかもしれないし，計画的に議題を決めて行う正式なものかもしれないが，教師たちにとってはどちらも重要なのである。ある教師は，学校での正式なミーティングについて語った。そうしたミーティングでは，学生について話し合い，あまり学習レベルが思わしくない学生を担当する教師を支援し合った。たとえば，「J先生は，担当する10人のうち6人の学生が講義科目を落としそうになっていました。そこで，私たちは，臨地実習に懸命に力を注いでいるJ先生を同僚みんなで支援することにしました」。

　チームティーチングの別の利点には，それぞれの教師が科目の教授内容に異なる視点をもたらすことがあげられる。ある教師はそれについて

次のように述べた。

> チームティーチングがいいなと思うことの1つは，ノラが生理学者で私が心理学者だということ。私たちはいっしょに授業を行います。いっしょに教えはじめたころは，私は「ああ，ノラがあの質問に答えるべきだったわよ，彼女は生理学者なんだから」とか思ったりしていました。でも，長い間いっしょにやっていると，共に働き共に学ぶことが自然にできるようになっていました。お互いやお互いの信念，私たちのシステム，そして私の専門と彼女の専門をどのように融合するかについてよりよく理解できるようになっていました。学生には両方の視点を提示しなければならないと思います。

しかし，チームティーチングを行った教員でも，授業で使う教材へのアプローチの仕方については，いつも同意できたわけではなかった。ある教師は，自分のチームティーチングでの体験を次のように述べた。「私の同僚は，学生すべてが高度なレベルのデータを理解すべきだと考えています。私は，そこまで要求したくないんです。なかには，科学系の科目にそれほど強くない学生もいて，苦しんでいるからです」。

別の問題を指摘した教員もいた。一貫性の問題，あるいは同僚が何を教えているのかわからないという問題などである。ある教師はそれについて次のように述べた。「これこれのことが教室で学生に伝達された，だから学生はその内容を習得した，と考える教師がいます。でも，現実にはそうなっていません。教員の入れ替わりが激しいのです。だから，以前学生に何が教えられたのかを把握していない教員もいるのです」。

教師たちは，自分たちが教えている内容をお互いに適切に調整する必要があると心配している。そのせいか，多くの教師が，廊下や共同研究室で授業に関する非公式なミーティングを行っていると語っていた。しかし，わずかの例外を除いては，一般的に，教師たちは自分たちのチームティーチングはうまくいっていると報告している。教師たちは，学生や授業について同僚と話し合いをし，それがよりよい授業につながって

いると述べた。これに関して，お互いどうしが直接会って授業について話し合う機会をどのようにしてつくりだすかについて疑問が浮かび上がったが，これに関しては本章の結論で言及したい。

　非常に多くの教師がチームティーチングを肯定的にとらえているという事実，そして多くが，人文科学，自然科学，社会科学などの新たな学問については言うまでもなく，最新の看護実践に追いついていくことにすらプレッシャーを感じているという事実を考えると，なぜもっと多くの学校が，他の領域の教師と看護の教師がチームを組む教授法を導入していないのだろうか。教師も学生も，看護師が看護学生を教えることと専門領域の授業に大きな価値をおいているということは理解できる。しかし，圧倒的多数の教員たちは，仕事量が多すぎると報告している。多くの教員は，自分たちが精通していない，あるいは最新の情報を持ち合わせていない領域に関しても授業することを求められるとも報告している。こうしたプレッシャーは，他領域の教員の協力が得られれば，ある程度軽減できるのではないか。人文科学，自然科学，社会科学における専門家の知識を，看護教育者による専門領域の授業にどのように織り込んでいってほしいかということについて，他領域の教員たちに適切な情報を提供すれば，それは可能になるだろう。

教室および実習室での教育と学習

　学生は，名前づけとカテゴリー化では，理解はあまり深まらないし，実践にもつながらないということを認識している。ある学生は授業のことを「古いタイプの科学カリキュラムだと思う。ほかにもっと適切な方法があると思う」と述べた。学生たちが指摘したように，そのようなアプローチでは，教師はクリックしてスライドに書かれていることを読み上げるだけでどんどんと先へ進んでいける。ある学生は次のように述べた。「あのやり方は，先生にとっては，業務を容易にこなせるものなのでしょうね。先生たちはカリキュラムで教えなければならないことが決

まっていて，あのやり方は，先生にとってはカバーしなければならない内容を確実にカバーできる方法なのでしょう。そして，あのような授業をすることによって，伝えなければならないことを，一応，確実に学生に伝えるということに関して，責任を果たすこともできるわけ……だから，先生にとっては簡単かもしれないけど，学生にとっては必ずしもそうではない。［パワーポイントは］いいツールだと思います。でも，先生たちがそれに頼りすぎているのはあまり好ましくないと思います」。

ある学生は，講義を次のように説明した。「高度に規定された，静的な環境。そこではある一定の速度で講義が進められ，もし教室にいる学生の1/4が理解していないというような状況でもなければ，質問のために講義をとめるなんて余地はまったくありません。相互のかかわりができるような環境ではまったくありません。だから，私自身に関していえば，そのような授業の仕方は，私自身が考える他者に対する教育や私の学習意欲という点でも，あまりしっくりきません」。学生たちは，単なる缶詰にされた講義に流されない教師を評価する。ある学生は，病態生理学を教えた教師について尊敬の念を込めて次のように述べた。「パワーポイントを使っても，スライドから離れた授業もしてくれる……特に，電解質バランスについての講義で，私たちのほとんどはそのあたりの科学を理解していなかったので，講義についていけませんでした。そうしたら，先生は前に戻って，説明してくれました。それでも，十分理解するのは難しかったけど，少なくとも私にきちんと説明してくれました」。

別の学生は，教室で遭遇するさまざまな問題を具体的に説明した。

　　えーと，どんなことがあると，すばらしい先生と呼べないかについて話していいですか。そこから始めていいですか。私の看護学校では，その存在自体が毒になっているのが，パワーポイントだと思います。先生のなかには，多分授業の前日に教科書を開いて，そこに書かれていることをパワーポイントのスライドにしていく人がいます。そして，私たちの前に立ってスライドに書かれていることを

読み上げていくのです。講義の始めから終わりまでそんな調子です。スライドに書かれていることすべてを，おかしな文法や誤字脱字まで含めて，すべてそのまま読み上げるのです。たとえば，スライドに書かれているある言葉が実際どのような意味なのかを尋ねたりすると，知らなかったりするんです。教科書から丸写しでタイプしただけなんです。ものすごくがっかりします。この学校のすべての先生がそういうわけではありません。でも，このような大学で，この種の授業がなされているということにほんとうに驚くし，とても失望します。そして，今は看護教員の不足がとても深刻でしょ。だから，教える訓練を受けていない人でも看護教育に引っぱり込まれているようです。教育というのはアート，技能です。誰でもできるというものじゃないと思います。だから，あの人たちは看護師かもしれないけど，教育者ではないんです。でも，もう7〜8年も授業をしています。それで，現場からも離れているために，どんどん変化している最新の看護技術も身に付けられない。だから，もはやいい看護師でもありえない。だから，私たちは，いい教師もいい看護師も，どちらも失っていることになります。いるのは，二流の教師と二流の看護師，良くも悪くもない教師と看護師。すごくいらだちを感じますよね。

　私たちが最も落胆させられたのは，学生たちが，教師が適切なアプローチを用いているかどうかを疑問に感じているということだ。一般的に，学生たちは，教師たちが臨床現場ではどのようなことに遭遇するかという例を示すことなく講義を進めると報告している。ある学生は，「先生たちは，教科書に書かれている内容が，私たちが看護師として知らなければならないことにどのように関連しているのかについて，臨床の事例をあげながら説明してくれたりすることはない」と述べた。

教室でのゲームと余興

　私たちは授業を観察していて，講義には別の焦点が必要だということに気づいた。それは，学生にできるだけかかわりをもたせることである。ある教師は次のように語っている。

> 　授業をするということは，基本的にはパフォーマンスすることだと思います。学生，特に今の世代の学生には，できるだけかかわりをもたせるようにしなければならないと思うからです。今の学生たちは，短くてわかりやすいメッセージとか，メールやチャットのようなものなどに慣れているでしょ。できる限り，彼らの世界や彼らの世代で起こっていることを，今世界で起こっていることや授業の内容に関連づけるように努力しています。授業を「講義」と呼ぶこともあまり好きではありません……もし，学生がかかわりをもち，参加し，興味をもたなければ，教えたい内容を理解などしてくれないと思っています。また，学生には，試験を受けることや卒業するといった次元をこえて，自分たちが今学んでいることに心からの好奇心や興味をもってほしいんです。卒業後もずっと。

　この教師が目ざしているのはほんとうにすばらしいことで，他の多くの教師からも同じような声が寄せられた。

　学生にかかわりをもたせるために，教室でユーモアを有効に使っている教師もいた。たとえば，自分の看護体験について，自分の親戚や友人について，やさしいユーモアのある話を語って聞かせたりした教師たちがいた。臨床の重要なポイントをわかってもらうためである。別の教師たちは，相互にかかわれる機会を学生たちに提供するためにゲームを利用していた。たとえば，胃腸の構造を教えるために，ある教師は，それぞれの学生に腸の各部位の名前を書いたカードを持たせた。学生たちは，食べ物が腸内を動いていく順に並ばなければならなかった。そし

て，カードの順に沿って，腸閉塞などその部位特有の疾患や問題を説明していった。その教員は，この活動の1つの目的を，学生を問題解決に参加させるようにすることだと説明した。そして，そうした活動を通じて，学生たちを「より講義に引き込むことができた。通常よりずっと興味をもって講義を聞いてもらえた」と言う。実際，このゲームは，学生に解剖学と病態生理学に関連することを学習してもらううえで，積極的に学生を参加させるという点においては，非常に効果的である。それは単なる推測ゲーム以上のものであった。

　しかし，ゲームを通じて学生の注意を引きつけることはできるかもしれないが，その注意の質は，看護実践に真剣にかかわるときよりも劣るのではないだろうか。教師がそれを意図しているかどうかは別にして，ゲームは，当てずっぽうでものをいうことが許容されることや，暗記が看護教育における学習の主目標だということを強調してしまう。教師がゲームを用いることによって，学生たちは，看護実践の知的プロジェクトやケアギビングの問題は，学生の注意を喚起するほど興味をそそるものではない，という微妙なメッセージを受けとっているかもしれないのである。

　ゲームや余興は，時に思いがけない結果を生むこともある。最悪の場合には，授業内容を生き生きさせるようにデザインされた実践が，現実的には，科目で教える内容を矮小化したり，学生に当てずっぽうでものをいうことを奨励したりすることになりかねない。ある教師は，学生にあるトピックに関してプレゼンテーションをするように指示し，学生の学習度を評価するためのゲームを考案するように指示した。その教師はそのときの様子を次のように説明した。「みんなが1つの答えをもつようにしました。袋の中から答えを1人1人取り出させました。そこでプレゼンテーション担当の学生がプレゼン後にこう言います。『じゃあ，これからテストの問題を読み上げます。皆さんたちの1人がその正解をもっています。正解者には500ポイントあげます。その正解をもっているのは誰でしょう？』。そこで，学生はその質問を読み上げ，他の学生たちはお互いの様子をうかがっています。そして，誰かが『私が正解を

もっている』と名のりをあげるのです。楽しかったですよ。学生たちは，こんなふうにしてゲームをつくることによって，学習したことを評価しなければならないのです」。その教師は，学生たちがゲームをつくり上げていく様子を見ることが，自分にとって「おもしろかったこと」だったと言った。評価に関しては，学生たちは，正解を見つけるように指示されたわけではなく，自分の手にしているものが正解かどうかを判断するよう指示されたのだ。こういうやり方は，私たちには，臨床現場で看護師が知っていなければならない複雑な情報を矯小化しているように思える。

　私たちが目撃した最も極端な余興では，教師がテレビのクイズ番組をモデルにした複雑なゲームをつくり上げていた。3時間の授業時間中，教師は手づくりの「景品」を渡していた。そのなかには，学生が競ってもらおうとした段ボール紙でつくったカラーテレビも含まれていた。学生の1人は，その教師の努力を，ノートもとらなくていいし，あまり注意も払わなくてもいいので楽だった，という表現で評価した。別の学生はゲームは学習ずみの内容を復習するものだったと説明した。そして「ほとんどが復習するような内容だったし，すでに基礎的知識をもっていたので，ゲームにその知識を適用できました。でも，私たちが何も知らないような，まったく新しい情報だったら，私たちの感じ方もちょっと違っていたかもしれません」と言った。

　別の余興の形態に，教師が患者の症状をまねするというものがある。教師が適切なスタイルを見つけるのはなかなか難しい。ある学校で遭遇したことだが，教師のあるパフォーマンスについて1人の学生が私たちにこう話した。「みんな，あの日が，すべての授業のなかで最もおもしろかったと認めざるをえないと思います」。その学生は，教師が授業中に休憩をとり，双極性障害の躁状態にある患者になって戻って来たと説明した。そしてその役割を45分も演じたと。その学生は，その授業について説明している間中，声を出して笑っていた。「［笑いながら］僕は，双極性障害を絶対忘れません。病棟実習したときに，双極性障害の患者さんもいました。でも，双極性障害でいつでも思い出すのはあのパ

フォーマンスだと思う。自宅に帰っても［パフォーマンスを思い出して］また笑い転げてしまいました。自宅で，5時間経ったあとでもです。それで，僕は実際先生に『僕はまだ笑っています』とメールを送りました。［笑いながら］わかるでしょう，メチャ楽しかったんです。ほんとうにもう。お笑いがほとんどだったけど，でも学習もしましたよ。ええ，あのパフォーマンスからたくさん学びました」。

その教師は，学生が彼女のパフォーマンスをどのように解釈するかということに関して躊躇はあったと認めた。

　　ときどき，私は突飛なことをするのが好きなんです。私の最も成功した授業と呼べるかどうかわかりませんが，その授業について話をすると，とても肯定的なフィードバックがたくさん戻ってきます。それは，気分障害についての学習です。学生には躁状態について話をしてくれるゲストがいますと伝えます。そして私は教室を出て，躁状態の患者として教室に戻るのです。着飾って，メイクも濃い目にして，1時間ほどその状態で授業をします。教室を急ぎ足であちこち歩きまわり，不適切に学生のバックを手に取って，自分の肩に掛け，また歩きまわる。ほら，躁状態にある患者に典型的にみられるような行動，それをいろいろして見せるんです。そして，学生に尋ねます。「私のために，あなた方は何をしますか。私のために何をしてくれるんですか」とね。そして，学生にどのような介入が必要なのかを話してもらい，薬について話し合います。それから，学生たちにはそういったことを必ず伝えるようにしています。だって，学生たちはその時間中大笑いしているんですから。おかしく聞こえるかもしれませんが，それは私にとっては予想外の反応だったんです。でも，学生には，この病気がおもしろいなんて誤解は微塵もしてほしくないと思います。学生には，1時間，動きをとめたりしゃべるのをとめたりすることができない，ただ歩きまわり，しゃべり続けるという人がどんな感じなのかを体験してほしいと思ったのです。非常に深刻な病気の人をおもしろがるつもりはまったくないんです。学生はほんとうにその授業を気に入ってくれ

て，教員評価にもそれが示されています。私のクラス以外の人が，私を何というか，「ディスプレイ」とでもいうのでしょうか，それをどう考えるかはよくわかりませんが。

　その教師は，自分のパフォーマンスが他者にどのように受け取られるか，また学生がそれをどのように解釈するか心配していた。彼女は，学生たちが彼女のパフォーマンスを気にいってくれたと認識し，学生による教員評価で好ましいコメントが書かれるのをうれしく思っているように見えた。学生たちは，その教師がシナリオの一部としてパフォーマンスを使い，その間中，介入と薬について問いかけたということに価値を見いだしたと述べた。しかしながら，学生たちは，その授業の何時間後も声をあげて笑っていたと報告している。教師の振り返りのなかに，教師自身もその病気の人間的側面を学生に伝える必要性があると感じ，双極性障害をもつ患者がその病状を管理するのにどれほどの困難を感じているかを理解してもらう方法を考えなければと腐心していることが読みとれた。学生のレポートから推し量ると，その教師は，この非常につらい病気のすべての側面を盛り込むことによって，双極性障害で苦しむ人間の姿をより強調するような授業をしているように思える。

　ゲームの利用は，別の面でも一連の疑問を投げかける。多くの学生が，教師が，ジョークを飛ばしたり，ある1人の教師がしたように，突然バタンと床に倒れ「さあ，どうすればいい？」と尋ねたり，いわば，教室を劇場にしてくれる教師を評価していた。ほとんどの学校で，科目終了時に行う学生による教員評価の内容が，授業をどのような構成で行うかを教師に決めさせる決定的な役割を果たしていることに私たちは気づいた。双極性障害患者のふりをした授業についてインタビューで語った教師も，そうコメントしていた。複数の学校では，学生による評価は，授業を正確に反映したものであると当然のように信じている。実際，ある学部長は私たちに「私は，28年間教員をしています。そして，学部長も長くやっています。ですから，いろいろな教員に対する学生の評価を数多く目にしてきました。そして一般的に，学生の評価は当たっ

ていると思います」と語っている。彼女はさらに「評価は現実と一致している」と続けた。この管理者は，学生の教員評価は一貫して信頼でき，正当性があると感じていた。しかしながら，私たちは，授業で学生が気に入ったことが必ずしも学生に必要なことと一致しない，ということを特記しておきたい。それは，双極性障害患者のまねをした教師の授業を楽しんだ学生のコメントからもわかる。学生による教員評価は，学生の学習の質に関するよい指標とは必ずしもいえないのではないだろうか。学生にとって，自分が何を必要としているかを的確に述べるのは難しいかもしれない。その理由の1つは，学生たちは何が欠けているかをよく理解していないかもしれないからだ。

私たちがインタビューしたある教師は，同僚から引き継いだ授業の評価について，そのことを指摘した。彼女は，その科目の到達度を考えて，テレビのクイズ番組"ジェパディ Jeopardy"を模したゲームを授業から取り除いた。彼女は，学習よりゲームに多くの時間が割かれすぎていると感じた。彼女は次のように述べている。

> 私は，授業を大きく変えました……それまでは12週間の科目で，2〜3週間がジェパディのゲームに費やされていました。それは，学生の相互のかかわり合いがある質疑応答形式でした。それを，伝統的な講義形式に変えました。州の看護師資格試験で，薬理学の部分の点数が下がってきていました。だから，私は，学生に情報を維持させるのに別のいい方法がないかと模索していたのです。それに，正直なところ，私はジェパディのゲームの仕方を知らないんです。

本書の第2部，第3部，第4部でそれぞれの授業について語る模範教育者たちは，ゲームを使用していない。これらの教師は，実際の患者の状況について論証をするという知的で道徳的なチャレンジを学生に与えることにより，学生の積極的なかかわりを誘導していた。こうしたやり方は，学生に，重要性・非重要性を識別する練習をさせ，臨床的想像力

を発達させ，倫理的態度を模索させる。こうした教師たちは，それが臨床現場であろうと教室であろうと，教育体験のすべての側面が，学生に看護という職業につくということがどういうものかを解釈させるものとなり，それが学生の看護師としての意識形成に影響を与えるということを理解している。

実習室

　私たちは，多くの教室での授業とそれに関連する実習室での授業を観察する機会を得た。たとえば，あるまじめな教師が，栄養，輸液，排泄の支援が必要な患者のケアに関して，よく体系化された十分な内容をもつ講義を行った。それから，学生が，そのような患者をケアする際の基本的スキルを実習室で学ぶのを観察した。学生は，他のスキルよりある特定のスキルをより重要視しているように見えた。たとえば，学生たちは，輸液ポンプの器械について大変興味を示し熱心だった。しかし，学生たちが遭遇するかもしれない差し込み便器の使用が必要な股関節骨折患者の体位をどうとるかという複雑さにはあまり興味を示さなかった。もしかしたら，器械が，自分がなりたいと思うタイプの看護師，つまり毎日の清潔ケアや体のケアを行う看護師ではなく，複雑なテクノロジーを使ったケアもいろいろこなせる看護師の象徴として映ったのかもしれない。学生たちは，輸液ポンプ，そしてインアウトバランスについては絶対に知っていなければならないだろうと認識している。器械は学生にとって新しいもので，ハイテク＝高い地位と考えているのかもしれない。一方で，排泄の問題がある患者のケアは，新人にはちょっと恥ずかしいもので，それほど重要にみえないようだ。しかし，看護学生が，ベッドの周りの薄いカーテン1枚で仕切られたプライバシーの乏しい空間でどのように行動するかということは，看護師としての専門性に関する大きな教訓を示すものとなる。学生は，安全，安楽，清潔ケアを考慮に入れながら動けない患者のプライバシーのニーズを満たすことと，その患者の体を小さなプラスチックの差し込み便器の上に乗せたり，そこ

から降ろしたりするのをいかに安全に行うかということのバランスのとり方を学ばなければならない。看護学の教師の多くは，教室に入ると，複雑な実践の世界をうしろに置き去りにしてしまいがちである。その複雑世界では，学生たちは，先述の3つの徒弟式学習領域すべてにおけるレッスンをみな同じようにうまく学習しなければならない。看護師は，複雑な器械を使って輸液を送り込むために静脈に注射針を挿入する。そして，その数時間後にはその輸液は差し込み便器に排泄され，看護師はその排泄の介助をし，排泄物の処理をする。看護師の仕事はこのように複雑で，複雑な仕事をうまく行うために，徒弟式学習のすべてが必要なのだ。

分断化

　看護教育は分断化されている。チームを組む教師たちが，看護科目の異なる部分をそれぞれ教えている。チームによっては，廊下での立ち話でそれぞれ教えたことを比較したりすることはあるかもしれない。しかし，臨床，実習室，教室は，すべて分かれており，しばしばそれぞれ別の教師が担当する。

　問題をさらに複雑にしているのは，臨床と教室が分けられることによって学生はさらに一層の分断を感じていることである。看護カリキュラムでは，かなり多くの科目で学習したことを統合していくことが，学生自身に委ねられているのである。ある学生は，自分のカリキュラムのことを「時に，私たちは，通信講座を受けているような気持ちになります。自分たちで学ばなきゃならないんです」と語った。別の学生は，「科目間で内容がもっと統合されると助かると思います。1つの大きな科目にしてしまうことはできないということはわかっています。でも，もしかしたら，できるかしら？　看護過程のようなクラスだと，薬については扱わないと言われます。それは薬理学か病態生理学で扱うからと。でも，私は，全部一緒に行ってくれたほうが，全体像をつかむのに

役立つと思うんです。別々に習って，あとで自分でパズルのピースをつなぎ合わせるようなやり方ではなくてね」。

　たしかに，なかには，臨床と教室での学習に統合性をもたせようと努力する教員もいる。しかし学生たちは，教師によって，自分たちが得る経験に大きな差が生じると述べる。ある学生は，「運がよければ，その科目を教える先生が臨床指導もしてくれる場合もあります。そんな場合，科目の目標と内容が，臨床で直接遭遇した事例でさらに強化されます。例をあげると，臨床で教師が『覚えている？　これについては講義のときに話したわよね……これが，あのとき講義で話したことを示す臨床のいい事例よ』などと指摘してくれます。実際の事例をあげて説明されると，教室で学んだ情報が確固としたものになります」。

　「運がよければ」という言葉は，多くの学生が実はその逆の経験をしているということを強調するものだ。多くのプログラムでは，臨地実習と教室での講義との間では，講義内容と実習経験とを相互参照できるような調整は正規には行われていない。さらに言うなら，多くの学生は運がよくはないので，自分が直近で体験した患者や家族とのかかわりを，教室での授業に取り入れてくれるような教師にはなかなか出会えない。あるいは，学生が臨床で遭遇するかもしれない事例を予期してくれるような教師にもなかなか出会えない。それは，単にそのような授業の進め方が習慣になっているからかもしれないし，現在の実践経験がないからかもしれない。教員にとって教室での講義と実習とを結びつけるのは難しいことなのかもしれない。ある学生は，その点について次のように述べている。「私の学校では，臨床経験を教室で学習する内容とできるだけ融合させようと努力してくれています。でも，実際に臨床でどのような疾患の患者に遭遇するかを予期するのは難しいので，講義内容を臨床に関連づけるのは大変なんです。先生たちもできるだけの努力はしてくれていると思います」。

　そのような分断は過重負担感を生み出す。看護学生は誰でも，眠る時間がない，課題を仕上げる時間がない，看護実践のために習得しなければならないことを学ぶ時間が十分にないと不満をもらす。よく聞くのが

「とても短時間のうちに学ばなければならないことが多すぎる」ということだ。学生は，「現在の看護実践と関連性のない不必要なことをあれこれあくせくとやらなければならない」と指摘している。別の学生は，「教材をじっくり学ぶ時間なんてない。すべてを読みすべてをやるためにまるで迷路のなかを走りまわっているよう。でも，真に学習するための時間なんてない」と述べている。現地訪問とNLNおよびAACNと共同で実施した調査への回答では，教育者もまた分断に言及していた。ある教師は，「各科目の内容は，その科目のためにだけ学習され，終わればそれは箱に入れられて学生の頭の棚のどこかにしまわれるといった感じです」と述べている。

統合という目標に向かって

複数の学生が「ほかに方法があるはず」と述べている。学生のより効果的なアプローチに対する要求をふまえて，私たちは，それをさらに一歩進めて，学生は実践のために学習をしなければならない，と考える。だからすべての授業は，学生の臨床的想像力を養うことに貢献しなければならない。本章では，私たちは教室で講義する教師が，疾患の分類，あるいは看護診断を使った内容を「カバー」するのに苦労していることを紹介した。このような分類は，学生が，「時間ばかりかかりあまり有用ではない学習が多すぎる」と指摘しているように，学習に過重な負担をかけることになりかねない。

時間ばかりがかかりあまり有用ではないこうした学習と過重な負担は，ある意味では，看護学の教師たちが，看護教育を大学教育に移行したことから起こったものである。教師たちは，この新しい環境のなかで，看護教育の地位を高めるプレッシャーにさらされた。それに対応するため，抽象的で，厳格で分類的な知識に価値をおく他の学問領域をまねたのである。看護の地位を高めるためのプレッシャーと爆発的に拡大する看護と医学の知識に対応するために，教室での授業に百科事典的ア

プローチをとり入れたのである。

　特に，看護学の教室は，ゆたかで力強い学習の場でなければならない。本書のほとんどは，この問題に注意を促し，教室での効果的な授業の事例を紹介している。看護実践は，機械的な医学診断・治療と，その患者自身の生きた病気体験，あるいは患者自身の生活・家族・地域における病気予防体験，その間の社会空間において慎重に行われるものである。看護教育者は，その実践のための教育をしなければならないのである。そして，教育者は，学生が，心理学，文化人類学，社会学，人文科学などの領域において理論的で実際的な基礎をしっかりと学べるように支援しなければならない。しかし，私たちの調査では，看護に必須の人文科学，自然科学，社会科学における教育と学習では，その質および深さ両方において大きなばらつきがみられた。

　私たちは，看護教育者たちが感じる，急激に増加する情報を「配達」するプレッシャーについては認識している。知識の基礎を教えるためのより効果的な方法を見つけることと，実践および倫理的側面でその知識をどのように効果的に活用するかを学生が学べるように支援することは，看護教育者にとって大きなチャレンジである。それは，臨地実習および教室どちらの教育環境においても，専門職としての徒弟式学習の3つの領域，つまり知識基盤，熟練したノウハウ，そして臨床的論証と倫理的態度，この3つの領域を統合することによって最もよく達成できるのである。看護教育者が，学生に3つの徒弟式学習で学んだことを統合するよう教えることができたとき，学生は直面した状況において，知識と研究に基づいて，そして熟練したノウハウに基づいて，どのようなことをするのが善であるのかという道徳観を発達させるのである（Benner, 1984 ; Benner & Wrubel, 1982 ; Benner et al., 2009 ; Benner et al., 1999）。

　看護教育に必要な重大な変化をもたらすためには，教育者たちは，自身の実践-教育の溝に注意を払い，特に教室における教育実践の新たな方法を学ばなければならない。私たちは研究中に，このチャレンジに創造性をもって果敢に立ち向かう看護教育者たちの姿に刺激を受けた。私たちは，患者ケアに対する看護の歴史的な深いかかわりに忠実でありな

がら，今日の看護師に必要とされる幅広く深い知識を教えている数多くの革新的な教育者たちに出会った。

　学生たちの要望に応えて，私たちは次の章において，看護教育に対する思考とアプローチを変化させる，これまでとは異なるより効果的な方法を紹介する。

第4章
看護教育への新たなアプローチ

　看護実践は，多くの領域にわたる深く幅広い知識が要求されるものなので，短期間に多くを学ぶよう学生に求めるという問題は，容易には解決できない。
　現在の看護師不足の危機的状況に気をとられてしまい，免許取得前の教育の質を高めるためには看護教育で重大な転換が必要だという事実から目をそらしてしまいがちである。しかしながら，実践-教育間のギャップ，つまり免許取得前プログラムにおける看護教育のレベルの低さと実践現場にいる看護師に対する継続教育が不十分であることは，看護師と看護教育者の不足と同じくらい深刻な問題であると私たちは確信している。看護師不足の問題は，教育と学習の構造的側面とアプローチとの両面における変化を通じて対応されるべきなのである。
　これまでの章で述べてきたように，看護教育における重大な構造的変化は強い意志で推し進められなければならない。それらの変化とは，看護実践への入門教育を大学教育とすること，看護学の科目を学士課程の1年目から導入すること，第2の学位として看護学位を取得するために進学できる学士プログラムや修士プログラムを増やすこと，準学士プログラムから学士や修士のプログラムへの進学を効率的に行えるようにすること，卒後1年は臨床現場でのインターンシップをすることなどである。
　このような構造的変化を実現するためには，非常に多くの時間と資金とが必要だということは十分に承知している。さらに，これら必要とさ

れる構造改革，つまり既存の正規の看護師教育期間の延長は，問題解決の一部でしかない。看護学校における時間がより有効に使われなければならない。これまでの章で，私たちが，臨床と教室でのそれぞれの教育が示唆することについて述べてきたように，看護教育には大きな強みがある。特に，経験的学習やコーチングのような効果的な教育方法などがそれである。看護教育では，こうした効果的な戦略を教室に持ち込まなければならない。さらに教育的経験では，知識，熟練したノウハウ，倫理的態度などの専門職的分野にわたる専門職的徒弟式学習を実施し，またそれらの統合を促進していかなければならない。そのために，私たちは，看護教育についての新たな考え方を提供したい。

　多くの看護教育者は狭い範囲での論証に終始しがちである。つまり，学生にある状況を提供し，それを客観視して，その状況をスナップ写真的に見て，行動についての合理的な選択をするように指導するのである。「アカデミック」なアプローチに従おうと努力するなかで，看護教育者のなかには，その状況の外側からの抽象的な属性と指示に基づいた厳密で変化することのない，あるいは標準化された基準で，その状況を解釈するように学生を指導しようとする人もいる。実際，このような指導は，どんな状況でも完全に明白にでき，また一般化された仮説と判断のための厳密な基準を使えば，異なる状況でも比較可能だという示唆を学生に与えてしまう。このアプローチは，一定のところまではうまくいくかもしれない。たとえば，意思決定者が，その状況についてなされたすべての仮説がまったく同じものであり，基準が適切なものであるということを裏づけることができる場合などである (Taylor, 1993)。しかしながら，明確に把握できないまま進行している状況においては，その状況を完全に明白にすることはむずかしい。それが今日の一般的な看護実践であり，看護師は経時的な患者の傾向を考慮に入れなければならない。クリティカルパスが示すガイドラインとか厳密な意思決定戦略は，すべての状況に適用できるわけではない。そして，こうしたツールを単なるガイド以上のものだと示唆すれば，誤解を招いてしまうおそれがある。したがって，前章までで述べたように，領域に特化された教育方法を通

じて行われる看護教育のほうが，より効果的に焦点を当てて，患者に起こった経時的な変化を臨床的に論証すること(実践的論証の1形態)を教えることができるのである。

統合のための4つの不可欠な転換

　看護教育者は，3領域における専門職的徒弟式学習をより深く効果的に統合することを目ざさなければならない。そのために，私たちは，教育についての仮説と学生の学習を促進させるアプローチを，4つの方法で変革するよう教師に提案したい。そのうちの2つについては，第2章と第3章ですでに論じたので，ここでは簡単に言及する。残りの2つに関しては，本章ではじめて紹介するので，より詳しく説明したい。

　私たちは，看護教育者に以下の4つの転換をすすめたい。

1. **教育の焦点を，脈絡から切り離された知識を網羅することから，特定の臨床状況における重要性・非重要性の識別力，状況下での認知，そして行動を教える教育に転換する**

　第3章で述べたように，多くの教師が，講義を抽象的な分類のリスト，あるいはその他の抽象的な理論や知識を中心に構成している。そうした講義は，そこで教えられる知識を実践的な脈絡にどう統合していけばよいのかということについて，学生にまったく，あるいはほとんど示唆を与えることができない。私たちが最も問題だと考えるのは，理論や臨床の知識を分類学的な名称付けシステムとして提示するという戦略が遍在していることだ。そうした分類システムを実際の直接的な患者ケアにどのように活用できるのか，それを想像できる学生はほとんどいない。分類体系を学ぶことは，情報システムを使いこなし，検索するためには欠くことができないものであるが(Bowker & Star, 1999)，これらのシステムだけでは十分ではないのである。複数の分類学的構造，あるいは「カタログ化」をそのまま提示するのではなく，看護教育者は，学生が

看護の知識と科学を活用できるように指導しなければならない。たとえば，教育者は，学生がさまざまな看護記録やケア計画の方法を学習できるように，コンピュータを使った練習問題を作成したりするとよい。また学生は，特定の状況における実践を批判的にみたり，最新のものにしたり，改善したりするという脈絡で分類学を学ぶこともできるだろう。

　そうすれば，貴重な教室での時間を，ある臨床状況においてより重要なこととそれほど重要ではないことを判断する力を発達させるために活用することが可能だろう。ブルデュー Bourdieu(1990)が指摘するように，実践的論証の神髄は，状況の特性を理解することを要求する。看護師は，複雑で，相対的に非構造的な臨床状況下で働き，そこでは何がより重要性をもち何がそれほど重要性をもたないのかを迅速に認識して評価することを学ばなければならない。実践の状況はあまり明確になっていなかったり，答えがでなかったり，時間を経るにしたがって変化したりするために，実践者は，知的にまた慎重に行動するためには，まずその状況の特性を把握しなければならないのである。学生は，実際の複雑な実践状況において，要素を1つずつ積み上げて全体を把握するようなことはできない。そうした学生に対して教師にできることは，危機的状況ではなく，比較的単純で明確な介入が必要な患者を割り当てることである。学生が，特定の状況下において変化する関連性，要求，制約を把握できるようになるためには，状況下における継続的なコーチングが必要である。それによって，学生は必然的に重要性・非重要性の識別力を発達させていくのである。それは，エラウト Eraut(1994)が知識の"活用"の生産的形態と呼ぶものであり，レイヴとウェンガーが状況に埋めこまれた認知力と呼ぶものだ。時間とともに，学生は状況において，よく考えるよう促されなくても，（背景理解に基づいて）"気づく"ことができるようになり，状況のより新しい側面（前景）に焦点を当てることができるようになる。重要性と非重要性の識別力を発達させるには，豊富な知識ベースから知識を取り出して活用する能力と認知力・洞察力とを結びつけることが求められる。

2. 臨床現場と教室における教育を明確に区別することから、教室と臨床での教育の統合へと転換する

　第2章と第3章で論じたように、私たちが観察したすべての看護学校において、教室での教育と臨床での教育とがはっきり二分されていた。そして、学生は教室と臨床の場で経験することに大きなへだたりがあることを認識していた。臨床と教室での教育とを厳密に区別することは、看護実践で要求される知識とスキルの複雑で統合的な活用を支援するものにはならない。

　残念ながら、私たちは、主として実習室でのことであるが、教師があるスキルをその前後関係から切り離して、そのスキルのみを学生に練習させたり、やってみせるように指示している状況を数多く目のあたりにした。初年度の学生には、臨床ではない環境において、バイタルサインの計測の仕方やその他の基礎的能力を教えるのが有効かもしれない。教師が、非常に単純な、その部分のみの事例を取り出して示したり、学生の基礎的能力をそうした形でテストしても、そのような教育は、学生を多くの臨床状況に対応できるように準備することはできない。身近な例で示すと、学生が血圧測定について学ぶとき、健康な人の血圧測定をするという単純化された、臨床的に脈絡のない状況で学ぶことが多い。出発点としては、これでもよいだろう。しかし、そうした練習は、たとえば、分娩中の高血圧患者の臨床アセスメントには何の役にも立たない。そこでは、学生は、患者のバイタルサインから得られる情報を迅速に解釈して、その状況の特性を素早く考慮に入れることができなければならないのだ。医学研究所や看護教育における質と安全プロジェクト(Cronenwett et al., 2007)が示しているような広い範囲における職務遂行に必要な能力のリストは、狭義で示される個別の基礎的能力のリストを強調するのではなく、臨床パフォーマンスを統合的視点で示したものである。臨床と教室での教育を分断することなく全体として統合することによって、看護教育者は、現在学生が経験している断片化の問題の解消に取り組むことができ、自身、同僚、そして学生の過重負担をいくらか軽減できるのである。

3. クリティカルシンキングの強調から，臨床的論証とクリティカルシンキングも含む複数の思考方法の強調へ転換する

　実践的論証と複数の思考方法が明確に尊重されなければならない。それらが尊重されれば，看護教育は，クリティカルシンキング（批判的思考）の役割を再組織化することができるだろう。看護教育では，「クリティカルシンキング」を，看護師が実践で使う多くの思考形態のすべてを表すチャッチフレーズとして使うことが慣習化されてしまっている。これは不幸な呼び間違いである。学生は，クリティカルシンキングが要求される状況とそうでない状況を判断することを学ばなければならない。学生は，ある出来事，患者，状況について疑問を投げかけるとき，批判的な振り返りをするのである。そしてそれは，自己の注意を新たな解釈に向けるのに役立つ。たとえば，学生は実践で失敗したり，旧式な理論が機能しないといった状況を分析批評する際に，また改善や刷新が必要な考えや実践に疑問を投げかけるときに，批判的振り返りを行う。しかし，専門職としての実践を学ぶ際には，批判的振り返りは，唯一の焦点であるべきではなく，それは主たるものでもないかもしれない。看護師には複数の思考形態が必要なのである。たとえば，臨床的論証，臨床的想像力，また批判的，創造的，科学的かつ厳密な基準による論証などである。私たちが意味する臨床的論証とは，患者や家族の脈絡と懸念などを考慮に入れながら，臨床状況の変化にしたがって論証を行う能力を指す。臨床的論証を行うとき，看護師は患者の傾向と過去の経過を把握する。看護師は，患者や家族のその状況下での可能性，資源，制約などを思い起こすときに臨床的想像力を使う。看護教育者は，患者や家族について「もし……ならば」（もし，血液検査や他の検査結果の数値が異なるとしたならば，どうなのかといった質問）を問いかけることによって，学生の臨床的想像力や論証力を発達させていく。また，すべての看護師が，批判的，創造的，科学的かつ厳密な基準による論証を行う。医師や弁護士やエンジニアのように，看護師は，自己の実践を最新のものに維持しておかなければならない。発表されている研究結果がある患者に関連性をもつのかどうか，またその科学的基盤がどれほど健全

で十分に確立されたものかを見分けるべく，臨床判断をつねに行うことによってそれが可能となる。たとえば，急性の呼吸困難，低血圧，極端な徐脈の症状の患者に直面したとき，看護師は，肺の機能，循環器系の管理，徐脈・低血圧の原因などに関する十分に確立された科学的理解に基づいて，迅速な行動をとらなければならない。迅速な行動と治療的介入が必要な場合，エビデンスに基づいた知識，受容されている実践標準，優れた臨床的論証が不可欠である。

　教室において教師たちは，しばしば問題についてどのように考えるべきかについてのモデル，たとえばクリティカルシンキングのモデルなどを教える。教師たちは，クリティカルシンキングを脈絡から切り離し心理主義的に提示したり，同じように看護問題解決過程を脈絡を考慮に入れずに「思考の枠組み」として提示したりする。しかしながら，思考の枠組みは，思考と同じものではない。この問題の存在は，なにも看護教育に限ったことではない。サリバン Sullivan とロージン Rosin (2008) は，高等教育におけるクリティカルシンキングは，脈絡の枠のなかの具体的な知識から離れ，「より高等」だと考えられる知識の形態に取り組むように学生を支援しようとしていると述べている。後者は，より明白で，厳密で，操作可能で，より抽象的で一般的な知識を指す。上記の2研究者は次のように述べている。「クリティカルシンキングを発達させるためのすべての教育プログラムは，具体的な脈絡から一般的な規則を抽出するように教えることを目的としている。したがって，具体的な思考や直感的な思考よりも分析的な思考を優先的に教え込もうとする。こうしたやり方では，巧みな判断に存在する具現化された，また時に暗黙の知識が見すごされがちである。知識は，抽象的な原則のみに縮減されてしまうのである」(pp. 99-100)。

　看護師らしく思考することは，批判的，創造的，科学的，そして厳格な基準による論証と同じく，臨床的論証を必要とする。内省的なクリティカルシンキングを"多用しすぎる"ことによって生じる副産物である，冷笑主義や過度の不信感は，看護師が特定の状況において適切な知識を引き出して行動するための支援にはならない。また，クリティカル

シンキング"のみ"によって，特定の状況において科学，熟練したノウハウ，実践的知識を使うことに関する学生の知覚的鋭さや臨床的想像力を発達させられるわけでもない。臨床的想像力は，学生が経時的に変化する患者のニーズの性質を把握するために必要なものである。同様に，臨床状況についてのナラティブ的理解と解釈は，患者の状態の経時的な変化に関する学生の臨床的想像力と論証をよりゆたかなものにするのに役立つ。状況下での学習もまた重要である。つまり，それが臨床の環境であっても，紙上事例であっても，またシミュレーションであっても，学生は特定の患者にかかわる状況によって，その状況を通じて，またその状況の下で学習していくものである。学生は，特定の状況における実践を経験しなければならない。あるいはそれを経験的に学習しなければならない。批判的な内省・分析・思考は，あらゆる教育に不可欠である。しかし，それらは，教師が，実践との関連でそれらの目標や機能を理解するときに，最も効果的になるのである。

4. 社会化と役割取得の強調から，形成の強調へ転換する

看護教育は，社会化，役割と役割取得・役割形成，そして役割遂行についての理論を活用する。役割理論と社会化から得られるアイディア(Grusec & Hastings, 2007)は，役割機能を他の職種やチームメンバーと調整・連携しなければならない実践的職種において役立つものである。しかし，どんな単純な視点でも，社会化は，形成(formation)を述べるには最善の方法ではない。形成とは，一般の人間が専門職へと移行する過程で起こるアイデンティティや自己理解における変化を意味するものである。看護学生の形成は，その技術的実践と高度に人間的なかかわりを要する仕事の枠内で生じる。文字通り，ある状況下における自己の認識と行動を変容させるものである。形成とは，実践者の視点から徐々に進化発展していく経験を示すものであり，社会化とは，その人の形成的経験に対する社会的な力や影響を示すものである。ある実践者に影響を与える社会化戦略は，他の実践者には形成的かもしれないし，それほど形成的なものになりえないかもしれない。形成という概念を使って，私た

ちは,職業内におけるより本質的またより対人関係的な面での形成を模索したい。その職業には,代弁,コミットメント,実践的力量,その職業の善なるものと標準的なものに関する概念などすべてが包含される。

　よい看護師になるためには,看護師は,技術的な専門性を身につけるだけでなく,支援的関係性を形成する能力や,実践的,倫理的,臨床的論証に取り組む能力も発達させなければならない(Dreyfus, Dreyfus, & Benner, 2009)。したがって,看護師になるということは,"形成"という言葉で最も明確に説明される。なぜなら,"形成"とは,単なる学習とか外的な方法で看護という役割のなかに社会化されていくというより,むしろ意義,内容,意図,そして看護実践によって組成されるものだということを指し示すからである。私たちはここでは,"組成される"という言葉を哲学的意味においてとらえている。なぜなら,哲学的な意味における"組成される"とは,科学的な仮説に呼応する科学的な事実に関連する意味論ではなく,人間の文化と実践に関連する意味論を示すからだ。自己理解や文化的実践・習慣に関連する意味は,文化のなかにおいて,文化的な実践,習慣,意味,社会的な状況に参加することよって形成される。そうすることによって,単に人がしていることを真似するのではなく,当然のことのように思っている文化や実践に関して,自分でよく考え効果的に行動できるようになるのだ。形成を説明するのに,マーガレット・モーマン Margaret Mohrmann はダンスを比喩に使っている。特に,倫理的形成が状況下における学習を通じて起こる看護や医療においては,ダンスの比喩は,学習者が真似をする静的な形あるいはフォルムを想像するよりもさらに正確なものである。形成は,ダンスの多くのフォルムにおいて明らかに見られるように,イノベーションを可能にしたり刺激したりする。

　　　形成とは,人が特定のタスクを行えるように準備される組織的方法,あるいは特定の役割において機能できるように養成される方法を意味する。人は,実践における技術的知識をこえて,倫理的なことへと進んでいく過程において,形成されていくのである。教育者

となり，牧師となり，兵士となり，看護師となり，医師となっていくのである。さらに，一般的に，人は何かに対して，何かの目的に対して，つまり何らかの理想的な形や状況に向かって形成されていくものである……［真の形成のための］よりよい比喩はダンスである。統合性をもちそれを示すということは，私たちの生活（命）の最初のテーマとそこから発展していくテーマにつねに一貫性をもつような方法で動くことができるかどうかということなのである。教師，ガイド，そして練習は，私たちをよりよいダンサーにしてくれる。なぜなら，そうすることによって，音楽により注意深く耳を傾け，私たちが聞く音楽により自信をもって従えるようになるからである。私たちは，どのような動きがリズムにぴったりと合うのか，あるいは合わないのかを学ぶのである［Mohrmann, 2006, pp. 93-95］。

　インタビューと調査への回答を通じて，多くの看護学生たちは，自己のアイデンティティの感覚に関して大きな意味深い変化を述べている。技術的な訓練と非常に高度な人間関係を伴う仕事を経験することが，自己の物事のとらえ方や行動の仕方をいかに変容させたかについて説明した。学生は，将来における自己の行動能力に影響を与えるものとして，特定の学習経験をあげている。自己の知識や理解を深めたり，自己の選択した職業について確信をもったりしたような経験である。それらは，学生の倫理的想像力，あるいは看護実践に本質的に存在する道徳的内容を想像する能力を発達させる。

　第4部でさらに詳しく述べるが，看護教育者たちには，こうした自己変容的な経験をより意図的に活用し，社会化よりも専門職としてのアイデンティティの形成をもっと強調するようにすすめたい。"変容（transformation）"と"形成"という言葉は，聖職者の教育についてカーネギー財団が行った研究から借りてきたものである（Foster et al., 2005）。"変容"と"形成"とは，看護学生が専門職的アイデンティティを形成していくにつれて，感覚，美意識，認知的正確さ，人間関係のスキル，知識，そして姿勢を発達させていくことを意味している。

私たちは，形成に関するもう 1 つの重要な側面に看護教育者が注意を払うよう促したい。形成の過程は，アメリカの看護教育の強みの 1 つだが，形成，つまり知識や熟練したノウハウを活用する習慣や姿勢の形成は，看護学生の教育の"すべての"側面において起こるものだということを，看護教育者が認識することが重要である。それは，知識が習得されたときや信念が変更されたときにのみ起こるのではなく，患者ケアをしているまっただ中でも，看護実践の状況に対応しているまっただ中でも起こるものなのである。効果的な形成が十分に行われない教育では，学習者は，実践の状況で使うことができない抽象的な知識のみしか得られない。形成には，熟練したノウハウが必要である。そして，患者の健康が危機に瀕している場合，実践の状況下においてそのノウハウを行動に移す具体的な能力が必要である。しかしながら，学生は，彼らが行うすべて，彼らが認識し解釈するすべて，そしてすべての実践モデルによって形成されるのである。彼らが知的に考えることや知っていることなど知識的側面によってのみ形成されるのではなく，熟練したノウハウ，よい看護実践に関して自分がつかんだ概念，そして彼らが当然と思う仮定と期待といった側面によって形成されるのである。

　言いかえれば，形成は正規のカリキュラム全体を通して起こるものである。明確なカリキュラム項目あるいは隠されたカリキュラム項目，教室と臨床現場での公式・非公式な教育，患者・他の学生・看護師・他の医療提供者・教員との対話，これらのすべてにおいて，学生の形成は生じるのである。形成は，パワーポイントのスライドプレゼンテーションの間にも，病態生理学をテーマとしたジェパディ Jeopardy やミリオンダラークエスチョン The Million Dollar Question といったクイズ番組をまねたゲームを行っている間にも，コーチング，フィードバックセッション，臨床カンファレンス，そして学生の自己の振り返り（リフレクション）のなかでも起こるのである。形成は，またギャップのなかでも生じる。たとえば，学生は，教室で学んだことと実践現場で実際に起こることの違いに気づく。ある学生は，次のように語った。「臨床現場で指導してもらった看護師たちに，私は何度も看護過程，看護理論，看護診断

について尋ねたんです。私はとてもフラストレーションを感じるし，作成しないといけない書類が多すぎるなんていうことも話しました。でも，看護師たちは『誰もそんなものは使わないわよ』と皆笑って答えるのです」。これは，私たちが現場観察をしているときに終始耳にしたことだった。つまり，看護学校が，学生の経験とか看護という職業についての理解を十分に取り込むことをしなければ，看護教育プログラムとかカリキュラムの完全な評価はできないのである。学生は，おそらくそうした自身の経験や理解に基づいて，看護師になっていくのである。学校がその教育の焦点を，学生に焦点をおいた変容と形成的経験についての振り返りに移行させれば，学生は，将来の看護師としての自己アイデンティティと自己理解の感覚をよりゆたかなものにすることができるだろう。

　良くも悪くも，形成とは学生の経験の産物である。そして，それは，教育者が教育法，評価，カリキュラムを含む看護教育プログラムのすべての側面を十分に考慮すべきだと示唆している。たとえば，学生も教育者も一貫して変容の瞬間について語った。学生が，看護師であることの意味や看護師としての道徳的責任をはっきりと認識する瞬間だ。どのような経験が学生にとってきわめて重要なものとなるのか，それを予測することは不可能だ。どれほどの大小の啓示が積み重なっているのか，それを量化することも不可能だ。しかし，私たちの研究の過程で，経験的学習環境と経験的学習についての振り返りを，全看護カリキュラムに取り入れることが，学生の形成を支援するということは明瞭になった。

　これまで私たちが述べたことをまとめると，教員と学生は，その思考と看護教育へのアプローチにおいて，4つの転換を実現するように提案したいということである。

(1) 脈絡から切り離された知識を網羅することから，特定の臨床状況における重要性・非重要性の識別力，状況下での認知，そして行動についての教育を強化する。

(2) 教室と臨床現場での教育の分断から，すべての環境における教育の統合へ転換する。

(3) クリティカルシンキングの強調から,臨床的論証とクリティカルシンキングも含む複数の思考方法の強調へ転換する。
(4) 社会化と役割取得から,形成の強調へ転換する。

優れた看護教育のパラダイムケース

　私たちは,看護教育の未来についてビジョンをもっている3名の教師を選択した。彼女たちの教育を第2部,第3部,第4部においてパラダイムケースとして紹介する。その教育では,教室がゆたかで強力な学習の場となっていて,学生たちは複雑な実践を安全に練習することができるようになっている。これらの教師は,看護教育での論理により幅広い見解をもっており,そこで学生たちは,思考や知識の活用について複数の方法を学び,自己の実践を振り返り,臨床での要求に取り組み,経験を通じて学び,経験に基づき発達した実践的知識について明確に述べることができる。この教師たちは,科学的論証をまね,その論証の臨床版を教えるのをやめ,教室で習得した知識を特定の臨床状況にどのように活用するかを学生に教えることに力を入れている。徴候や症状など知識の分類を,それだけで十分だと考えるのをやめ,特定の患者が示している徴候や症状について考え,それをどう解釈し,それについてどのように行動すべきかを考える手段を学生に提供する方法を開発した。つまり,これらの教師たちは,教室と臨床での教育で,複雑な知識の活用と実践のための徒弟式学習領域のそれぞれにおいて,学生が学習に取り組めるような方法を見いだしたのである。その教育戦略は,まさに臨床指導では一般的なもので,教育者は,専門教育の3つの徒弟式学習領域,知識,熟練したノウハウと臨床的論証,そして倫理的形成を発達させ統合するように学生に要求している。私たちは,患者ケアを中心に授業の足場を固めることを学ぼうとする教師たちへの支援をすすめたい。パラダイムケースで示すように,そのような教授法は,事例展開,言い分を立証するためのナラティブ構成,シミュレーション練習,患者インタ

ビューなどを活用する。これらは患者に焦点を当てるものである。その結果形成されたものは，特定の状況における地域，患者，あるいは患者家族に対する適切なケアについて，学生が声に出して語ったり，教室でのレポート課題として書いたりしながら，ケアの予行演習をするための基盤となるものである。

パラダイムケースとは，ある社会的実践に関する熟練したノウハウと理解と複数の主要な意味を具現化するパフォーマンスのパターン，あるいはスタイルについての"顕著な事例"を指す。顕著な具体的事例，あるいはパラダイムケース(Benner, 1994)は，意味，習慣，意図，スタイルのパターンとして認識できる。パラダイムケースの教師に関する私たちの記述は，教室および臨床現場におけるこれらの教師の観察に基づいている。また，これらの教師のインタビューも行い，またそうした教師たちの学生にも教室の外でインタビューした。学生には，教室と実践現場で自分が学んでいることについての自己の理解について尋ねた。

これらの教師たちの実践教育と学習は，私たちに新たな洞察を与え，看護という複雑な実践のための新たな教育アプローチを提案してくれた。周りがその仕事に気づいていなかったり，あまり理解を示さなかったりするような環境においてさえ，それぞれの教師は，看護という専門分野特有の教育上の難問の多くを解決する方法を見つけ，また看護という複雑なケアリング実践を学べるような改革的な教育戦略を開発していった。こうした教師たちがそれをどのようにして実現していったかについて熟慮しながら，私たちは，すでに概略したような教育における重要な転換について明確に記述することを始めたのである。私たちは，こうした教師のなかに，看護教育の新たな可能性を見いだしたのである。それは，看護教育がなしとげなければならない多くの必要とされる構造的変化を実現し，補完し，補強するアプローチにおける転換である。

私たちは，パラダイムケースとして，ダイアン・ペストレッシ Diane Pestolesi，リサ・デイ Lisa Day，サラ・シャノン Sarah Shannon という3人の教師を選択した。なぜなら，彼女らは，患者ケアについて，その意図と懸念事項を具体例をあげながら説明するからである。そして，特定

の臨床状況における重要な点とその意味を指摘するからである。彼女らは，看護教育の責任は，求められている経験的事実認識に基づいた認識力を学生につけることだと理解している。また，状況が明確に把握されておらず，偶発的で，経時的に変化しているときに，たとえそれが患者のベッドサイドであっても，家族支援であっても，地域におけることであっても，道徳的行為者*として行動できるように学生を備えることだということを理解している。したがって，彼女らは，エビデンスに基づいた知識，臨床判断，熟練したノウハウを活用するということに関して，どのようにすれば看護師たりうるかということを学生に教えるために，惜しみない努力をする。教室であろうと臨床現場であろうと，これらの教師たちは，実践において看護師らしく思考し行動することへの糸口を学生たちに与えるのである。それぞれのパラダイムケースの章では，そのパラダイムケースを，他の教師からの事例も引用しながら説明する。

　これらのパラダイムケースは，私たちが，現在認識している看護教育における難題や問題の解決法について，いくつかの可能性を示している。それぞれのパラダイムケースは，看護専門教育における学習の3つの徒弟式学習領域を統合し，臨床と教室での教育の統合を実現し，実践のスタンスから教育するという教育スタイルを強調している。

---

* 訳者注：倫理的に改善が必要な状況に際して，患者など他者に代わって代弁するだけでなく，主体的に行動し必要な変化の推進力となる人をいう。

第2部
重要性・非重要性の識別力を育成する

> 　私は，臨床現場でのほうがよく学べます。実際にあることを行ってみると，それについてよく理解できるのです。そのうえ，臨床では，患者によって，異なる物事に対して異なる調整をたくさんしなければならないことがよくあると思います。それは，教室では行えないものです。患者が，こうだったらああだったらどうするか，ということを考えることは教室でもできます。でも，実際に臨床現場で遭遇したことはしっかりと身につきます。けっして忘れることはありません。

　これは，ある看護学生の観察である。ちょうど，教科書のなかの徴候や症状についての記述と，病気の患者が実際に示すものとの間に相違があるように，教科書での学習と臨床現場での働きながらの学習との間にはギャップがある(Benner, 2005)。

　看護学生は，教科書や教室で学んだ生理学や病態生理学と，実際に実践現場の患者にみられることを，常につなげて考えなければならない。さらに一歩先に進んで，その情報を，アセスメントと介入のための示唆につなげなければならない。しかし，教室で教えられる生理学や病態生理学の抽象的な知識と臨床現場でとるべき行動への示唆との間のつながりは，「ごく自然に」理解できるものではないのである。実践に入っていく他職種の初心者と同じように，看護学生は，1つのことだけに集中することがよくある。熟慮を要する問題解決，明白なタスク，あるいはただちに必要な患者ケアに集中する。その結果，臨床状況を全体的に把握できないことがよくあるのだ。患者の徴候・症状の重要性や関連性を，治療や他の行動の可能性を示唆するものとして認識するためには，学生は，特定の臨床状況の性質に関して知覚的に把握することとナラティブな理解が必要である。

　学生が実践の状況下で知識を活用するにつれ，その学生はその知識についての新たな理解や糸口を獲得する。それは，特定の状況において，どのように，いつ，どういうわけで関連しているのかを理解するという

ことだ．学生は，実践的臨床状況が何を意味しているのかについて理解を深めることによって，また状況下での認識力や行動しながら思考するための自身の能力を高めることによって，知識を"活用する"能力を高めていくのである．言いかえれば，学生は状況が求めていることに関連づけて考える認知能力を高めていくのである．看護教育者にとって重要なのは，学生が，知識の獲得と活用をうまく連携できるように支援することだ．私たちは，これを"重要性・非重要性の識別力（sense of salience）の育成"と呼んでいる．

　顕著なことを認識する能力をもつこと，つまり，臨床状況においてより重要なこととそれほど重要でないことを認識できることは，状況下における臨床的論証の第一歩である．初心者である1年生は，行動に優先順位をつけることを学び，経験から学んだことを振り返り，そして，それを反映して次回の実習時のケアを改善していくことを学ぶ．最終的に，長時間にわたるこの経験的学習のプロセスが，よく出くわす臨床状況に関する重要性・非重要性の識別力を高める．この段階になると，学生は，もはや，すべての項目の優先順位を深く考えるようなことはなくなる．項目のいくつかは，類似した以前の経験に基づいて考えると，"明白"になるからである．このような臨床経験の繰り返しが，看護実践における優先事項をさらに識別していく能力を高めていくのである．これが，私たちが重要性・非重要性の識別力と呼ぶものなのである．

　重要性・非重要性の育成は，特定の状況との関連で行われなければならない．そして，教師が，経験的学習の機会を提供することが必要で，これは"状況下での教育"と呼ばれる．教師と学生が臨床現場にいようと教室にいようと，看護教育者は，特定の状況について何が重要（最も顕著で重大なもの）であるかについて学生をコーチングしなければならない．そして，学生が自分のもてる知識をたぐり，それに基づいてどのような行動をとるべきか決定できるように導いていかなければならない．それによって，学生の臨床的想像力をふくらませ，臨床的論証のスキルを発達させていくことができるのである．

　臨床現場を観察するなかで気づいたことだが，教師は，看護実践に必

要な知識を特定の患者の懸念事項（それが生理学的，人間関係，薬理学的事項のどれであっても）におきかえるために，臨床的論証を使って学生たちを指導しコーチングしている。それをある教育者は次のように説明する。「心不全についての質問をするときには，『右心不全と左心不全には，生理学的にどんな違いがありますか』などという問いはしません。たとえば『左心不全の患者には看護師はどんなケアをしますか』『注意しなければならないことはどういうことですか』といった質問をするのです。学生には，そのときの看護師のケアは，呼吸器系の問題を中心に考えられなければならない，ということを知っていることが期待されます」。

　私たちは，教師によるそのようなアプローチを繰り返し観察した。看護教育者は，多くの種類の論証や行動戦略を，おおざっぱに解釈された非常に幅が広い「クリティカルシンキング」という概念のもとで，ひとくくりにしてしまいがちである。しかし，実際の臨床現場では，それよりもはるかに多様性があり，特定の状況に根ざした教育方策がとられている。学生に質問し対話を促すやり方は，学生が臨床状況における重要性を把握できるように指導しながら，学生の知識，熟練したノウハウ，倫理的態度を統合・発展させていくうえで効果的な方法である。学生が重要性・非重要性の識別力とスキルを発達させていくにつれ，学生が自己の臨床的想像力と臨床的論証をより頼りにできるように，教師は教え方を修正していけばよい。

　この第2部のパラダイムケースでは，私たちは，ダイアン・ペストレッシに焦点を当てた。彼女は，特定の患者たちの事例を通じて，学生の重要性・非重要性の識別力を育成している。ペストレッシは，中堅の看護教育者であり，南カリフォルニアのコミューター大学＊であるサドルバック・コミュニティ大学で教鞭をとり，地域の病院で臨床実践も行っている。

＊訳者注：コミューター大学とは，アメリカのキャンパスには，かなりの数の学生を収容する学寮があることが多いが，そのなかで学寮をほとんどもたずに，大半の学生が地域から通学するタイプの大学をいう。

第5章
パラダイムケース ダイアン・ペストレッシ 実践者であり教師

　私は看護課程の第4学期の学生を教えています。第4学期までには，学生は患者のアセスメントや危機に直面する患者・家族への対応などを学んでいます。この時期の学生は，コミュニケーションスキルと，急性期の患者の状態における微妙な変化を認識する能力を鍛えておくことが非常に重要です。なぜなら，たとえば，私たちが先週話し合った例で考えると，患者の意識レベルは，神経系統の状態の悪化を示すものとして，最も注意しなければならない敏感な指標となるからです。こういう病状では患者は一般的にこんな反応をするということを学生がわかっていなければ，こういうわずかな変化をとらえることなどできないでしょう。ですから，通常だったらこんな反応をするということを知っていることによって，アセスメントの際にそういった変化をとらえたり，微妙な変化に気づくことができること，それは，基礎的なものです。

　ダイアン・ペストレッシ Diane Pestolesi は，教室と臨床の両方で教鞭をとるパワフルな教師だ。自己の実践を振り返り，自分の能力にも自信をもっている。教室では，自身のクリティカルケア領域の看護師としての実践を臨床的教育に結びつける。授業でペストレッシが焦点を当てたのは臨床状況についてである。学生は臨床上の問題を解決するよう促される。授業中，彼女は教室を歩きまわり，学生に質問し，学生からのコメントに答える。自信をもって簡潔に語り，学生に矢継ぎ早に質問を投

げかける。

　しかし，彼女は，どのようなときにどのように加減して教えなければならないかを心得ている。たとえば，臨床現場で学生と1対1で話をするときなど，「権威主義的で威圧的な印象を与えないよう気をつけています。私は6フィート（約180 cm）と背が高いので，そしてほとんどの学生は私ほど高くないので，そのような印象を与えないようにするのは結構難しいものです」と言う。そこで，ペストレッシは，学生といっしょに椅子に座って話すよう心がけている。そうすることによって，「自分が学生の臨床行為に与える負の影響をできるだけ少なくする努力をしている」のだ。

　ペストレッシは，教材を確認し，いろいろなことを決めながら授業の準備をする。「講義ノート，パワーポイント，熱傷についての私自身の事例研究など，教材すべての内容を把握していることを確認しました。そして，それにもう一度目を通しました。それから，それが，ショックにどのように関連しているのか学生にわかってもらうために，特に注意してほしい主要なポイントにはマーカーで印をつけました。ショックについて学生はすでに学習しているので，学生がすでに知っていることのうえに新たな知識を構築していけるように授業を構成しました。授業のはじめに［学生への質問に］少し時間をかけました。学生たちが授業開始時にどこまで理解しているのかをはっきりと確認し，今日の授業が終わるころにどこまで教えなければならないかを，自分自身で確認しておきたかったのです」。

　ペストレッシにとっては，出発点と終点を明確にしておくことが，その授業全体をどのように進めて行けばよいのかという目安になる。たとえば，内科外科看護の上級レベルをいくらか学んだ学生を教える場合について，ペストレッシは次のように語っている。「このレベルでは，私が新人看護師として知っておくべきだと考える主要な概念を，学生たちがいかに臨床に応用し，自分のものとしてしっかり身につけ，生きたものにすることができるかを教えたい。それが，私なりの職能開発入門です。難解な医療用語で学生たちを圧倒するのではなく，準学士の看護師

が実践を安全に有能に行うために必要な基礎的情報をしっかりと植えつけるようにしたいと思っています」。

　ペストレッシは，学生が実践に入っていくために必要なことのすべてはとうてい教えられないということも理解している。「私たちに割り当てられている時間内で，上級の内科外科看護のすべてを学生に教えられる人などどこにもいません」。ベテラン教師の特性であるが，ペストレッシは，学生に習得してほしいと思うことに焦点をおくためのアプローチを，フットボールのコーチ，ジョン・ウーテン John Wooten の言葉を引用しながら説明する。「すべてを知って，そのうえで何を学ぶか，それが最も重要だ」というこの言い得て妙な名言を引用しながら，彼女は自分の授業を，累積的・反復的な実践だと要約する。彼女は，学生たちに質問をすること，好奇心をもつこと，臨床状況について十分な情報を自分がもっているかどうか問いかけること，自己の経験を振り返ることを学んでほしいと願っている。

実践から引き出す

　それが教室の授業であろうと臨地実習であろうと，ペストレッシは，自己の実践経験を授業の中心にすえて直接的に活用する。単に自分の実践について語るのではない。授業を構成する指針として自己の実践での経験を活用するのである。「たいていの場合，臨床での経験が，授業で提示するものをおのずと構成します」。以下の彼女の説明を聞くと，集中ケアにおける彼女自身の実践が，授業で何を強調するかということを形成しているのがよくわかる。

　　　私は，現在，オレンジ郡で集中ケアに携わっています。私が臨床で遭遇することが，私の教え方に大きな影響を与える１つの要因となっています。ですから私は，授業では，大半の患者に最もよく見受けられることを強調します。そして，自分が臨床現場ではそれほ

ど重要ではないと考えることは，あまり強調しません。また，テクノロジーの活用も増やしました。臨床でよく使いますし，そこにはよい情報がたくさん詰まっていると思うからです。（現在利用可能な）テクノロジーの活用と私自身の臨床での経験が，おそらく，私の授業に最も大きな影響を与えていると思います。

ペストレッシは，学生が理解できるような解釈を加えながら自己の実践の世界を伝える。彼女はただ単に臨床現場でどのようなことが起こるかを伝えたり，どのような落とし穴が潜んでいるかを警告したりするだけではない。教えながら，彼女は，自分が実践で見かけることや行うことを認識し，名前をつけ，組織化し，伝達する。彼女は，自分に見えることや自分が話していることを，学生が想像できるようなやり方で授業を進めていくのである。ペストレッシは「『理論』で学ぶことと臨床で遭遇するかもしれないことをつなごうと努力しています」と説明する。

事例，短い描写，ストーリー

ペストレッシは，教室ではいつも実践に立ち返りながら，学生が知らなければならないことに学生を導いていく。彼女は，臨床での経験的学習を教室で補強し，次のような事例やストーリーを活用しながら，重要性・非重要性の識別力を育成していく。

> 教室の授業においてどのようにして経験的学習とのつながりをもたせるか。私は，語り，事例発表，問題解決型学習（problem-based learning）などを通じてそれを行います……指導補助教材としての事例研究の活用を増やしました。私は，すべてのトピックに関する事例をもっています。1つのトピックに関して1例以上の事例を提示できることもよくあります。でも，授業でそれまでの説明を止めて，ストーリーを語ると……いつも肯定的な反応が返ってき

ます……なぜなら，ストーリーは学生にインパクトを与えて記憶に残るからです。生き生きと訴えかけることができるからです。そして，学生はその日，自分たちの患者を教室で想像することができるのです。そして，他の学生たちがその話題について語るとき，別の視点が提示されます。たとえば「これはこのように応用できるね」と言えば，学生は「そうだ，やり方はこれ1つだけではないんだ」と［いうことを理解します］。私が目ざしているのは，「そう，これが規則，これが私たちが行うよう期待されていること」ということを学生にわかってもらうこと，そして，そのうえで批判的に物事を考え，それにかかわる複雑な病態生理を理解してもらうことです。

ペストレッシは，実践と病態生理学や薬理学とのつながりを示すために，たとえば次のような方法を使う。学生には，まず「『技術的には，これが，今あなた方が理解すべきことです』と伝え，それから『つい先日，私は男性患者を受け持ちました』とその患者について説明します。患者のストーリーを語り，描写することで私が目ざすのは，学生たちが患者をより現実的に感じられるように描くこと，そして，その患者のケアについて私がどのような思考プロセスをとるのか，また治療に関する意思決定をどのように行うのかを学生たちに理解してもらうことです」。このように，ペストレッシは，自分が患者についてどのように考えるのかを説明することによって，看護師として，患者ケアに関する詳細，つまり，患者情報，検査結果，医師の指示，看護記録などすべてを，どのようにふるい分け，仕分けしていくのかを具体的に示して見せるのである。

ペストレッシはまた，自分の経験について非常に率直である。彼女が学生に話した事例の1つは，看護学校を卒業したばかりのころ，自分が実際に犯してしまった重大なエラーについてであった。

　　私はシンスロイド*の静脈注射を甲状腺機能低下症の患者に投与

＊訳者注：わが国での一般名はレボチロキシンナトリウム水和物。

することになっていました……投与量がとても多いなと感じました。薬はバイアルに入って運ばれてきたのですが，3本あったのです。それを見たときにも，量が多いなと感じました。それで，薬剤部に電話を入れました。すると薬剤師は「そうですね，多いけど，投与許容量の範囲内ですよ」と言うのです。私はそれでも何となく違うんじゃないかとヒヤヒヤした思いはもっていました。

　患者のところに行って，静注を開始しました。それでも，やはり量が違うんじゃないかという思いをぬぐいきれませんでした。それで，カルテを確認することにしました。医師の最初の処方を確認するためです。そのときまで，その確認をしていなかったのです。でも，それは私が最初にすべきことでした。

　エラーでした。私は，処方量の3倍の薬を投与してしまったのです。

　私は，体中がカッと熱くなり，次の瞬間にはスーッと寒気が走りました。「私の看護師のキャリアはこれでおしまいだわ。免許を剥奪されてしまう」と思いました。急いで医師に電話してエラーを伝えました。「大変申し訳ありません。ひどい与薬エラーをしてしまいました。先生の患者さんにシンスロイドを処方量の3倍投与してしまいました。患者さんを救うにはどうしたらいいですか」。医師は，不整脈が出ないかどうか患者の観察を続けること，インデラルをポケットに入れておくこと，頻脈が起こったらすぐにインデラルを投与すること，という指示を出してくれました。

　私は，同僚看護師たちに私の他の受け持ち患者のケアを頼んで，その患者の部屋でずっと観察を続けました。患者は，とてもそわそわし始め，体が火照り，そして手術後はじめて便意をもよおしました。患者には，甲状腺機能亢進症のあらゆる諸症状が如実にあらわれました。患者を扇いだり，額には冷たいタオルをあてたりしました。そしてずっと彼女に付き添いました。幸い彼女の脈拍はずっと120以下でした。

　不整脈は起こさずに彼女の症状は落ち着きましたが，私は今後，シンスロイドの投与量を絶対に間違わないだろうと思います。以後，薬を投与するときには，いつも医師の処方箋の原本を確認し，

疑問が生じたときには医師に電話して確認するようにしています。自分の第六感に反するようなことは絶対にしないことにしました。私は，ひどいミスをしてしまいましたが，それでもその状況をなんとかしのぐことができ，看護師を続けることができるということを学びました。患者さんが無事だったことにほんとうに感謝しています。勤務帯終了時に，私はインシデントリポートを書きました。

　この説明で非常に印象深いのは，彼女が自分自身がそのときにどのように感じたかをよく覚えていることである。免許を取り上げられるかもしれないと感じた恐怖，患者の状態についての恐怖，薬を準備しながら何かがおかしいと感じたこと，患者について払った注意，そして特に患者が経験した症状などについて，すべて覚えていることである。

　彼女は，自分自身のストーリーを使う理由を次のように述べている。「ある意味，かつて教師も自分と同じだった，なら自分でも大丈夫だという気持ちを学生にもってもらえると思うのです。なぜなら，学生たちは『先生は与薬を間違えたことなど絶対ないでしょう』と信じ込んでいるからです」。彼女が目ざしているのは，自分の過ちの話をすることで，エラーが起こらないようにするにはどうしたらよいのか，またもし起こったときにはどう対応すべきなのかを学生に教えることだ。彼女は，正直であること，誠実であること，すぐにエラーを認めること，そして患者にずっと付き添うことを強調した。また彼女は，そのストーリーを使って，甲状腺機能亢進症についても教えている。その症状がどのようにあらわれるのか，患者はどのようなことを経験するのかを説明した。「私は，この事例を使って，学生たちに，私の与薬エラーのせいで患者がどのように甲状腺機能亢進症になったか，またそれにどのように対応したかについて説明しました。試験では，甲状腺機能亢進症についての設問は全員正解でした」。

　このストーリーは，人の感情には認知的な部分があると同時に，感情は直覚力とも絡み合っていることを示している(Folkman & Lazarus, 1982；Merleau-Ponty, 1962)。たとえば，ペストレッシが自分の患者の危

険について深く考えるとき，学生は彼女の声のなかに不吉なものを感じとる。彼女が具体的に語る患者の症状の1つひとつが，その状況でどのようなことに注意がなされなければならないのかを示唆している。結果がよかったことを告げる彼女のほっとした声の調子は，甲状腺ホルモン薬の過剰投与の重大な意味と危険性を強調する。薬の過剰投与によって引き起こされた甲状腺機能亢進の症状の「嵐」を患者がなんとか耐えしのぎ，患者の安全が明らかになってくると，十分に責任が果たされたことに対して示されるペストレッシの誇りと安堵は，「正しいことをすること」それ自体が医療者にとっての報いであることを示す。彼女は，与薬エラーに直面して責任をもって行動することが，最善で唯一の選択肢であるという真実を，学生に具体的に示してみせたのである。

　ペストレッシのストーリーは，究極的には，看護実践の具現化についてである。学生は，ペストレッシの対応，彼女の声の調子，彼女が懸念したことのなかに道徳の羅針盤を見いだすのである。彼女は，自身の第六感を無視しすぎないように警告する。彼女と一体となって，学生たちは，倫理的態度についての道徳的指針を理解するのである。自責と後悔の念は伝えられるが，罪悪感，自己叱責，あるいは完璧主義などは聞こえてこない。最悪の事態が起こったときに，正直であることと勇気をもつことを学生に教える一方で，ペストレッシは，自身の体験から誠実に患者への懸念を第一に考える行動をとれば「過ち」を乗りこえることができる，ということも学生たちに教えているのである。

　ペストレッシは，教室や臨地実習での指導に彼女の実践からのストーリーや事例を織り込んでいくように，私たちのインタビューでも，つねに教室での講義や臨床での指導についての例を次々とあげながら説明した。そうした異なる世界を行き来できる彼女の能力が，彼女の指導の特徴であり，教室にいる学生たちに，内科外科病棟の患者とともにいることを想像させ，次になされるべきことを決定させたり，なぜそれが必要なのかを考えたりさせるのである。彼女は，臨床での事例を語ることによって，学生を自分の臨床現場に誘うのである。自分の語りを通じて，学生にも，その患者をみること，検査結果を読むこと，患者が経験して

いることを理解しようとすること，そして患者が必要としていることについて臨床判断を行うことを経験させ，学生たちの臨床的想像力を発達させていくのである。

　ペストレッシは，教室で病態生理について話し合うための出発点として事例研究を活用する。そして，学生には，自分の患者との経験を互いに話し合うようにすすめる。特定の患者についての懸念事項を教室で話し合う重要性について，ペストレッシは自分のアプローチを次のように説明する。

　　来週は内分泌について話し合います。内分泌の事例を2つほど使います。その目的は，事例を一語一語検討することではなく，その事例を学生自身の臨床での経験と比較することです。トピックは内分泌ですので，学生が内分泌関連で大きな問題をかかえた患者を担当した経験があるといいですね。臨地実習指導では，1日が終わった時点で，臨床教師は自分が指導するそれぞれの学生がその日臨床でかかわった内容を把握しています。ですから，インスリンを投与している患者とか副腎クリーゼの患者などを担当した学生がたいていいるので，そうした学生に患者がどのような様子だったか，どんなケアを優先的に行ったか，なぜそれをしたか，どのように行ったかなどについて話してもらうようにしています。最終的に目ざすのは，その経験を理論［教室での教材］に結びつけ，その患者のケアをする機会がなかった他の学生たちとその経験を共有させることです。ですから，［学生は］まず自分の経験を振り返り，グループごとにその経験を分かち合います。それから，事例をより構造的に検討していきます。学生には事例を事前に配布しておきます。学生には予習をして，授業までにその事例の患者について理解を深めておくように指導します。もしかしたら，その週は内分泌系の問題をかかえる患者を担当した学生が誰もいないかもしれません。ですから，そういう場合，事例研究は，臨床実践で理論［教室での教材］を補強するための予備資料になります。

ペストレッシは，自分の経験に関連づけて考えるように学生たちを促すことによって，学生たちが自己の実践観を明確に表現できるように指導する。これは，学生が自分の行ったケアを振り返ることを学ぶための1つの方法である。また，自分自身の実践を明確に表現すること——自分が何を行うか，どのようにして実践するか，そしてなぜそれを行うか——は，授業で扱うトピックを整理したり，情報を提示したり，自分の授業で特に指摘したいことを強調するために，ペストレッシ自身も行わなければならないことである。これらの解釈的教授法のどちらも，臨床状況での重要性・非重要性の識別力を発達させる指導に役立つ。

　ペストレッシは患者の典型的な事例や具体的事例もよく使う。そうすることによって学生が授業により積極的に参加すると考えるからである。

> 　私は，これらのことを病態生理学に基づく部分の授業に組み入れています。病態について教え，それを重症な患者の例に当てはめて考えると，学生がより積極的にかかわるようになるからです。たとえば，最初のテストは，病態生理学を含む心臓血管系，心電図，ACLS（二次救命処置），心機能不全の範囲で行いました。リーダーシップのスタイルも出題範囲に入れました。
> 　テストでは，とても権威主義的なリーダーシップのスタイルを示す事例を用いました。そして，事例に関するいくつかのシンプルな質問をしました。このリーダーシップはどんなタイプですか，あなたはどんなタイプのリーダーですか，といった質問です。私たちは，異なるタイプのリーダーシップについても学習しています。ICUのEMT（救急医療技師）の役割についても話をし，権限の委譲とフィードバックについても話します。もし学生が，看護師の資格をもたない補助的人材が行える急性期ケアについて知らなければ，病院のウェブサイトで調べなければなりません。

　ペストレッシは，重症患者について自分が実際に経験した事例を使って説明すると，学生たちは自分が教えようとしている病態生理学により

興味をもち，積極的にかかわるようになることを確信していると述べた。彼女は，学生に答えを探させる質問を投げかける。修辞学的な質問ではなく，学生がその答えを探すのに自身でかかわらなければならないような質問である。ちょうど臨床実践現場で遭遇するのと同じように，答えをいろいろな方向から探ることもある。彼女は，学生に1つの単純明快な答えを求めているのではないのである。

　学生たちは，ペストレッシが実践現場で継続して経験を積んでいることが自分たちの学習に重要な意味をもつと評価している。熟練した臨床家であり，「あらゆること」を予測できる実践者として，彼女は，学生が新たな処置を行う前に質問を投げかける。ある学生は，ペストレッシのことを次のように評している。「彼女が看護師であるという事実……彼女は週末に臨床で働くのですが……それが私たちに模範を示してくれます。彼女は臨床にいて……現場を知っているんです……だから，彼女を信頼して尊敬できます。彼女が私たちに話してくれること，彼女が行っていることを信頼できます。彼女は最新の情報をもっていて，よく知りよく把握しています。それにすごく頭がいい。彼女は，これから起こりうるあらゆることを予測するんです。非常に熟練を積んでいるということがよくわかります」。

自分の学生を知る

　ペストレッシは，教室で，臨地実習後のカンファレンスで，また臨地実習病棟で，学生にいろいろな質問を投げかける。そうした質問を通じて，彼女は学生を理解し，学生がどのような推論をするのか，どのあたりで支援やコーチングを必要としているかを理解する。彼女は「私が気にかけるのは，あなた方が自分のすることについてどのように考えるかということです」と学生に伝える。彼女は私たちにも説明した。「学生がどのように考えるかを理解しようとすること，自分のクリティカルシンキングのスキルを改善することに焦点を当てさせること，そして次の

質問をするように刺激すること，これらすべてが重要です」。彼女は，彼女の臨床指導から学生がどのように思考するかを，彼女自身がいかにして学ぶかということを示すために，次の事例をあげた。

> 私は，私自身の臨床経験をベースにして，学生が臨床で見かけるかもしれない事がらを示しながら，理論［教室］で学ぶことと臨床で遭遇するかもしれないことをつなげられるように支援します。たとえば，昨日，学生の臨地実習指導をしました。そこで，私たちが考えたコードブルー［患者の心肺蘇生］を体験させました。私は実習をしている学生の様子を見てまわり，学生が担当しているのがどんな患者か，学生が患者に対してどんなケアをしているのかを把握しました。そして，コードブルー状態は，それぞれの学生の患者のその日の臨床状況に合わせて設定しました。たとえば，こんなふうです。「あなたは休憩から帰ってきたところです。人工呼吸器をつけているあなたの腎不全の患者は今……」。学生はアルゴリズムについて考えなければならないばかりでなく……それを自分の患者にどのように適用するかも考えなければなりません。こういう場合，私は学生に対していつもより我慢強くなければなりませんし，場合によっては物事を考えるヒントを少し与えるかもしれません。でも，わかるんですよ。誰が批判的に考えることができるか，誰が問題解決がうまいのか，誰が落ち着いて考えることができるか，誰がそうできないのか，よくわかるんです。こうすることによって，自分の学生についてずいぶん多くを学ぶことができます。

ペストレッシは，学生が担当する患者について学び，何がなされなければならないかを考え，シナリオを与えることによって，状況に即した質問を学生に投げかける。彼女は，学生が知っている患者，つまりその日の昼間にケアした患者を例に使うのだ。そして，学生がすでにもっている知識のうえに構築していくことができるような「もし……ならば」の質問を投げかける。彼女は，学生が，その問題をこれまで考えてみたことがなかったような側面からとらえられるようにするために，学生が

思考を次のステップ，次のレベルへと進めていけるように，つねに学生の背中を押している。しかし，彼女は，それを非常に巧みに行う。学生の能力，経歴，性格を理解したうえで，彼女が学生にこうなってほしいと思うような看護師の視点で，それを行うのである。

　ペストレッシは，自分の学生たちが教育を最大限に活用できるように支援し，特に第二のキャリアとして看護を選んだ学生たちのことを気づかう。「社会人入学生たちは，成人の学習者として教育を受けます。彼らに必要なのは，教育を成功体験とすることです。私たちは，何が良くて何が悪いのか，また何が成功で何が失敗なのかを早計に判断しません。大切なのは，『何を学んだか，何を変えたいか，もう一度やり直すとしたらどうするか』を考えることです。どこに到達するかについては，そのような学生にはできるだけの裁量権を与えるように心がけています」。

　自分の学生がどのように考えるかを知ることによって，臨床指導者として，ペストレッシは，処置や技術を自分でやってみるようにいつ学生を後押ししたらよいのか，そしていつその後押しをやめるべきなのかをよく知っている。「私は学生たちを彼らが思っているよりもう一歩先に進めるように後押ししたいのです……けれども，後押ししすぎて，崖から転げ落ちさせてしまうようなことはしたくないのです」。彼女は，学生の限界と強みを知っているのである。「だから，より基本的なことからより複雑なものへと徐々に進めます。そして，私たちが安全で適切かどうか確認してあげるから，自分の能力でできるかぎりのところまで押し進めていくように，と励まします」。学生がまず単純なものから始め，より複雑な実践やアイディアへと進んでいくように指導することによって，彼女は，病態生理学，薬理学，看護理論，社会理論や行動学的理論も包括したうえで，学生が1人の患者の臨床的全体像を理解しているかどうか，ということについてよく把握できるのである。

コーチング

　ペストレッシが，重要性・非重要性の識別力を育成するのに成功している１つの要因としては，学生に対してコーチングする際に微細にわたって調整をする彼女の能力があげられる。コーチングでは，学生を励まし，助言をし，学生が実際の患者をケアする前に一連の質問を行う。優れた指導者は，学生が不安を乗りこえ，自己の最善の実践を示せるように学生を援助する。そして，そのコーチングを個別の学生と固有の状況に合わせて行う。ペストレッシは，臨床環境において有能な指導者である。なぜならば，彼女は，自分の学生のことをよく知り，実践について深く背景を理解して指導するからである。彼女は，はっきりした答えのないほとんどの臨床状況について，信頼できる理解力をもっている。彼女はまた，自分のアプローチとそれが学生に与える影響について内省する。

　これらすべてにおいて，彼女が努力しているのは，自分が「ノン・ファクター」になることである。ノン・ファクターとは，教師であるために必要以上に学生を緊張させたり怖がらせたりすることがないような存在，非権威的存在であることを意味する。学生に質問するときに，威嚇的にならないように心がけている。

　　　私が臨床現場で目ざすのは，ノン・ファクターであること，ただそこにいること……権威の象徴にならないようにすること……学生に必要な情報を提供するためにそこにいること。たとえば，こういった学習が苦手な学生の場合には，私はただ「あなたに見えることを私に話して。何が見える？」といった質問をします。答えを私のほうから教えるのではなく，自分で見つけるように導きます。「そうね，じゃあね……」と言って，学生にちょっとした答えを探させることを頻繁に行います。「そうね。じゃあ，あなたへの午前中の質問はこれこれで……でも，看護師に尋ねちゃだめよ。これは

あなたへの質問なのだから……」と。そうですね，学生へは実際にはこんなふうに話すかもしれません。「これについて自分でどんなことを発見できるかやってみて。カルテを確認して，あなたがこれについて理解できるものを探してみて。そうすると，きっとああそうだって納得するわよ」。

　ノン・ファクターであることによって，ペストレッシは，自分の存在によって学生に余計なストレスを感じさせることがないよう心がけているのだ。彼女は，学生の知識を引き出し，学生がその特定の臨床状況の性質を理解できるような質問を投げかけることによって，できるだけ肯定的に学生に働き掛けていきたいと思っている。

　ペストレッシは，また直接的なガイダンスも行う。与薬の準備をしている学生とペストレッシのやり取りを観察したが，学生をびくびくさせないようなやり方でガイダンスを行うペストレッシの能力はきわだっていた。2人は薬を計量し混合するそれぞれのステップを話しながら確認して進めた。ペストレッシも学生も，それぞれ質問をし，お互いの考えていることを明確にしていた。

実践における彼女自身のスタンスから教える

　ペストレッシは，自分が信じていることは，究極的にはその患者にとってよいことだと確信している。その信念に基づいて，ペストレッシは，患者を中心とする学習に向けて学生をコーチングする。ペストレッシの上級レベルの内科外科看護の授業では，ナラティブを用いたり，患者の脈絡を考えたり，また患者の状況を解釈するといったことを行いながら，状況に埋め込まれていることを教える。特に彼女は，学生が，教科書に書かれている内容についての抽象的な理解を，臨床状況から新たに得た知識でよりゆたかなものにしていけるような質問をする。それから，このよりゆたかになった知識を使って，将来の臨床状況への対応を

考えさせる。彼女の質問は，学生に状況の本質をより明確に理解させる。特に彼女は，まだあまり経験のない学生が，構造化されていない臨床状況において最も顕著なことは何かを把握できるように支援して，どれが最も優先順位が高いことなのかを学生が決定できるように後押しをしていく。

　患者の安全に最も注意して，時間をかけて学生を指導していく。ペストレッシは，次のように語る。「私はちょっとした使命を感じます。学生とのこうしたやりとりでは，『私はあなたがそれについて知っているかどうかを確かめます』というよりも，むしろ，『私たちはこれを知っていなければならない……一緒に協力してその情報を入手しましょう……』といった気持ちです。私は，臨床現場において，学生がクリティカルシンキングを行えるように後押ししていきます。クリティカルシンキングとは呼ばずにですが。でも，それができなくても罰したりなどしません。むしろ，学生がたどるその過程，プロセスを楽なものにしてあげたいと思うのです。そして，どんどん質問を続けられるような環境をつくってあげたいのです」。

　ペストレッシは学生に対して大きな期待感をもっている。そして，そのために，学生は彼女のことを尊敬している。ある学生は，ペストレッシの講義を録音して，散歩しているときにそれを聞くのだと言った。ペストレッシは，学生の教育については学生にも責任があると考えている。「これは学生にも話すのですが，私が考えることの1つは，人は学習するとき，自分の学習に責任をもたなければならないということです。学生には言います。『あなた方を水辺まで連れて行ってあげることはできるけど，水を飲ませることはできない』と」。彼女は，在学中も卒後も，自身の学習の責任は学生にあることを強調する。彼女はまた学生に自身の学習を「方向づけ」するように指導する。「学生には，科目で合格点を取るのに必要な知識を得るためには，学習のプロセスを自分自身のものにすること，読書をすること，他の人たちとは違うかもしれない準備を行うこと，それらすべての責任は自分でもたなければならないときっちりと伝えています」。

同様にペストレッシは，教室でも学生と自分が，また学生どうしが積極的にかかわるように求める。

> 私はスプーンで食事を口まで運ぶようなことはせずに，学生により責任をもたせるように心がけています……シラバスをご覧になるとわかると思うのですが，講義ノートはすべて「ブラックボード*」に載せています。だから学生は自宅でそのページを開いて印刷すればいいのです。なぜそうしているのかといえば，学生に授業中にただ机に座って黒板に書かれていることを次々に書き写すだけというようなことをしてほしくないからです。学生に積極的に授業に，議論に参加してほしいからです。そして資料はすでにすべて渡しているわけなので，学生にはそうした資料にあらかじめ目を通しておく責任があります。そうして準備しておけば，教室での授業に十分に積極的に参加できます。

ペストレッシは，学生に先を見越して行動するよう，学習する方法を見つけていくように指導している。「学生は，自分を取り巻いていることを積極的に探し，そのような事がらに積極的にかかわっていかなければなりません。私は，自分の学生たちが先を見越して行動し，積極的にかかわり，消極的にならないという事実を大いに誇りに思っています。だから，学生には『椅子にのんびり座って，いつかきっと学べるなどと思わないようにしなさい。自分自身をその事がらのまっただ中におきなさい。臨床では，リスクを引き受けなさい。積極的にかかわりなさい。でも，安全であることは確認して。それでも，臨床で学べることを自分で積極的に探して』と言うのです」。

ペストレッシが学生に対して大きな期待感をいだき続けることができるのは，彼女の同僚たちも同じように学生に期待をしているからだ。ある同僚が1人の学生について話してくれた。その学生は，ある患者が虫垂切除術後になぜ7日間も病院に入院しているのかわからなかったと言

---

* 訳者注：アメリカの大学で多く使用されている学生のための教育支援用ウェブサイト。

う。いろいろ調べたのち，その学生は，その患者には腸に壊疽があったことを学んだ。その教師は，実習後カンファレンスの様子を次のように説明した。「私たちは，その日，実習後カンファレンスでとても長い大議論をしました。探究的な姿勢をもつことがどんなにパワフルかなどについて……もし教科書に書かれていないことを発見したら，私たちは，患者がなぜそこにいるのか，そしてもし患者の診断と関係のない薬が処方されていたら，なぜその薬が出ているのかについて徹底的に調べなきゃいけない。なぜそれが起こっているのか，なぜ患者がそういう状態になっているのかについて，もう少し疑問をもって探究していく姿勢をもたなければならない。そんなことを議論しました。そして，それは経験から得られることです。学べば学ぶほど，そういうことは危険信号として目に入ってくるものです」。

　ペストレッシと彼女の同僚たちは，学生に質問を投げかけ続けることを，専門職としての主要な責任だと考えている。したがって，ペストレッシは，自分の教育の目標は，それぞれの授業で多くの教材をただ単に教えることではなく，学生を導いていくことだと考えている。彼女はそれまでに学んだ病態生理学，薬理学，社会科学，行動科学などの知識を引き出していくように学生を指導する。それは統合的学習の１つの模範を示しているのである。看護師という仕事をしている間はその姿勢をずっともち続けてほしいと学生に期待する。「この生涯学習には，それを履行するという責任と，その結果を専門職として私たちが引き受けなければならない責任があります。その両方が私たちにとって非常に重要なことです。もし学生が，臨床現場にいて，何か理解できないことが起こり，その人がその知識のギャップを埋めるために知識の供給源を模索することがないようだったら，それは私たちにとってほんとうに深刻な問題です。それでは，私たちの目標を満たしていません。それだけ［必要な情報を探さないこと］をとってみても，その学生はプリセプターの指導による実習には進めないかもしれません」。

　ペストレッシは，学生が，監督がいなくても安全に実践できるという自信をもつことの重要性を説く。

私たちが目ざすのは，学生がまだ患者にとって安全な存在でない場合，プリセプターとの実習に進ませないようにすることです。だから，私たちはとても慎重です。これは，学生が看護師になる前に，私たちができる最後の，ほんとうに最後のことです。私たちは，誰を次の段階に進ませるかとても真剣に考えます……彼らが，学生から看護師へと移行していくにつれ，私たちは彼らにかけた手綱を少しずつ緩めていきます。そして，彼らができるだけうまく私たちから離れていけるようにしていくのです。彼らは前進しながら自信をつけ……最終的には，私たちやプリセプターをしている看護師たちの助けをどんどん必要としなくなっていくのです。私たちの実践と世界中の患者に対する，市民としての私たちの責任と専門職として私たちが引き受けなければならない責任をもつことは，私たちにとって非常に重要なことです。ですから私たちは，通常，中程度の危険性がある学生を，監督があまいプリセプターの指導による実習へと進ませないように注意します。学生にはそれをはっきりと伝えます。

　このコメントの1つの印象的な側面は，看護師免許の国家試験についてまったくふれていないことだ。「学生」と「看護師」との区別は，NCLEX-RN（登録看護師免許国家試験）に合格するかどうかではなく，その人が実践を行うための準備ができているかどうかの判断によるということなのだ。もう1つ印象的なことは，市民としての責任である。ペストレッシと彼女の同僚たちは，自分たちが看護という職業に入っていくことを許可する人々のことを深く心配している。それは，彼女たちが強い統合感覚，看護という職業への責任感をもっていることの表れである。もう1つの理由は，学校に対する義務感である。円熟した実践者であるペストレッシは，患者を害するかもしれない「中程度に危険な」学生，そして実践者として教育者として専門職のアイデンティティに反するようなことをするかもしれない「中程度に危険な」学生の恐ろしさを心配しているのである。

　次の章で，私たちは，教室と臨床現場の両方におけるペストレッシの

教育に対する主要な4つの戦略を詳細に見ていく。その4つの戦略とは，それまでに得た知識のうえに構築していくこと，質問を活用すること，実践で使う知識を予行演習してみる機会を学生に提供すること，そして，学生が自分の実践を振り返ることである。その結果，彼女は，学生たちが重要性・非重要性の識別力とゆたかな臨床的想像力を発達させていくことを支援しているのである。

第6章
重要性・非重要性の識別力を養うための教育戦略

　教室での教育でも臨床現場での教育でも，ベストレッシは，状況，学生，特定の臨床経験に合うように工夫しながら，一連の教育戦略を使う。さらに彼女は，学生の重要性・非重要性の識別力と状況下で知識を活用する能力を発達させることに，看護教育者がどのようにすれば焦点を当てることができるかを実際に示している。ベストレッシの教育とその他の看護教育者の教育を観察した結果，私たちは，知識を適切に活用し，重要性・非重要性の識別力を学生が発達させていくのを支援するのに，4つの戦略が特に効果的であることに気づいた。まず，彼女は，学生に統合してほしいと期待する新たな知識を，学生が他の授業ですでに学習したことのうえに構築できるように教えていく。たとえば，彼女は，成人の心疾患の病態生理を紹介し，それから，高齢者の心不全の病態生理について論じる。つねに，新たな知識の導入とそれを学生がすでに学んでいることのうえに構築するというサイクルを繰り返すのである。次に彼女は，特定の患者の状況に関連する質問を投げかけることによって，学生に思考することを教える。3番目に，患者ケアに関する考え，アプローチ，そして発現の可能性のある合併症などについて話をする機会を学生に与えることによって，彼女は，臨地実習で行うことを学生が予行演習できるように支援する。4番目に，質問することによって，そして学生が患者の状況をよく理解することを大いに期待して，彼女は，学生が自分の実践の振り返りを行うように支援するのだ。

学習における継続性と一貫性を創出する

「科目全体を，単純なものから複雑なものへという概念で構成しています」とペストレッシは説明する。「単独のトピックから複数のトピックスの統合へ，1つの病理から複雑な病理の統合へ，そしてその複雑性においてさえも非典型的で規則が適用できないより複雑な病理へと進めていくのです」。

「単純なものから複雑なもの」へ移行していくために，たとえば，彼女は次のように始める。

> 非常に基本的なレベルでは……最も知っておかなければならないことから始めて，あまり頻繁には遭遇しないことへと移ってきます……ECG（心電図）やACLS（二次救命処置）のアルゴリズムやそうした疾患の治療について話をします。この分野のほとんどすべての患者は，ECGモニターが必要で，二次救命処置のための与薬，治療，介入を必要とする可能性があるからです。だから，まずそこから始めます。そして，次に，呼吸不全といった病態へと移ります。

そうした授業を展開していくなかで，彼女は，看護の専門用語を徐々に学生に教え，頻繁に起こる状況からあまり頻繁には起こらない状況へと教室でのディスカッションの範囲を広げていく。彼女は，学生が臨地実習の初期に見かけるようなことを紹介しながら，一般的な病気や問題についてのディスカッションから始め，徐々にそれほど頻繁には見かけない病気や問題について論じるように授業を展開していく。それから，学生が経験を重ねていくにつれ，ペストレッシは，つねに，学生がすでに習得していることのうえに構築すること，これから学生が経験するであろうことの予測を継続的に行う。

ペストレッシは，学生が彼女の授業や他の授業ですでに学んだことを活用できるように，教材を繰り返し確認し，授業内容を構築していく。

たとえば，ペストレッシはショックを扱う授業で，いくつかのトピックスをつなげることによって学生の知識と理解をいかに構築していくかについて，次のように述べる。

> 私たちはショックについて組織灌流の視点から話し合いました……そしてそれをECGの話をしたときのことに関連づけたのです。調律異常，心機能障害，低心拍出量症候群，心原性ショックがどのような症状を呈するのか，低心拍出量症候群の視点からみた場合（拍出不全）と今の状態とを比べて，組織灌流の問題を考慮して……学生が数週間前に学んで知っていることと今の症状との間の類似性を考えさせるのです。数週間前に血液量が少なくて起こるショックについて学び，それを組織灌流の問題と比べて，似ているところを論じさせるのです。組織灌流の問題を論じることで学ばせる概念は心不全です。それで，私は次のように学生に言いました。「ショックが組織灌流によるものだとわかったとします。では，少し前に戻ってそれが生じた原因が何なのかを考えてみましょう」。

ペストレッシは，学生がすでに知っていることを強化し，新たな状況において非常に重要なことを明確にすることによって，古いことと新しいことの間にある明らかなつながりを通じて一貫性を創出する。「私たちは心原性ショックについて話しました。［私は言いました］『あなたたちは，それがポンプの問題だということはすでに知っているでしょ。それならほかの原因についても考えてみましょう。ポンプが原因のこともあるでしょう。容量の問題もあるでしょう。分布の問題もあるかもしれません』と。そして，そうした視点からいっしょに議論していきました」。

ペストレッシは，つねに，前に学習したことを新たな学習内容に意図的に組み込んでいく。以前にすでに説明したことを指摘して，それについて少し復習して，それから新しい教材に移る。ペストレッシは，そのような教え方を通じて，学生が，臨床状況で重要なことを構造的に理解

できるようにすることを目ざしている。その授業のある特定の部分について話しながら、ペストレッシは、次のように語った。「随分多くを教えなければならないことはわかっていたので、学生がすでに知っていることと新しいことを密接に関連づけなければ、新たに学習しなければならない情報の量に学生は圧倒されてしまうのではないか、と心配しました。それで、学生たちがすでに知っていることにできるだけ密接に結びつけようと試みました。授業の流れはとてもうまくいったと思っています。そして学生たちも『ああ、血管収縮薬が必要です』『負荷を軽減しないと』とか『血漿増量剤が必要になります』などと質問に答えながら、とても積極的に授業に参加していました」。

　ポンプの問題だったのか、それとも心不全の問題だったのか？　拍出量分布の問題だったのか、それとも低拍出量の問題だったのか？　看護師が行うケアは問題が何かによって変わるのだ。だから、看護師は、問題の性質を把握するためには、状況のなかで重要な側面を正確に見きわめなければならない。たとえば、心不全のためにショック状態にある患者に血液を追加すると悲劇的なことになるが、低拍出量のためにショック状態になっている患者にはそれは不可欠なことだ。ペストレッシは、状態に関するこうした重要な相違について認識し理解できるように、学生をコーチするのである。

逸した学習機会

　ペストレッシと同様に他の教育者たちも、臨床で学生指導を行う際に、段階的な教授法とともに、古いことに新しいことを織り込む戦略をとっている。以下に紹介する3人の看護課程初年度の学生が説明するように、この戦略は、学生が新しい臨床スキルを1つずつ習得していく初年度にしばしば使われるようである。

学生1：私たちは、ちょうど与薬に焦点をおいた臨地実習を行ったばかりです。

学生2：毎週の授業で習う内容は異なっています。たとえば，先週は看護記録について，そして今週は与薬について学びました。臨床では，それぞれ授業で学習したことに焦点をおきながら実習を行います。通常，講義でその週に学んだことをその週のうちに臨床で実習をします。与薬については2週間学びます。それは，臨地実習日数でみると4日間ということになります。

学生1：そして，その実習は積み重ねられるようになっています。

学生2：前に学んだことを維持できるように組み立てられています。前に学習したことに加えて，今週はこれを新たに学習するというふうになっているのです。ですから，学習が継続していきます。前に学んだことと次に学んだことが分断されず，つながっていくのです。そして，これをつねに継続していかなければなりません。

学生1：最初に，まずある患者の担当になります。そして，次にその患者に対して与薬実習をするのです。

学生2：以前はこんなやり方ではありませんでした……。

学生1：ただ，アセスメントと記録を勉強して……という感じで。これまでの学習に新たな何かが加えられたと感じています。

学生3：計画的な導入とでもいうのでしょうか。臨床体験は（学生にとって）怖いものですが，（一度にいくつものびくびくする体験をするのではなく）1つの怖い体験が，臨地実習のたびに1つずつ積み重ねられていくというように構成されているのです。

　学生3の「1つの怖い体験は，臨地実習のたびに1つずつ積み重ねられていくというように構成されている」というコメントは，臨地実習初

年度では，高い危険を伴う臨床環境に学生がよりよく対応できるようにするために，知識を少しずつ積み重ねていくというやり方が重要だということを浮き彫りにしている。

　複雑なタスクをいくつかに分けて考える能力，単純化させる能力，要素ごとに教える能力は有用で，初年度の学生を教えるうえでは必要なことである。しかし看護教育者は，それをあまりに単純化させるきらいがある。実習室では，学生は，多くの臨床的処置，コミュニケーション技術，多くのタスクの実践を個別に学ぶ。個々の要素を確認して，1つの要素を1つずつ別々に学ぶ。たとえば，私たちが授業観察したときに気づいたのだが，点滴を行うための輸液ポンプの組み立ては，ステップごとに分けられて教えられていた。バルーンカテーテルなど，その他の処置の学習でも同様であった。退院後のセルフケアについての患者教育でも同じだ。このようなタスクの単純化は，複雑な臨床状況全体を把握するのを教え込むには十分ではない。臨床現場では，学生は，多くの治療や複数の疾患の相互関係など，患者の現在の状態を複眼的に考慮しなければならない。さらに，患者のそうした状況は非常に複雑で，要素ごと，あるいは部分ごとにとらえられるものではない。

　ペストレッシは，単純化にとどまらず，統合的アプローチを採用している。このやり方では，学生は，教科書や授業で学んだことを活用しながら実際的な臨床状況に対応しなければならない。学生が学んでいる知識を臨床で適切に活用できるように，ペストレッシは，教室の授業でも臨地実習でも，学んだ知識を統合するように学生を指導する。彼女は，学生が教室で学習した理論的知識や科学を実践で活用するまでは，それらの知識をほんとうに学んだことにはならないと考えている。だから，ペストレッシは，知識と実践を別々の部門として区別したりはしない。実際に区別することはできないのだ。彼女の指導法は，知識と実践は対話的なもので，相互に深く結びつきながらお互いを形成していくものだ，という彼女の理解を反映している。それが教室であろうと臨床現場であろうと，彼女は学生が臨地実習を進めていくにつれ，学生自身の経験や指導者のそれから，また学生がおかれた状況から学んでいく機会を

学生に提供する。このようにして，彼女は，臨床状況の全体に注意することの重要さを指摘し，何がとるべき行動を決定する指針となるのかを学生が学べるように指導している。

質問を活用する

　臨床現場と同じように，教室でも，状況に基づいた質問は効果的な教育方法である。そのプロセスは，対話的なツールとしての役割を果たし，学生がどのように考えるのかを知る方法であり，重要性・非重要性の識別力と臨床的論証を行う能力へと学生を導いていく方法でもある。ペストレッシはつねに，学生が次に進むために理解しておくべき事項に関して学生に質問をする。学生が自分の患者についてどう考えているのかを知るために，彼女は具体的であいまいさのない一連の質問を学生に投げかける。そのプロセスで，ペストレッシは，とるべき行動を決めるうえで，考慮しなければならない多くの情報を明らかにしていく。彼女は学生の能力について「目の前にあるのにそれがまったく見えない学生もいることに気づきました。そのような学生は，それを構成する部分まで詳細に分けて，ステップごとに指導しなければなりません。でも，それをしっかり見ることができる他の学生は，私が『私に話して聞かせて』と言っただけで，それをきっちり文章で記述することもできます」と説明する。

　ペストレッシは，学生が患者について知っていることを明確に述べられるように，学生にどのような質問をしていくのかについて説明した。この場合は，患者の呼吸状態についてであった。以下は，その学生の答え方によって，彼女がどのように学生にそれを細かく分けて考えるように促すか，またアセスメントができるように指導するかを示す事例である。

　　私は，「あなたの患者について話してみて。今日はどんなことを

するつもりですか」と尋ねます。学生は「えーと，患者はこんなで……あんなで……」と患者がどんな状態なのかを説明します。そこで，私は，「呼吸状態はどうですか」と尋ねます。もし学生が「大丈夫です」と答えれば，私は「じゃあ，ちょっとあと戻りして考えてみましょう。あなたはどのようなことを見て，患者は大丈夫だと言ったのですか」と尋ねたりします。すると，学生は，自分が患者の呼吸状態は大丈夫だと考えるもとになった情報を，頭のなかで少しずつ集めて，詳細に分析していくことができるわけです……呼吸数は増えていない，正常値の範囲内，顔色はピンク，酸素飽和度は良好，肺音はこんなで……というふうに呼吸状態をみる情報を個々に確認できます。私は，学生に自分が確認したこのようなことを，すべてわかっていても，もう一度確認するように強制します。

このように，ペストレッシは，学生に自分の患者について考えていることを，ステップごとに話していくように促す。学生が質問に答えられなかったり，間違った答えをしたときには，学生の推測がどこで間違ったのか，またどのような情報を知らなかったのかを気づかせるような質問をする。ペストレッシは，彼女の質問によって学生が恥ずかしい思いをするかもしれないということも承知しているが，質問を避けるということはしない。自分の質問が学生の学びに不可欠だと考えているからである。ペストレッシと同じような形で質問を活用する彼女の同僚も次のように述べている。もし学生が質問に答えられなかった場合，「現在勉強している，あるいは以前勉強した科目の教材から学んだ知識に基づいた質問を投げかけるようにしています。そうした質問によって，学生は，自分がすでに正解を知っていたことに気づいていつも驚きます。学生たちは，ただ，それをどのようにして見つけるかについての指導が必要なだけ」なのだ。これは，特定の状況下において，関連する知識を認識したり活用したりすることを学生にどう教えるかを示す事例である。

ペストレッシの学生たちは，彼女の質問のスタイルを評価している。「ペストレッシ教授の質問形式の指導法はとても優れています。彼女は，

この方法で学んでいさえすれば，劣る学生など出るはずがありませんと言ってくれます。そして，実際，みんな学んでいます。学んでいる限り，成功すると思います。学びたくないと思うようになったら，それは問題です」。

重要性・非重要性の識別力へと学生を導く

　状況における重大な事がらを把握することができるようになれば，学生は，自分が達成しなければならないタスクを秩序正しく整理したり，それに優先順位をつけたりできるようになる。たとえば，「今朝，私は，主にその患者の呼吸状態に注意しよう。だから，深呼吸をしたり咳をしてもらうように気をつかったり，換気をよくするような体位に注意したりしよう」などと，優先順位を決めて患者ケアに対処できるようになる。

　ベストレッシは，ICUにおける学生とのやりとりを以下のように説明してくれた。これは，学生が最も重要な懸念事項を判別して，それに対する行動に優先順位をつけられるよう学生を支援するために，指導者が質問をどのように活用しているのかを示すものである。

　　　私は，クリティカルケアが必要とされる環境で，80歳くらいの小柄な女性患者を担当した学生を受け持ちました。その患者は，尿路性敗血症でICUに入院してきました。学生は，患者について記述しました。5ページにわたる臨地実習前の情報収集です。勤務に入って最初の時期，おそらく午前8時半くらいに，私は「あなたの患者さんのケアで，今日，優先的に行われるべきことはどんなことでしょう？」と尋ねました。彼女(学生)は，「尿排泄の変調です」と答えました。その婦人は，10日前に尿路性敗血症という診断で入院して，急性呼吸窮迫症候群に陥り，気管挿管が必要で，人工呼吸器が装着されました。そして，その前日にやっと人工呼吸器から離脱できたのです……その女性は離脱できないのではないかと心配

されていたので，人工呼吸器はまだ室内に置かれていました。その前日に，気管切開も行われていました。気管チューブへ加湿された空気が送られていました。

　それで，私は「じゃあ，あなたがなぜそれを選んだかを教えて」と尋ねました。「尿路性敗血症で入院してきたから」と学生。「そうなのね。じゃあ，今，このご婦人があなたの目にはどう見える？」と私。「体が弱った高齢の婦人ですね」と学生。「じゃあ，この女性をICUに入院させておかなければならないほど心配なことは何だと思う？　何のために彼女はICUにとどまっているのだと思う？」と私。「えーと，うーん……」彼女は考え込みました。「今朝，Pao_2について話したときのことを覚えている？」と私は尋ねました。「はい」と彼女。「値はいくつだった？」「52です」「そうね。その値，あなたは心配にはならない？」と私は尋ねました。

　私はほんとうに前に前に戻っていって確認して，一歩一歩この学生の理解を進めるようにしなければなりませんでした。最後にこう尋ねました。「この患者はすでに集中治療専門医の回診を受けていて，医師が『彼女の分泌物はどう？　どの位の頻度で吸引をしていますか。ICUを出て病棟のほうでケアできる状態だと思いますか』と尋ねていたでしょ」。

　その学生は，こうしたヒントを与えても皆目見当がつきませんでした。そこで，私はまた「Pao_2はいくつだった？　彼女は何のためにここにとどめられているの？」とたたみかけました。私は彼女ができるだけ気おくれしたり恥ずかしい思いをしないようにと懸命に気づかいながら質問を重ねました。そして，彼女はついに「ああ，問題は酸素化ですね」と気づいたのです。私は心のなかで思いました。「あーあ，こんなに時間をかけなきゃいけないなんて！」ほんとうに一歩一歩，少し前に戻って，さらにその前に彼女を戻らせていって，やっと気づかせることができたのです。このときには，私たちは患者の部屋のドアのところまできていました。そこから患者を見ながら，学生に尋ねました。「さあ，今度は，あなたの目には何が見えるか話してください」と。言うまでもなく，彼女は，さっきまでの私との問答をずっと振り返りながら，さらにもう一度振り

返って,その患者がまだ ICU にいるのは,ガス交換の問題だったということにやっと気づいたのでした。

　この事例が示すように,ペストレッシは,学生にとって,患者の臨床状況の意味を評価して理解するのはとても難しいことだと語った。その学生はカルテに書かれていることから,患者の状態を読み取ることに慣れていたので,今,目の前にいる患者に起こっている急性呼吸窮迫症候群という問題よりも,カルテに明確に記録されていた 10 日前の尿路性敗血症のほうに注意を払ってしまっていたのだ。熟練した看護師としてのペストレッシには,臨床状況についてのそのような誤解はショックなことであったが,彼女は学生にはとても辛抱強く対応した。学生の状況把握についての能力のなさを出発点として,患者の現在の状況で最も重要な側面を判断できるように学生を指導していったのである。

生涯にわたって知識を探究していくことの模範を示す

　自分の知っていることやある問題について自分はどう考えるのかということを学生自身が理解できるようにするために,ペストレッシは学生に質問を投げかける。同時にそのプロセスを通じて,彼女は,看護という実践をどう考えるかという 1 つの模範を学生に示している。まず,その人が知っていること,あるいはその人に見えていることから出発して,どのような情報が見つけられなければならないのか,試されなければならないのか,また発見されなければならないのかということへと徐々に移行していく。たとえば,ペストレッシは,酸素化の問題があった患者を受け持った学生を,その後次のように継続指導していた。

　　先週,臨地実習指導に行きました。もちろん,私が最初に行ったのは,この学生のところでした。私にはほんとうに明白なことが,彼女にはまったく見えていなかったので心配していたのです……心のなかでかなり心配しながら尋ねました。「あなたの患者さんにつ

いて話して」と。すると今度は彼女の言うことはまったく正しかったのです。私は彼女のレポートにも目を通して言いました。「よくできているわ。すごい！」。そして，続けました。「気を悪くしないでほしいのだけど，これあなたが自分で書いたの？ ほんとうに自分で書いたの？」「ええ，自分で書きました」と彼女は答えます。驚いた私は「これはあなたが先週言ったことからすると180度の転換よ。いったいどのようにしたの？ なぜ，これができたの？」と尋ねました。「ほんとうのところ，先生が私にどうしてあのような質問をしたのかよくわからなかったから。私がほんとうは何をすべきなのかよくわからなかったんです」と彼女は答えたのです。私には彼女の答えの意味がよくわかりませんでした。

　彼女は詳しく説明してくれました。「患者の優先的な問題が何かを書き記していたとき，私は，はっきりとした情報がいると思ってカルテを見に行ったのです。先週答えたことはカルテに記載されていました。そして，誰かがそれが彼女の問題だと言ったのです。そのときは，まだ患者の現在の状態を自分で見て，そこから何が問題なのかを自分で考えればわかるということに私は気づいていなかったのです。それで，情報収集に行ったときに，私は患者を観察しました。先生が私に注意してくれたこと，つまり，『この患者が集中治療室にいるのはなぜ？ 彼女はなぜまだここにいるの？』と自分に問いかけながら」。

　指導者としては，非常に単純な問いかけでした。でも，それが彼女の学びに大きな違いをもたらしたのです。ですから，そうしたことをしっかりと自分の頭のなかに刻み込みました。「そうだわ，これをしっかりと覚えておかなきゃ。すべての学生に対して，あらゆる場合に対して」と。

　ベストレッシが学生に自分の学びを振り返るように促したとき，学生は，カルテは，参考にする必要があるものの1つにすぎないということに気づいた。彼女は，患者を見て，その行為や皮膚の色，そしてまだ患者の部屋のなかにあった機器，その他の徴候などを含めたすべてを考慮に入れなければならなかったのである。

その学生は，そのような学びの経験から，仮にペストレッシがただ単に答えを提供してあげたり，彼女を辱めたり，あるいはカルテには書かれていないものを想像するようにと指摘したりするよりも，はるかに多くのことを学んだのである。ペストレッシがこの学生と交わした2番目の会話は，彼女のアプローチが有効だということを強調している。同時に，それは，教育を「正しく行う」ために，彼女が，教授法の質をより高めようとつねに努力しているそのあらわれでもある。他の多くの学生もこの学生と同じような論証をするかもしれないということを認識して，この先も彼女は「このことを1人ひとりの学生に対して，毎回，覚えておく」だろう。それはペストレッシにとって，彼女の教育についての絶え間ない振り返りと発展のなかで，「これだ！」と思えた瞬間なのである。

実践の予行演習をする

臨床的論証の中心には，看護師の深い背景的知識がなければならない。それは，時と脈絡によって限定される特定の状況がどういうものかについての理解である。この理解は経験的学習に基づくものだ（Bourdieu, 1990；Dreyfus, 1992；Dreyfus & Dreyfus, 1986）。そのため，学生が，臨地実習でその日どのようなことをしなければならないのかを考えるのを支えるために，教育者は，学生が実習に入る前に実習現場でよく質問をする。特に，その状況がその学生にとってまったく新しいものであれば，教師は，その状況を明確にしてあげなければならない。たとえば，初期の肺水腫ならば，肺に水分が貯留していないかどうかを調べるためには肺音を確認しなければならないということについて，学生の認識が遅れれば，危険が大きすぎるからである。

情報収集の課題：臨地実習への準備

　臨床教師は，学生が実習に入る前に，受け持ち患者についての情報をまとめて準備するよう指導している。患者の病歴，病気の経過，病院での治療，すべての服薬，そして，薬の禁忌や配合禁忌や副作用など，学生はその患者についての情報を収集して十分に理解できるよう準備しなければならない。

　こうした事前の情報収集は，広く行われている実践である。カーネギー–NSNA調査に参加したほとんどすべての学生が，事前の情報収集を課されていた。事前の情報収集では，学生はしばしば薬に焦点をおいていた。薬剤間でどんな相互作用や副作用が起こりうるか，患者の薬への反応に関してどういうことに注意しなければならないか，そして与薬する前にどのような検査結果を確認しなければならないかなどである。学生たちは，また，観察すべき関連する病態生理や徴候・症状などの概略を準備する。教師は，学生が与薬の準備をしているときや患者の病室へ向かう際などに，薬と患者の臨床的状態について学生に質問する。

　学生たちが臨床に臨む準備を整えて患者の病室に行けば，はっきりしない，明確な答えのない臨床的な状態から学べる最善の状態にあるといえるだろう。彼らは，重要なことに焦点を当てる準備ができており，それにしたがってケア計画を立て，患者の懸念やニーズなどを予測する。そのどちらとも，臨床的想像力に不可欠なものである。ある看護教育者が述べるように，学生たちは，カルテや参考資料を読んだうえで，自分の臨地実習にどのようなことを期待するかを話し合うように指導される。「最近，私たちは，朝いちばんにカンファレンスをもちます。学生たちは，自分の患者について事前に調べたことに基づいて，自分がその日行うケアで優先的なものは何かを確認して話すように指導されます。それから，実習後カンファレンスを行って，『あなたの優先事項は何でしたか，それは予定した通りになりましたか』などと尋ね合います」。

　実際の臨地実習に入る前に，割り当てられた個々の患者についてそのように幅広いケア計画を立てることを通じて，学生は，ケア計画には限

界があるということも学ぶ。患者の重症度の高さや短い在院期間のために，患者の状態が一夜にして変化する可能性もあるし，患者が退院してしまっていることもあるからだ。にもかかわらず，私たちが研究の対象としたすべての学生グループと教育者たちは，いずれも，一対一，あるいは一対二で患者を看護できる経験的学習を非常に高く評価していた。

「もし……ならば」という質問を使った練習と実践のための知識

ペストレッシは，あいまいではっきりとした答えのない臨床状況に直面した場合にどのように意思決定するかについて，学生自身の知識に基づいて予行演習する機会を学生に提供していた。ペストレッシは，患者の現在の臨床的状態の背景や直近の病歴，現状に関して最も緊急性のある懸念事項を判断して，なぜそれが緊急なのか，あるいは重要なのか，その理由を学生が理解できるように指導する。

ペストレッシは，意思決定について予行演習する機会を通じて，学生の学習や重要性・非重要性の識別力をどのように強化し深めていくかについて次のように説明する。

> ジェニファーは，［教室での］理論に強い学生で，臨地実習への準備の仕方を見ていると，彼女は大変しっかりしていると感じました。私がヒントを与えなくてもいつも正解でした。患者に影響を与えている複数の複雑な病態生理の相互関係も読み取ることができていました。
>
> 彼女は，患者のベッドサイドで，どのような介入がその患者に適切かを説明していました……それで私は「彼女にもう少し難しいシナリオを与えよう」と考えました。その日CCUで彼女が担当していた患者は，人工呼吸器とペースメーカーを装着していて，人工呼吸器からの離脱を試みていたのでCPAP（持続的気道陽圧）がかけられていました。患者はインスリンの点滴も受けていました。ペースメーカーに問題が生じており，心室頻拍も生じていました。
>
> 私は彼女に「ジェニファー，あなたが休憩から戻ってきたとき

に，1日中不安定な状態だったあなたの患者が，胸のほうへ手をやって，何らかの不快感か痛みを示唆したとします。モニター画面を見上げると，あなたの目の前で，患者のこんな状態が示されたとします」。そう言って，私は，小さいシミュレーターの画面に心臓のリズムを示しました。「この状態では心室頻拍が続きます。さあ，あなたはどう対処しますか」。

　ジェニファーは次のように答えました。「そうですね。私は応援を頼み，ACLSをオンにします。患者のベッドの頭のほうについているコードブルーボタンを押して，［一次的］ABCD評価（primary ABCD survey）について考えてみます。A（airway）の気道は確保されています。人工呼吸器だから。でも，CPAPがかけられているから……ええと，CPAPでは呼吸数が出ないので，私が手動でそれをする……いや，それよりも人工呼吸器を止めて，アンビューバッグを取り付けて手動で換気を行い，彼への酸素投与が最大になるようにします」。

　私は「その通り。彼女はほんとうにすごいわ」と心のなかで思いました。それから，彼女は，首と手首で脈拍を確認し，アンビューバッグで換気を行い，心室細動，ACLSアルゴリズムに彼を導き，まったくミスすることはありませんでした。しかも，この男性はペースメーカーを装着していたので，それが意図された効果をもたらさず心室頻拍を引き起こした可能性もあった……そしてこれは自動的に起きるものだ。その日の終わり，彼女が「夏のプリセプター指導体験は，ICUでできないでしょうか」と言ったとき，私の答えがどうだったかご想像していただけるでしょう。「みんな喜んであなたを迎えるわよ」。

　ペストレッシは，この学生が彼女の質問に答える準備できていたことに明らかな喜びを感じていたが，それは彼女が自分の教育で目標とすることを示していた。この学生がすべての質問に適切に答えたということは，ペストレッシにとって，その学生が"看護師"として注意しなければならないことに注意を払っていて，彼女はその患者の状態で最も緊急

性を要する側面について明確に把握しているということを示唆していた。この事例の場合,「もし……ならば」という質問が,ペストレッシと彼女の学生ジェニファーに,ジェニファーは十分に準備が整っているということをはっきりと示したのである。

脈絡を活用する

　ペストレッシの教育アプローチは,飛行機のパイロット,看護師や医師,エンジニア,弁護士など,複雑で高いリスクを伴う実践を学習する際に共通する難しい問題を提起している。経験のない学生を,「ブートストラッピング*」によってどのように実践に導き入れるか。それは,ペストレッシが,自分が学生を送り込もうとしている実践状況のリスクと機会と特徴を説明したように,なかなか難しいものだ。看護では,学生は実習前に相当の準備をして実習に入る。薬を調べ,病態生理を勉強して,患者の病歴,看護記録に目を通す。それでも,実際の臨床現場では,看護教育者が,患者の状態の詳細を学生に気づかせる次のようなコーチングが必要かもしれない。「今日,私たちは,患者の肺炎についてはもう心配する必要はありません。それはもう解決したからです。でも,肺炎の結果,肺にたまった水で患者がうっ血性心不全を起こさないかを心配しなければなりません。さらに,患者の娘さんが飛行機でやって来るのですが,それを待つ間,患者はとても不安に思っています」。

　私たちは,他の臨地実習や教室での講義を観察した。それらの教師たちも,ペストレッシと同じように,学生が臨床状況を脈絡のなかで把握し解釈できるように支援し,一方で,学生自身が判断したり計画を立てたりできるようにコーチングしていた。ペストレッシの事例が示すように,予行演習は,教育が目ざすものへと学生を導くのに役立つ。看護教育課程の第4学期で行われるプリセプターシップでは,学生には,フル

---

*訳者注:ブートストラッピングとは,靴にひもをかけることで,編み上げ靴のひもを1つひとつ順々に下からかけていって上まで編み上げていくイメージからつくられた用語で,ここでは学生がゼロに近い知識から1つひとつ積み重ねて学習していくプロセスを示す。

業務の75%の仕事が割り当てられる。この時期には、ペストレッシは、学生の指導をそれほど直接的ではない方法に切り替え始める。たとえば、「自分がうまくいったと思うこと、うまくいかなかったと思うことを教えて。そして、それをもう一度やり直せるとしたら、次はどんなふうにする？」といった質問を投げかける。「私たちが目ざすのは、学生がその日の実習について批判的に考えられるようにすることです」と彼女は説明する。彼女は、学生の説明を聞いて提案をすることはあるかもしれない。しかし、「たいていの場合、それができるようになると、学生は自分で次の質問を考え、批判的に考え、どうすればいいのかを考えられるようになるのです。ですから、そうなれば、もう私が彼らのために戦略を考える必要はないのです。彼ら自身が、どのようなことが起こっているのか、どこで間違ったのか、なぜそれはあまりうまくいかなかったのか、もうわかっているからです」。

学生が、その事例のなかの重要な側面をどのように決定するのかを予行演習するように言われている場合でも、患者ケアをしている場合でも、学生はその患者の現在の状態と疾患の経過の脈絡化にどんどん焦点を当てられるようになっている。臨床では、教師は、状況やプロセスを単純な要素に細分化したりはしない。学生が状況全体を把握できるように脈絡を使って指導する。看護教育者は、しばしば、上の学年の学生たちには、新たな臨床状況を以前の似たような臨床経験や対照的な経験と比較するように指導する。ペストレッシは、その状況で最も重要な側面を認識することに焦点を当て、その特定の状況における経時的変化に対して、それぞれ対応し論証するように学生をコーチングする。

学生に特定の臨床状況を解釈するように指導することによって、学生が病気のタイプを理解し、いろいろな臨床状況のなかで類似した状況を認識できるように支援する。それによって、学生は、明らかな徴候や症状、あるいは要素的な特徴などよりも、むしろ、患者のいろいろな臨床的状態のなかで"同族間の似かより"を示す類似点と相違点を述べられるようになる。このような戦略が目ざすのは（単に症状だけではなく）より全体的なことで、学生がその臨床状況全体のなかでの重要なことを認

識できるように支援することである。

学習を振り返る

　ペストレッシは，学生が高齢の患者の状況で重要性を把握する際の苦労や，その学生がその経験から学んだことやその知識を次の実践にどのように役立てるかという検証について説明してくれた。そうしたことは，看護教育者がつねに学生に指導している振り返りの一種のモデルを示すものだといえよう。いろいろなコーチング戦略のなかで，最も広く使われているものの1つが，学生に自分の実践を振り返るように指導することである。この振り返りは，学習するコミュニティで共有され，一般的に，1人の学生の経験を別の学生に伝達する形で「共同所有」されるものである。それがグループであろうと個人であろうと，実習後の振り返りは，私たちが訪問した9つの看護学校すべてにおいて実施されており，それは非常に重要であることがわかった。学生たちは，観察し振り返りながら，自分たちが臨床現場で学んだこと，教室で学んだこと，患者のケアをしながら学んだことを1つに結びつける。そうして，学生たちは，知識と熟練したノウハウと倫理的態度を構築し統合していくのである。看護教育者が経験的学習を促進し明確にしていくのに活用する振り返り教育法は，実に看護教育の強みであり，他の専門職の教育プロセスにも貢献できるものである。

実習後カンファレンス：学んだ教訓を共有する

　学生が臨地実習を終えると，通常，その日の終わりに実習後カンファレンスをもつ。学生たちは，そこで，その日の経験的学習について述べ，どうすればそれを翌日の実習改善に役立てられるかについて話し合う。この実習後カンファレンスは，教師にとっても学生にとっても，1人の学生の経験をグループ全体の利益として共有できるよい機会とな

る。毎日の実習後カンファレンスでは，学生たちは，自分たちがその週に臨床現場で学んだことを注意深く説明し，クラスメートがお互いを支え合いながらとても熱心に学んでいた。通常，そこでは学生たちは，新たに行った処置やいろいろな疾患をもつ患者に対するケアについての学びを説明する。

また，自分が犯したミスもクラスメートと共有する。カンファレンス前に，教師が学生に，自分のミスやニアミスについて話してもかまわないかの確認をしている，ということも記しておきたい。もし，ある学生の患者が，どのような形でも危険にさらされるようなことがあれば（たとえば，与薬を行う前に検査結果を確認し忘れたために，誤った薬を与えたり，量を間違えたり，傷害や感染などに対する隔離対策が不適切など），その学生は，他の学生たちが自分のミスから学べるように，そのことについて実習後のカンファレンスで報告する。多くの学生が，同じ患者を受け持つ実習は2日目のほうがずっと楽だと述べている。2日目には，患者についても，患者のケアのニーズについてもよりよく理解しているので，より秩序正しく，また効果的にケアを行うことができると述べた。

教育者による以下の観察が示唆するように，実習の報告会の間にクラスメートと自分がその日学んだ教訓を分かち合うことを通じて，学習コミュニティには連帯感が生まれるのである。

看護教育者1：学生たちは，自分の患者とその患者に自分がしたことを他の学生と分かち合います。自分がその日特に難しいと感じたことについて語り合うのです。私は，うまくいかなかったことを他の学生に懸命に伝える学生の姿勢にいつも感動します。

看護教育者2：［笑いながら］その通りです。ほんとうにそうなんですよ。学生たちはほんとうにそうなんです。

看護教育者1：そして，他の学生を助けるために自分のミスを語ってい

第6章　重要性・非重要性の識別力を養うための教育戦略

るんですよ。ほんとうにそうなんです。「今日，私がしたことをやったりしたらだめよ……」と言わんばかりに。これこそ真の学習体験だと思います。私たちは，学生たちが病棟で何もかも完璧にこなすことは期待してはいません。臨床現場に対処する準備を整えていてほしいと思うのです。でも，臨床的に完璧なことを期待してはいません。「だから，今日は完璧ではなかったけれども，明日もまた実習に戻ります。同じ患者を担当します。明日は，今日とはどんなふうに違うケアになるかしら？」。

　学生たちは，一般的に，2日目の実習をどのように改善するか，その計画について尋ねられる。1日の自己の実践を振り返り，それを翌日の実践の改善に役立てるという経験は，実践を自身で改善するための土台となるもので，私たちが訪問したどの学校でも実施していた。ある看護教育者は，「私は学生たちに，その日行ったことを振り返らせるだけでも，翌日の実習にとても役立つと感じています。自分のモチベーションを高めるための目標ができます。そして，批判的に振り返ることで，自分自身で具体的に目ざすものを設定できるのです。そうすることによって，そのプロセスは自分たちで見つけ出したものだという自信がもてるようになります」。

　多くの看護教育者たちが，うまくいかなかった日を経験して，それを振り返り，翌日，それをうまく活用できたという経験は，何事もなく特に困難もなく終えた1日よりも，ずっと学生にとっては有用なものだとうなずく。私たちは，状況下における形成的な臨床評価で広く浸透しているのが，学生との振り返りで，それは日ごとに看護実践を改善するものだということに気づいた。

　ある教師は，改善が必要な実践の領域を認識させるために，学生をどのようにコーチングしたかを次のように話している。

　　　学生が患者に対して何かをして部屋から出て行くとき，私は……
　　たとえば，「患者のアームバンドを確認しなかったでしょ。あれを

やらなかったわ。これをやり忘れたわね」と指摘するより，むしろ「とてもよくやったわ。でも，もしあなたが今やったことをどこか変えるとしたら，何をどんなふうに変える？」といった感じで学生に尋ねるのです。まず，自分の行ったことを自分で振り返って話してもらうようにしています。自分で自分の行ったことを批判的に振り返れるようになってほしいのです。そして，どれをもっとほかの方法でやったほうがよかったのかということについても，自分で見つけてほしいと思っているのです。でも，学生には私からのフィードバックは必ず毎日提供します。きちんとした書面によるフィードバックではないけど，実習する病棟で口頭で提供します。学生が提出したレポートに対しては，毎週フィードバックを書き込んで返します。私が受け持っているのは10人ですが，学生が提出したケア計画の採点に，たぶん1週間に少なくとも20〜25時間を割いています。学生のレポートを直すのに，赤ペンではなく水色のペンを使います。だって，赤ペンだとレポートがまるでそこらじゅう出血しているように見えますもの。でも，フィードバックはきっちり提供します。「これについてはどう考えていたのですか」「あなたが書いたことに加え，この患者に影響を与えるような何かほかのことは考えられますか」など書き込んでいくのです。

　この教師のように，学生の振り返りに熱心なフィードバックを提供することは，臨床学習環境をいっそうゆたかにし，学生にとっては非常に価値あるものとなる。なぜならば，それは，学生が自分の実践を改善できる具体的な方法に焦点を当てているからである。教師は，あまり恐怖を与えないような色のペンで自分のフィードバックを質問形式で提供することが，学生にとってもより受け入れやすいということを知っているのである。そうすることによって，学生を新たな思考へと導いたり，授業で得た知識と臨床で得た知識を学生が自分で統合していく方法を学んでいくということを知っているのである。

　学生は実践で学んでいくので，実際に，不注意による間違いを犯すこともありうる。臨床現場に入るために必要な背景的知識を学ぶことに加

えて，実際の看護実践を学ぶプロセスで，間違いを引き起こしてしまうこともありうる。私たちは観察を通じて気づいたのだが，教師は，臨地実習中に学生がミスとなりそうな行為をしていたとしても，ぎりぎりまでは介入を控えている。それは，学生が，自分の行う処置をできるだけ自分で考えながら，責任をもって，自立的に行うことを経験できるようにするためである。こういったことは，しばしば，実習後カンファレンスでの話し合いの焦点となる。

　実習中，教師や学生は，現場の看護スタッフやその他の医療提供者のパフォーマンスについて，敬意を表したりある種のやり方は拒否したりしながら評価する。これも，実習後のカンファレンス時に，オープンに論じられる。実際，学生は，振り返りからの学びに非常に価値をおき，自分がやっと手に入れた経験的知識を懸命に伝えようとする。その様子を，ある看護教育者は次のように語っている。

> 患者が呼吸困難な状態になったのですが，学生はその呼吸困難に対処するのではなく，患者に与薬しようとしました。カンファレンスで，自分の患者やその日自分が行ったケアについての情報を共有しているときに，私が学生にそのことについて語るように促したわけではないのですが，学生はこう語り始めたのです。「私は，今日，私が実習中に行ったことをみんなに伝えたいと思います。みんなが同じことをしないために。こんなことが起こったのです」。皆，非常に熱心に聞き入って，彼女に質問もしていました。彼女はその情報を仲間と共有したのです。彼女はそうする必要はなかったのですが，でも，自分の意思でそうしたのです。私が彼女に「その経験を実習後カンファレンスでみんなに話さなきゃ，共有しなきゃ」と言ったわけではないのです。彼女は自分から進んでそれを分かち合ったのです。たぶん，自分がその日学んだことをより確かなものにするために，そして，クラスメートがもしも同じような状況に出くわしたら，自分の経験が役立つようにと話したのだと思います。

　この学生の正直で寛大な態度に対するこの教師の反応は，オープンな

学習のコミュニティを育てるという彼女自身のアプローチを示す好例である。パフォーマンスと「正しくあること」のみに焦点を当てると，逆に学生から学びの機会を失ってしまうということを認識して，彼女は，学生の経験的に学ぼうとする好奇心と勇気をそいでしまうようなことをあえてしなかったのだ。臨地実習でのミスとニアミスを共有するというこの実践は，ミスについて正直であるという姿勢を学生に植えつけ，開示，患者の保護，ケアの組織的システムの改善を要求する社会契約を生み出す。共通する目標は，他者が同じような過ちを犯さないよう支援することである。

経験的学習は，開かれた学習の風土によって促進される。そこでは，学生が臨床での自分の間違いや誤解も含め，自己の理解の変化を語り確認する。これは，人がもしエキスパートになろうとするならば，すべての専門家に必要とされる，人生で身につけておかなければならない習慣であり姿勢である。学生の臨地実習の機会がますます少なくなり，多くのタイプの患者や疾患にふれることがより困難になっている現在，臨地実習カンファレンスは今まで以上にその重要性が増している。学生は，自分の経験を他の学生たちに語り共有することで，そうしなければ経験できない，いろいろな患者や疾患に自分たちを関連づけて考えることができるのである。その経験について，ある学生は次のように語っている。「私たちの先生は，教室で扱う教材と臨地実習体験を結びつけて考えるように促してくれる。先生は，私たちの知識を増やすよう支援し，患者やその診断について直面した難しい状況を，私たち自身で考えて乗りこえていけるような学びを促進してくれます。さらに，カンファレンスで話を聞いている他の学生にも，その話の内容に積極的にかかわるよう働きかけます。そうしたかかわりは，ブレインストーミングを活発にさせ，個々の学生の経験をゆたかにします」。

教師は，学生たちが専門職的実践の習慣と価値を学び発展させていけるように，実習後カンファレンスを活用している。それと同時に，実習状況のアセスメントと可/不可による成績評価を行うことによって，学生たちが成績で競争するのではなく協働していく姿勢を醸成しようとし

ている。

> 　私たちは，1人の学生の経験だけを取り上げて，その学生に恥ずかしい思いをさせることがないように気をつけています。その学生の経験を，実習グループ全体の学びの機会として位置づけているのです。私はつねに，学生には自分の経験を他の人に語ってもらえるかどうかをまず尋ねます。私がそれを特に感情的に微妙なことだと考えなくても，学生のほうはそう感じているかもしれません。誰かが週ごとのミーティングで何かを話し，その内容が間違っていたときでも，［私たちは］話した人に恥ずかしい思いをさせないように十分に気をつけて，それとなく間違いをただすように心がけています。それから，その学生にはあらためて一対一の指導をします。

このアセスメントのアプローチは，学習コミュニティのなかで，経験学習から学ぶことに対する共同責任感を発達させるのに役立つ。臨地実習が始まった学期の初期は，実習後カンファレンスの時間が，時に病棟オリエンテーションに使われたり，教室で教えきれなかった教材を教えるのに使われたりしたのも目にしたが，それはいつものことではなく，むしろ例外だったといえよう。また，臨床指導者として雇われた現場の看護師が，その日の経験学習を「マイニング（掘り下げて活用する）」したり明確に言葉で表現したりすることの重要性を十分に理解していないということも見受けられた。しかし，これも例外だった。ほとんどの場合，看護教育者は，実習後カンファレンスの時間を，経験学習の意味をより明瞭にし拡大するために活用し，その学習を実習グループ全体で活用できるようなものにしていた。このように，実習後カンファレンスは，認知的学習，実践のスキル，そして専門職としての姿勢を統合させるための重要な場としても活用されていたのだ。

> 実践を振り返るためにナラティブを活用する

　私たちは，看護教育者たちが，経験を振り返ることで知識を拡大させることに非常に価値をおいていることに気づいた。教師たちは，学生に経験的臨床学習を発見させ，明確な言葉で表現させ，他者と共有させるために，さまざまな活動を利用していた。それは，実習後カンファレンスの間でもそうであったし，実習前ケア計画と実際の臨床経験を比較させる場合でもそうであった。

　多くの指導者たちは，臨地実習の間の発見，成長，その間に学んだ教訓を経時的にナラティブ臨床日誌として書くことを義務づけている。ある看護教育者は，この課題は，学生が継続的に改善していくことに取り組むのに役立っていると述べている。

　　　学生が自分自身に課した目標をほんとうに達成することができたかを確かめるために，「それで，今日あなたが達成したいと思ったことに対して，実際のケアはどんなふうだった？」「その次に医師に話をしたとき，あなたは……することができた？」［などと私は尋ねる］。そして，たとえば，臨床経験に基づいて，「これをやってみたら？　あれをやってみたらどうかしら？」などと戦略を立てるように指導したりすることもあります。でも，振り返りの質問をすると，たいていの場合，学生たちは，自分で次の質問を考えたり，批判的に考えたり，戦略を自分で見つけ出したりするのです。だから，学生のために私が戦略を立ててあげたりすることもないのです。学生たちは，自分たちがどのようなことをしたのか，またどこで間違ってしまったのか，なぜうまくいかなかったのかなど，自分でちゃんとわかるのです。

　ナラティブ臨床日誌は一人称で書かれた日誌で，「可/不可」以外の尺度で（つまり点数で）成績をつけられることはない。そして，ほとんどの教師たちが，倫理的問題を考えるように促したり，考えられる知識のギャップについて質問したりしながら，学生のナラティブ臨床日誌にか

なりの書き込みをしてフィードバックを提供する。教師は，そうしたフィードバックをする際には，批判したり責めたりしないように気をつけている。学生は，そうした教師の観察やメモを真剣に受け止める。それは，学生の実践や実習における苦悩を，教師が認識してくれたことを示す1つの形態だからだ。この種のゆたかなフィードバックは，学生の実践について正しく評価していることを示すものであり，成績表よりもずっと訴える力がある。

　別の看護教師は，学生の経験的学習の様子を確認するために，実習後のグループカンファレンスと同じように，一貫してナラティブ臨床日誌を活用するという。「学生から静脈注射をしたりカテーテルを挿入したりする能力を取り上げるわけではないのですが，指先より頭脳のほうがはるかに重要です。［だから］私は学生にコミュニケーションシートを渡しています……『今週のあなたの仕事でいちばんよかったのは何ですか。もし今週のあなたの臨地実習をもう一度やり直すことができるとすれば，どれをやり直しますか。来週のあなたの目標はなんですか。実習でのその感情的な部分についてはどう感じましたか。今週の臨地実習についてどのように感じましたか』。そこに書かれたことは，いつも私にとって啓発的なものです」。

　この看護教育者は，看護教育者が一般に抱く懸念を端的に表現している。つまり，学生は，タスクとしてのスキルにあまりにも焦点を当てすぎていて，そうしたスキルを安全に実施したり，患者の臨床状態の全体像を把握したりするのに必要な，判断力とか思考を無視しがちになるという懸念である。

　ベストレッシや私たちが本調査のために訪問した他の学校の看護教育者たちは，学生たちがより大きな視点をもてるように支援していた。彼女たちは，教室での授業で実践の世界を生き生きと再現する。これらの教師たちは，多くの学生にとってあまりにも一般的な従来の教授法，つまり，教師たちが抽象的で一般的な事例にみられる徴候や症状に名前をつけて分類して見せる方法，とは対照的な教え方をしていた。私たちはここに紹介したパラダイムケースを通じて，状況下での教育が，学生の

重要性・非重要性の識別力，臨床的想像力，そして臨床的論証力をいかに発達させるかを示すことを試みた。次の第3部では，もう1つのパラダイムケース，リサ・デイ Lisa Day に焦点を当てる。彼女は，学生の臨床的想像力をも発達させる方法で，3領域の徒弟式学習を学生が統合できるように支援している。

第3部

臨床的想像力を育てる統合的教育法

> もし，臨床現場で見たことをそのあとに教室で学んだ場合，または，その逆に，教室で学んだあとに臨床でそのことを見たりした場合……それは，その人の脳に焼きつけられる——どうしたのか，何が起こっているのか——そして，その人はそれを決して忘れない。

　教室での観察と学生への調査からの回答が一貫して示すように，学生たちが，この学生が記したような経験をすることはまれである。看護教育は，教室における科学，社会科学，人文科学の知識の習得と，臨床現場における経験的学習とを区別する。学生は，臨地実習におけるゆたかで効果的な学習経験と教室における受け身の学習との間の明らかな相違にとまどい失望している。

　看護教育者たちは，現在行われている教室での教授法が，看護実践に対して学生をどのように準備できるのかということについて自問しなければならない。臨床状態で最も一般的にみられる事がらに関する暗記は，患者間の共通性をみるためには役立つかもしれない。しかし，その後，学生は，分類が臨床状況下での実際のアセスメントや介入にどのように転換されるのかということを解釈するために，またそれらのアセスメントや介入を特定の患者の経験や懸念に組み込んでいくために，非常に大きな努力をはらわなければならない。分類システムだけでは，病院や家庭や地域の施設などにいる患者や家族のケアに，その情報をどのように活用すればよいのかを学生に示唆できない。学生は，特定の状況にある患者をケアするために，徴候，症状，介入の分類の間に存在する関連性を自力で見つけ出すしかないのだ。

　教室で教えなければならない情報はどんどん増大するのに，教える教師の数は減少している，そして看護師になりたい学生の数は増え続けている。こうした現状下では，概要をひとまとめにしたり，何百というスライドで教室の授業をこなすという方法は，ある意味では効率的にみえるかもしれない。しかし，エラウト Eraut(1994)が指摘するように，専門

職実践に必要な熟慮を要するプロセスは，処置の情報や抽象的な情報の習得のみで発達させていけるものではない。「彼ら［専門職］には，命題知識，状況認識，専門職的判断のユニークな組み合わせが要求される。ほとんどの場合，唯一の正解があるわけではなく，成功への保証された道筋があるわけでもない。ユニークな解決法がある場合ですら，事前にプログラムに組み込むことができない識別力などによって認識されなければならない」(p. 112)。一般的に，専門職は，アウトカムが定かではない状況で仕事をしている。理論から導けることは一部に対して役立つのみで，脈絡が提供する情報は関連性があっても十分なものとはいえず，熟慮するには時間的な制限がある。そうした場合，人は慣れた思考パターンに従う傾向があり，別の専門職に相談したりかかわってもらったりする場合もあるかもしれない。複雑な実践において，専門職がよりどころとする統合的思考を発達させるためには，看護学生は，臨地実習で発達させる熟練したノウハウと倫理的態度に直接関連する方法で知識を獲得しなければならない。状況を想像させ，事前に練習できるような方法で知識を獲得する必要があるのだ。

　たとえば，カタログではなくマッピング（仕事などの計画図）を活用する，教室での指導者のアプローチについて考えてみよう。以前その教師から教えてもらったある学生は，その教師のアプローチを次のように説明した。「たとえば，先生は，病態生理の問題を示してくれます。私たちは，その問題を確認して，それに対して自分が行うケアに優先順位をつけ，そのケアにかかわる他職種の人たちと意思の疎通を図るのです。そして，病態生理から薬へ，次に他職種へ，そして他職種からこちらへと，仕事の流れについて緻密な計画を立てなければなりませんでした。そして，それは看護課程に入って第2学期でのことでした……その先生の授業によって，自分が他学科の人たちにアプローチする方法が変わりましたし，私の勉強の仕方も変わりました」。さらに，この学生は「その授業は私の個人的実践を変えたし，私が免許をもつ看護師として行うことを変えました」と述べたのである。

　学生に臨地実習での経験を教室での学びに活用するように指導するこ

とは，学生に情報をどのように活用すればよいのかを想像させるのに役立つ。事例研究や実習室でのシミュレーション事例などによって臨地実習の経験をさらに拡大させてシミュレーションすれば，それは知識，熟練したノウハウ，倫理的態度を統合する1つの手段となる。同時に，臨床的想像力や重要性・非重要性の識別力を育てるものである。たとえば，教師が教室での授業で，ショック状態にある患者に医師がプロプラノロール（β遮断薬）を処方するという複雑な状況におかれた場合，自分ならどのように対応するかを考えるように学生を促す。「それだけの情報で学生に考えさせます……これは正しい？　それとも間違い？　ええ，正しくないわ。これは緊急事態です。患者はショック状態でしかも頻脈。この状況にあなたならどのように対処しますか。私は，このような議論が好きです。それは単にその患者にどのようなケアをするかということについてだけではありません。もし物事がうまくいってないだけでなく，それがすべて自分の肩にかかっているという状況だと……どのようなことが起こるかということについても考えてもらうのです。私は，そのような実例を山ほどもっています。自分ででっちあげる必要はないんです」。この種の練習は，学生を特定の具体的状況におき，その状況下での行動を学生に考えさせる。

　この教師から学ぶ学生たちは，患者の生命をおびやかす危険がある臨床状況において，自分がどのように，またなぜそのように行動するのかを考えながら，知識を活用する機会をもつことになる。病気の間に患者が感じる懸念や患者のコーピングに焦点を当てる際にも，事例を活用する。臨床現場の看護師が毎日直面する，決まった正解のない状況をシミュレーションするために，教師が教室で活用できる一連のシミュレーションリストなどは存在しない。向上心に燃えている専門職が予期できる状況についての一定のリストなども存在していない。実践者にできるのは，幅広い多様性に富む臨床状況における実践に対して想像力を発達させることだけである。

　カリフォルニア大学サンフランシスコ校（UCSF）で，教室での授業と臨床指導のどちらも担当するリサ・デイ Lisa Day*のパラダイム事例は，

学生の臨床体験を引き出したり予期させたりすることによって，教室でも知識と実践とを効果的に統合することが可能だということを示すものである。デイは，看護カリキュラムにおける過重な学習内容を軽減することもできる刷新的で効果的なアプローチを示してくれた。

＊ リサ・デイは，私たちの研究チームの一員である。しかし，彼女は，カリフォルニア大学サンフランシスコ校の看護エントリー修士課程における中心的教師なので，この章の現場訪問では研究者としての立場を辞退した。これが，私たちの研究での最初の授業訪問だった。彼女は UCSF できわめて重要なクラスを教えているので，彼女の同僚たちが，授業観察の対象として彼女を選んだのである。

第7章
パラダイムケース　リサ・デイ
教室の授業および臨床指導担当

　私は看護を教えるとき，バードウォッチングを比喩に使います……私は，野鳥のスライドを学生に見せて，フィールドマーク*を示します。どこでその野鳥を見つけることができるか，またなぜその鳥がそんなに美しいのか，それが生ある間にどのようなことをするのかを話します。そして，私は同じように急性期のケア体験について語るのです。

　リサ・デイは何年にもわたってバードウォッチングをしている。経験によって深い知識が培われた。まず鳴き声によって，そして次に姿によって野鳥を認識できる。彼女は，バードウォッチングの初心者のことを次のように表現する。「初心者は，フィールドで見る野鳥の姿を図鑑で見たそれにマッチさせようとします。そして『そう，頭は赤いわ，でもほんとうはそれほど赤くもないわね。それから，写真にある，ほらこの小さな印があの鳥にはないわ。だから，あれはこの写真の鳥とは違うのよね，きっと』などとコメントするのです」。そして，「一目見ればそれが何なのかすぐにわかるエキスパートになるまでの……あの苦しいプロセス」。エキスパートは，それが何であるかを認識するのに，もはや小さな断片を積み重ねていく必要はない。「見たとたんにすぐに認識で

＊訳者注：野鳥観察でよく目だち，種類を見分けるのに役立つ模様。

きるのです」。

　デイは，識別するための一連の特徴を分析するのではなく，生息地で鳥をすぐに識別できる。同じように，彼女は，看護の目ざすものは，患者を固有の人生を背負う人として，身体的問題や病気に対応している人として，患者を脈絡のなかで理解することだと信じている。「バードウォッチャーの対応は，見た鳥をリストに加えることだけど，看護ではもっと複雑な対応が必要になってきます」。デイは，学生が看護の「複雑な対応」について臨床的想像力を発達させていけるような指導を心がけている。学生が最高水準の優れた看護ケアを行えるようになるのを助ける（と彼女自ら確信する）学習体験に学生をかかわらせる。

　彼女は，質の高い看護ケアである複雑な対応は，教室でも臨床現場でも，両方を密接に結びつけることによって，効果的に発達させられると考えている。デイは看護エントリー修士課程の1年生を教えているが，事例を展開しながら，つまり実際の臨床のストーリーを伝えながら，その日患者に起きている臨床状況に学生をかかわらせるのである。患者の状態に直結する問題解決プロセスが，科学とケアのスキルを学ぶ教室での教材となる。

　彼女は，実践で必要とされるすべてを教えることはできないと，学生たちにははっきりと伝えている。それは不可能なことである。そのかわりに，彼女は学生たちに，患者，家族，あるいはコミュニティの懸念に焦点を当てた実践へのアプローチについて模範を示すのである。彼女の質問は，さまざまな授業で学んだことと臨床状況で学んだことを統合し，重要性・非重要性の識別力を発達させることへ学生たちを導く。それはつまり，臨床状況の実態を把握し，そのなかでどれがより重要で，どれがそれほど重要ではないかを認識することである。彼女はまた，学生たちに教室でも臨地実習でも，関心をもち効果的な臨床学習者でいるように教える。

　質問，ディスカッション，講義，イラストを組み合わせながら，デイは数回の授業にわたって患者の臨床のシナリオを使って学生を導いていく。学生と教師がいっしょになって患者の状態の変化にどのように対応

すればよいのかを考えながら，教師は，臨床的想像力と論証についての模範を示し，こうしたスキルを自在に使うように学生を指導する。デイは，エビデンスを活用し，その患者の健康のために「なされるべきこと」をするという目標をつねに目の前におくように学生に指導している。「なされるべきこと」には，その患者のケアを担当している協働チームと連携することや，医学的介入や変化について医師に説明することなども含まれる。

さらにデイは，臨床的想像力を発達させ，浮かび上がってきた実践の脈絡を通して知識を獲得するように学生を支援する。彼女は中堅の臨床家であり，約7年間教鞭をとっているが，自分の臨床スキルを維持するために，ボランティアで集中治療室のシフトにも入り，勤務を継続している。彼女は，学生が臨地実習で現在受け持っている患者の事例をよく用いる。「私たちが教室で学ぶすべてを，その特定の患者に関連させるように心がけています。そして，そうするうちに，やがて議論は，学生が以前に見たりケアしたことのある他の患者のことに発展していきます。もし，自然とそういうことにならなければ，私が，まず事例の患者について話し，その患者がその介入にどのように反応したかについて話してみます。するとたいてい，ある学生が，『同じ介入をした私が受け持った患者は，そんなふうには反応しませんでした』と言ったりします。それによって議論が展開していきます。『その患者は，この患者とどのように違っていたの？』とか『どんな違いが見られたの？』などと質問を重ねます」。

デイは，自分の講義を聴く学生の何人かを臨地実習でも受け持っている。「私は，8人の学生の実習を自分で直接監督しています。そして，ここで実習している他の7人の学生の監督の代替要員にもなっています。だから，学生が先週受け持っていた患者が誰なのかわかっています。教室での授業のとき，『あなたは，この事例と似ている患者さんを受け持ったわね。その経験についてみんなに話してもらえる？』とか『あなたの患者の場合は，これとはまったく同じではなかったわね。どんなふうに違っていたかしら』などと問いかけます」。

デイは，看護師が患者の懸念や臨床状態に適切に対応していかなければならないと考えている。したがって，想像的に相手に手を差し伸べることができるように学生を指導していく。「自分の患者を評価できること，患者がどのような身体的症状を呈しているかを評価できること，そして，自分が行うケアの次のステップを予測できること——それはとても大事なことだと思います」。そのために，彼女は，授業中に紹介した事例の患者と学生が現実に担当している患者とを対比させながら，臨床での経験を直接教室に持ち込ませる。そうすることによって，教室を科学と看護の知識が抽象的に教えられる場ではなく，知識を獲得したり活用したりする場に変身させるのである。患者の状態を理解しケア計画を立てるために学生は学ばなければならない。そうすることによって，彼らは臨床的想像力を発達させていくのである。

　要するに，デイの教室での授業のやり方，つまり臨床の実際と教科書とを結びつけることは，実践を想像して予行演習する機会を学生に提供するのである。カーネギー–NSNA調査に回答した学生は，この種の教育が自分たちの学校で最も不足していると述べている。

G夫人

　円形の教室で，デイの上級内科外科看護の授業の35人の学生が，彼女がサクラメント・バレーに野鳥観察に行ったときの写真を見ていた。彼女は，集中治療室にいる重症患者G夫人の話をする前に，ちょっとだけ学生がリラックスできるようにそうした写真を使うのだ。この前の授業で，デイは，学生に肺炎の診断で入院してきた45歳の女性で，のちにHIV陽性が判明したG夫人のことを話した。今，G夫人には敗血症の症状があらわれはじめている。

　大きな紙に，デイは，修士1年生が議論する内容をリストアップした。

・この患者について，あなたはどんなことを心配しますか。

・その懸念の原因は何ですか。
・どんな情報が必要ですか。
・それについてどのようにするつもりですか。
・G夫人は，どんなことを経験しているのでしょうか。

　これらの質問を手がかりにして，デイは，G夫人の臨床状態について，集団で発言しながら考えるプロセスに学生を導いていく。それはいつも，彼女が言うように，「患者がよくなるように」という目標によって導かれる。

　授業中，デイは，G夫人のどんどん変化する状態を使って，敗血症という複雑な病態生理を説明する。学生には，患者の変化するバイタルサインや血液ガス分析や白血球数の推移など検査結果が示唆することを考慮するように指導する。彼女は，医療チームがその患者のケアをどのように協働して行うかを指摘しながら，一方で，「看護特有の側面」を明確にする。教室での議論は臨床的にどのようなことを示唆するかについて模索するが，彼女は，敗血症性ショックと呼吸窮迫の徴候がどんどん進むなかで，G夫人がどのようなことを経験しているのかという事実に頻繁に立ち返る。そうして，学生の注意をつねに患者に向けるようにする。目ざすのは，看護師として物事を見て考えることができるように学生を支援するということだ。デイは，展開する事例に学生をかかわらせ，それを使って学生を導いていく。ケアのシミュレーションが，経験的学習を通して学生の臨床的ビジョンと想像力を拡大していくのである。リサ・デイは，十分な知識をもつ穏やかな教師である。彼女の学生たちは積極的に取り組んでいる。それは，彼女が教えていることの重要性を理解しているからである。そして，彼女が知識ある教師であり，よい聞き手でもあるということを学生たちが確信しているからである。私たちは，教室の後ろで，デイと彼女の学生が経時的に変化していく事例を声に出して論理的に議論する姿を観察した。デイは授業中，学生に議論に参加するようよく促すのだが，その様子からは，彼女が学生のもつゆたかな背景を十分に知り，それを尊重していることが明らかにうかがえた。

複数の教育戦略

　デイは，教室でも能動的な教師だ。議論の間中，学生のほうに近寄ったり，微笑んだり，アイコンタクトを取ったりしながら，学生が事例の詳細について格闘している間も，彼らの話すことに関心をもち，それを尊重しながら耳を傾けている。そして，そのことは学生にもしっかりと伝わっている。彼女の辛抱強さ，細部への注意，そして話題についての熟知は，敗血症の複雑さを把握するにあたって学生が抱く不安を和らげる。彼女の自信は，学生に，その授業が終わるまでに自分たちはそのプロセスを理解できるだろうという安心感を与える。そして実際に，学生たちは理解する。複数の教授法と多くの例を巧みに使う教え方は，その時間学んでいる事例を理解するためのさまざまな方法を提供する。彼女は，理解するための糸口を複数提供するのである。

講義とスライド

　看護の他の科目を教える教師たちとは対照的に，デイにとって，講義とテクノロジーは，数多くの授業ツールのなかの2つにすぎない。たとえば，授業のなかに，彼女は生理学の講義を組み込む。「敗血症は大きな診断名です」と言いながら，デイは，パワーポイントで写真や図を示して，起こっている生理学的変化を総合的に説明する。同時に，オーバーヘッドプロジェクター（OHP）を使って，敗血症に関連する生理学と生化学の一連の相互作用についてフィードバックの回路を示す。説明時，デイは，敗血症における相互作用の側面を示すために3つの図を用いた。のちに，細胞レベルでG夫人にどのようなことが起こっているのかという話に移ったとき，デイは，複数の臓器の機能不全に関する複雑なパズルを解くように学生を促した。プロセスは示すが，徴候や症状についてはラベルをつけていないスライドを使いながら，彼女は敗血症で全身に起こる生理学的症状を示す図と事例の徴候や症状とをマッチさせるように指導した。

講義とスライドをどのように使うかを説明しながら，デイは，看護学生は解剖学と生理学とを知っていなければならないが，それらを抽象的な概念として知っているだけでは，知識ある効果的なケアを患者に提供することはできないと言う。たとえば，下垂体手術を経蝶形骨洞下垂体切除術で受ける患者についての事例を説明するとき，「私は経蝶形骨洞下垂体切除術の図を使います。そして，学生たちは，その解剖学的内容を見て，それを理解するのです」。彼女はさらに説明する。「経蝶形骨洞下垂体切除術を受けた患者に術後会ったことがある学生もなかにはいます。でも手術自体は見たことがありません。ですから，私は，プローブがどのように動くのか，挿入口はどこかなどを写真で示します。通常，鼻か口蓋経由で行われます」。そのような写真は，「もし……ならば」を学生に想像させる機会を提供する。
　デイは，学生にどんなリスクがあるか尋ねるとき，次のように導く。「『頭蓋の解剖図で下垂体がどこにあるかわかるでしょう。その術式がいいのはなぜ？　それで，どんなリスクがあるの？　この鼻腔を通って，骨を通って，硬膜を通るんですよ』。私がこう説明するたびに，誰かが必ず，『脳脊髄液の漏れは……』などと話しはじめます。そこで，私たちは，それを示す臨床的徴候を知るには，どんなことを探さなければならないか，ということについて話し合います」。デイは，「このような学生とのやりとりのほうが，私が一方的に行う講義よりずっと好きです。たいていの場合，私は，パワーポイントは文字ではなくて，図や写真のために使います。その患者にどのようなことが起こっているのかを目に見えるように示すためです」とコメントしている。
　デイは，事例で特に注目してもらいたい概念（たとえば，気管挿管の図，敗血症のカスケード状態の図など）を示すためにスライドを使うが，患者やその家族の写真やフィルムは使用しない。マネキンも使わない。すべての学生が呼吸窮迫の患者に遭遇したわけではないので，学生の想像力のみに依存することには危険性が潜むということを，彼女は十分認識している。しかし，同じような状態の患者を担当したことのある学生の説明を聞き，それに彼女自身の経験に基づく説明を加えれば，他の学

生にもリアリティのある患者ケアを体験させることができるのだ。

対話と質問

　デイの教授戦略で中心となるのは，対話と質問である。臨床指導ではよくみられる戦略である。学生をインタビューしているときに聞いたコメントやカーネギー–NSNA 調査への回答で一貫して示されたのは，学生が臨床指導者について最も価値があると評価するのは対話と質問戦略である。ある学生は「臨地実習中は，［指導者が］自分に近づいてきて『この患者に今何が起こっているの？　あなたが次にしなきゃいけないのは何？』と質問してくれます。私にはそうした質問がとても貴重で有用です」と説明する。別の学生は次のようにコメントする。「私にかかわらせてくれるのです。先生は私に直接的に教えてくれるのではないけど……，自分で考えを展開していけるヒントを与えてくれるのです。そして『これについては考えている？』と尋ねて，少しだけヒントをくれます。それで私たちは，自分で十分考えていけるのです」。

　学生を導いていく質問の枠組みのなかで，デイは，学生を臨床的論証のプロセスへといざなう。学生に過去の講義と自分の臨地実習経験やその他の経験を結びつけるように促しながら，彼女は，学生が患者の徴候や症状をどのように解釈すればよいのかわかるような質問を投げかけてフォローする。その結果，彼女は頻繁に「それで，どうなの？」という質問をよくする。また，学生が看護師としての自己の実践を形成するのに役立つような質問をさせるようにする。そうした学生の質問に答えながら，彼女は，なぜ，ある質問が「よい」質問で，別の質問が「その時点ではあまり関連性がない」質問なのかを説明する。そして，事例に戻り，つねに答えについての生理学的根拠を説明する。

　デイは，臨床状況下の患者やその経験について教室で尋ねることによって，学生に"その"状況で自分はどう考え，何を見て，どのように行動するかを練習させるのだ。彼女は事例を示しながら，臨床状態のシミュレーションに学生を招き入れる。そこでは，学生たちは，目の前で

展開し変化していく事例を想像して，それへの対応を練習する。彼女は，学生たちに，その場にいる看護師として，自分が何を見て，どう考え，どう行動するのかを声に出して想像するように指導する。学生たちはグループで考える。そうすることによって臨床的想像力の知識とスキルを蓄えていくことができるのだ。

デイの学生たちは，自分たちの成長は，デイの質問の使い方の巧さに負うところが大きいと評価する。ある学生は次のように説明する。「先生は事例を私たちに示し，急性期ケアの環境で私たちが目撃するであろうことをまねてみせ，そして私たちに質問を次々に投げかけるのです。『ここで何が見える？ あなたが心配しているのは何のこと？ どのようなステップを踏んでいく？ これをどのように指摘する？ この時点であなたにとってとても重要なことは何？』」。

別の学生がさらに付け加えた。「そうした質問に答えるには，私たちは，今学んでいる内容……それに私たち自身の臨床体験……に加えて，最初の学期に学んだことも思い出さなければなりません」。

段階的に教える

デイは，学生のための教材を段階的なものにしている。教材が難しさを増すと，彼女は学生たちに言う。「プロセスをステップごとに最後まで進んで，それからまた戻って振り返り，主要な点を復習しましょう」と。彼女は，学生が理解していない点に何度も繰り返して戻っていく。また，複雑な教材は，聞き慣れた用語でまず説明し，学生がその概念をだいたい理解してから，専門用語を教えるようにしている。たとえば，彼女が目ざすのが，大きな血管と小さな血管が血圧に与える影響について学生に理解してもらうことなら，彼女は，「悪いもの」とか「大きな血管が詰まる」などという簡単な言葉で，広い概念的なレベルから始め，徐々に大きな血管が臨床の専門用語では「大動脈」や「大静脈」ということを教える。同様に，刻々と変化する生理学的な物事を説明するときには，イメージできるような鮮明な言葉を使用する。そして，その

日,「しっかり学んで帰ってほしいこと」を明確に伝える。

学生の経験を掘り下げる

　私たちはデイに，彼女の教室での授業を，現在学生が臨地実習で経験していることにどのようにつなげるのかを尋ねた。デイは，事例を展開していくことで，学生の臨床経験を深く掘り下げることができると言う。「まず学生に患者の状況を伝えることから始めます。それは，学生が臨床で見たことについて自分で考える手助けとなります」。

　デイは，学生の現在の臨床経験だけでなく，これまでの人生における経験も活用する。ほとんどの学生が，看護を第二のキャリアとして選択しようとしている。看護を学びはじめる前に，医療関係の仕事についていた学生もいる。デイは，こうした学生の過去の経験を大いに活用する。その学生がすでに学士号を取得していて，他の分野での経験をもっていることを知ったうえで，デイは扱っている事例と学生の背景の接点を模索する。そうすることによって，学生が過去に得た知識や専門性を，現在の臨床経験に生かせるように導いていく。

　彼女は，学生の教育的背景や経験的背景をとても尊重し，彼らの過去および現在における臨床経験をよく把握している。「学生についての話はつきません。だって，学生はほんとうに興味深いのです」と言う。彼女の大学の看護エントリー修士課程に入れるのは，約500名の受験者のなかから慎重なスクリーニングと面接を通じて選ばれた80名ほどである。したがって，学生は入学時にすでに幅広い教育を受けている。彼女の学生たちも，デイは「自分たちを修士の院生として相応な扱いをしてくれる」と述べている。

　彼女は，学生の背景の幅の広さを次のように語っている。「学生たちはほんとうにさまざまな経験をしています。直接的な医療ケア体験をもっている学生も結構います。女性の健康や，HIV陽性やエイズの患者のケアをしたことがある学生もいます。私の臨地実習グループの学生の1人は，ニューヨークで救急救命士として働いていました。医療にお

ける危機的介入の経験もあります。……他の学生は，家族計画連盟で働いた経験をもち，ピースコープス*で働いたことのある学生も数名います」。

デイは地域やプライマリケアにおける，過去の経験のために，学生が自分よりも臨床のことを知っているかもしれないということを認識している。

　　私は急性期ケアの臨床家です。ずっと病院でやってきました。そして，ここが私が働く場所なのです。これ（急性期ケア）が私が知っている実践なのです。入院患者さんについて話をするとき，あまり聞き手のグループからフィードバックを得ることはありません。彼らはまだ学んでいる最中だからです。彼らはこのようなこと（急性期ケア）について学ぶためにここに来ているのです。でも，私がプライマリケアとか健康スクリーニングについて話しはじめると，多くの学生がその種の議論には積極的に参加し貢献します。私たちは，彼らが知っていてお互いに教え合えることと，学びに来ている彼らに私たちが提供できることの間を，行ったり来たりしながら学習を進めていきます。たとえば，ある週，私は次のように言って授業を始めます。「ここに子宮頸癌の女性がいます。これらが彼女の危険因子です。今，彼女は子宮全摘のために入院してきました。術後，あなたはこの女性をどのようにケアしますか」。でも，次の週には，HIVやAIDSについてのディスカッションを行うかもしれません。そしてそのときは，診療所で働いた経験のある学生がいるので，彼らがその話し合いに貢献してくれることを私は知っています。むしろ，彼らがその経験を提供してくれることを期待します。

　　実際，私は外来患者のことはあまり知らないので，彼らを頼りにするつもりです。私が知っているのは，入院してきた患者についてです。入院患者については病歴も知っているし，その病歴が私のケア

＊訳者注：1961年ピースコープス法によって設立された，アメリカ政府が運営するボランティアプログラム。主として開発途上国における社会的，経済的支援活動に参加する。現在まで約20万人のアメリカ人がピースコープスに加入し，約140か国で活動している。

計画にどのような影響を与えるかも知っています。

知識を活用する

　デイは，学生に細胞レベルでの悪化がどのように起こるかを授業で説明したばかりだ。そして，今，デイは，G夫人についての新しい検査結果とバイタルサインの結果が出て，その評価をしなければならないこと，それを受けて新たな介入（たとえば酸素マスクをつけて100％酸素を吸入するなど）をしなければならない状態になったということを学生に告げる。その情報をもとに学生たちは議論を続け，感染の治療をしなければならないことや，ICUに搬送をすべきことなどが話し合われた。デイは，「夫人の体は腫れているように見えます。どうして，夫人には浮腫が出ているのでしょうか」と学生たちに尋ねる。

　G夫人の刻々と変化する状態とそれへの介入について，学生には，自分たちがこれまで学んできた科学と医学の知識を活用することが要求される。学生たちは，自分たちがミステリーを解読しようとしているという感覚をもちはじめる。重要な情報が欠落しているように思える。動脈血ガス（ABG）の値はどうなっているのかと，ある学生が尋ねる。「いい質問です」とデイは答え，G夫人のABG値を伝える。彼女はこの新しい情報を解釈するように学生に指示する。この数値について尋ねた学生のほうを見ながら「皆さんのうちの1人は，嫌気的代謝と乳酸性アシドーシスではないかと考えているのだと思います」と言う。そして，彼女は敗血症の図を示しながらそのプロセスを説明し，その新しい情報がその病態生理にどのような関係性をもっているのかを説明する。彼女はさらにABGについて説明を続け，G夫人のバイタルサインが示す傾向が診断にもつ重要な意味などを説明する。

　デイは「ちょっと前に戻りましょう。G夫人の状態は安定していますか」と尋ねる。この事例について，学生の間にはっきりと見てとれる緊張感があった。明らかに，G夫人は呼吸窮迫状態で，彼女は臨床的に悪

化している。彼女の体は，生理学的安定を取り戻そうと懸命に働いていた。「私たちは自分たちだけで意思決定を下すのではないのです。私たちはチームの一員なのです。ですから，チームメンバーに納得してもらえる説明をしなければなりません」。彼女は，患者が呼吸窮迫状態に陥っていて，呼吸が危機的状態になる可能性を示すエビデンスをまとめた。そして，「新しい検査結果は，100％酸素吸入をしてもABG値が低いことを示しています。これが事実です。これが私たちのアセスメントです。これを研修医のところへもって行くのです。データを見れば，すぐに行動を起こさなければならないことがわかるでしょう。この場合は，気管挿管です。これ以外に方法がないかあらゆる方法を確かめなければなりませんが，G夫人の場合，すでに他の方法がないか確かめられていて，できるだけ迅速な気管挿管が今の適切な介入だということは，疑う余地がありません」。デイは，学生に，もし当直の研修医がすぐに行動しなければ，確立された指揮系統で決められている次のレベルの医師にセカンドオピニオンを求めなければならないと，学生に伝えた。

　G夫人への気管挿管が終わると，デイは学生に挿管チューブのスライドを見せ，一方では，実際のチューブを学生に回覧した。それを見ながら，挿管の結果どのような問題が起こりうるかを考えるように指示した。そして，挿管に関する複数の臨床的問題を説明し，大変重症度の高い患者をケアする際に，看護では特に肺炎と組織損傷の予防，安楽と支援に注意しなければならないと指摘した。彼女は，「どのような看護介入がなされるべきでしょうか」と尋ねた。彼女は，人工呼吸器に関連した肺炎を予防するために，エビデンスに基づいた医学や看護を活用し，アメリカクリティカルケア看護師協会（AACN）の推奨事項を示した。次に，インターネットで，NIHの心臓・血液・肺研究所が出している急性呼吸窮迫症候群のプロトコル（NHLBI ARDS Network, 2004）を示し，G夫人のような症状の場合，なぜ低容量換気が必要なのかを説明した。彼女はまず，「圧損傷」，つまり空気圧による組織損傷について説明し，そのあとで「圧損傷」という専門用語を教えた。肺炎について論じた際，デイは，口腔ケアを「看護師の専売特許的な」ケアだと説明した。彼女

は，看護師が吸引やベッドの頭部を上げることをルーチンとして行いはじめてから，呼吸器関連の肺炎が減少したことを強調した。この話やARDS（急性呼吸窮迫症候群）の情報を紹介して，エビデンスに基づいた医学や看護が，看護実践で期待されているということをデモンストレーションして見せたのである。

デイが，G夫人はクスマウル呼吸をしていたこと，それから彼女の重症度が下がったことを説明すると，学生たちは，まるで自分が懸命に夫人のケアを担当していて効果的な働きをする看護師のように反応する。肺動脈カテーテルの挿入を説明する際には，彼女は，カテーテルの図と挿入によって生じる肺動脈圧の波形図を使う。カテーテルは右の心臓の2つの弁を通って，肺動脈（PA）に挿入される。これで，一時的に「楔（くさび）」を打ち込み血流を止める。「皆さんは緊張しているようですが，それはいいことです。楔入圧の数値がどうして左心系の充満圧を反映するのかわからなければ，じっくりとよく考えて，自分を信頼して」とデイは言う。状況の重大さが，緊急で焦点を当てたケアを要求するということを例示しながら，彼女は，学生にPA関連の問題解決や楔入圧測定にかかわらせ，学生の反応に対してフィードバックを提供する。

デイは，この時点でこの事例をいったん止めた。来週，学生たちは，この日に行った介入がG夫人にどのような影響を与えたのかを学ぶことになる。

複雑な対応を発達させる

数回にわたる授業でよく知ることになるある患者のケアについてシミュレーションをすることは，学生たちに，自分が看護師だったらどのように対応するかということを考えさせる。たとえば，G夫人の場合，デイの学生たちは，どんどん重症化していく患者にどのように対応するかを想像した。G夫人をケアすることを想像しながら，患者によい結果をもたらすように状況に適切に対応するために，学生は，関連する科学

の知識と熟練したノウハウをいかに統合していくかを学ぶ。彼らは，自分の患者を適切にケアするために，生産的思考(productive thinking)，あるいはエラウトの言う「知識の活用」を行う。エラウトが指摘するように，知識の活用は，知識の獲得とは異なる。技術的知識の直接的適用とも異なるものである。知識の活用は，特定の状況下における生産的な思考と刷新を必要とする(Eraut, 1994)。

　授業のあとで話を聞いた学生たちは，敗血症ショックについてもっと学ばなければならないと述べたが，同時に，特定の患者について経時的に臨床的に考えるよう求められた経験は貴重だと述べた。このアプローチにおいては，過度な単純化や一般化はめったに起こらない。患者の経験の特殊性が，よい臨床判断，臨床状態の理解，そして患者の窮状についての理解を要求する。学生は，敬意と尊厳をもって患者のことを考えるように指導される。いくつかの事例を合成したり人為的に作成した事例では，これを達成するのは難しいことである。学生は私たちに次のように語った。「この授業では，私たちに看護師として反応するように要求するストーリー，つまり心を突き動かされるような臨床状況に私たちの想像力は引きつけられるのです」。

第8章
臨床的想像力を発達させる

　私たちが行ったインタビューとカーネギー−NSNA調査への回答で，学生は，全体的に，教室での学習は臨床的想像力を発達させるものではないと報告している。調査に回答した学生の1人は，「教室の授業では，臨床環境における状況がどのようなものなのかをうまく示す実践やガイダンスが十分に提供されていません」と残念がった。私たちが教室の授業を観察した結果も，ほとんどの教室の授業では臨床との統合が欠落しているというこの学生の見解と合致するものだった。

　別の学生は，カーネギー−NSNA調査に次のように回答している。「私たちが教室で学ぶことのほとんどは，臨床現場の日常に直接的に何かを示唆するというものではありません。教室の授業でも，臨床環境において，患者にどのように対応すべきか（という実践）や病態生理についてもっと教えてもらえたらと思います」。別の学生は，教室の授業で，看護実践を教え学ぼうとするとき，学生と教師が直面する難しさを端的に語っている。「教室の授業では，臨床で私たちに必要なスキルや知識を教えようとします。けれども，臨床現場のリアリティは，教室という環境で実感するのは難しく，説明するのも難しいものです。教室で教えられていることと，『現実の世界』で起こっていることには大きなギャップがあります」。

　これらのコメントとは対照的に，リサ・デイの学生たちは，「事例を展開しながら行う教室でのシミュレーションや先生が学生に投げかける臨床的質問は，教室で学習することと臨床現場で学ぶことを統合してくれる――現実の世界での実践体験をさせてくれる」と指摘する。学生の臨床的想像力を発達させることは，患者の状態の重要な変化を見分ける

のに役立ち，治療の変更に対する説得力ある議論を展開するのを助ける。学生は，適切に対応するためには複数の方法で思考を働かせなければならない。ゆえに，デイは，短期間に起こった変化を臨床的に論証する（clinical reasoning-in-transition）練習の機会を学生たちに提供している。同様に，彼女は，学生を事例に積極的にかかわらせることによって，医療チームで働くということにまで彼らの想像力を拡大させていくのである。このようにして，彼女の学生にとっては，臨床での学習は，実習する病院やその他の医療組織と教室とを行ったり来たりしながら進展していくのである。これが可能なのは，主として，デイが，学生に準備ができていなければならない臨床実践の側面を入れているからである。そのような側面とは，固定観念にとらわれない態度を学ぶことや，論拠と説得力のある説明ができることなどである。

固定観念にとらわれない態度を保つことを学ぶ

　デイは，病院でのクリティカルケアや内科外科病棟での看護の教育は，技術の習得，臨床判断，倫理的態度に分けて行えるものではないと考えている。この3つは相互に組み込まれていなければならない。技術の習得と知識は必要不可欠である。しかし，よい看護師になるためにはそれだけでは十分ではない。看護師の治療上の対応は，患者の懸念・関心と臨床状況に基づいてなされるべきである。言いかえれば，看護師は，患者の経時的な変化に対して固定観念にとらわれない態度を保たなければならない。そして，患者のバイタルサイン，尿量，あるいは患者の変化に関連するその他の側面が臨床的に示唆することを認識しなければならない。

　デイは教室で，展開する事例*を使って，患者の状態の経時的な変化に注意することの重要性，つまり看護実践のために学ばなければならない重要な点をしっかり教える。患者と最も多くの時間を過ごすのは看護師である。ゆえに，看護実践で非常に重要なのは，患者の変化をすばや

く察知すること，そしてその状態に合うようにケアを調整していくことだ。そのなかには，治療の調整や変更を迅速に行えるように医師の注意を促すことも含まれている。看護師が決まりきったルーチンのような対応を避けることはとても重要だ。看護師は，(患者の)状況がこれまでと異なる治療を要求しているという可能性にもいつも留意しておかなければならないからだ。

　臨床教育をする教師たちは，つねに，実践で要求される熟練したノウハウの習得を支援すると同時に，何かまだわかっていないことはないかということに注意し，自己の推測を逆方向からも考えてみるような固定観念にとらわれない態度を学生が保てるように支援しなければならない。学生は，患者の現在の状況における変化を説明するために，患者の直近の経過をどのように評価するかを学ばなければならない。同時に，刻々と変化していく患者の状態や懸念を経時的にリアルタイムで論証できなければならない。このようにして，看護教育者は，経時的にみて今患者の症状で異なっているのは何かということに焦点をおき，継続的にアセスメントする重要性を学生に教えることに力を注ぐ。そして，臨床指導者は，次の事例に示されるように，固定観念にとらわれない態度を保つことの重要性を，時間をかけて学生にたたきこんでいくのである。

　　　私がその事例を学生に提供したのです。「それで，あなたは次に何をする予定？　この患者は，プロフィールと合致しないわ。この患者は，あなたが期待するような回復の道筋を通っていきそうにないわ。だったら，この計画をどのように変更すべきだと思う？」。これが思考に関する教育です。学生にはケアの青写真は与えません。患者に現在起こっている状態，患者の文化的背景，患者がいつ

＊訳者注：事例研究の一種であるが，完結した事例ではなく，そこに提示された事例の患者の状態は変化し，展開していく。たとえば，第7章のG夫人の例のように，最初の週に学生に提示された患者の状態は肺炎であったが，次の週には敗血症の状態というような事例紹介の仕方をさす。これによって学生は，実際の患者の変化に自分がどう対応すればよいのかをその状況に応じて考えていく能力を発達させていく。

もはどんなものを食べているのか，などといったことを考慮しながら，自分のケア計画を調整していけるような指導をするのです。だから，私たちはほとんどの場合，物事をきっちりと箱に入れて整理整頓してしまうのではなく，「これが患者です。これが今起こっていることです。あなたは次に何をしますか」と投げかけて，物事をさまざまな角度から考える教育をします。このとき，学生たちは，どのように答えるかノートを見たり暗記を頼りにしたりすることは"できません"。ほんとうに自分で真剣に考えなければならないのです。学生たちは，自分の計画をどのように調整できるか。月曜日の夜に準備したのに，火曜日に実際に行うことはまったく違っているという事実にどのように対処するのか。

　この事例で紹介した教師は，前夜準備した計画の不十分なところに学生の注意を向けながら，変化する状況のなかで，どのようにして固定観念にとらわれない態度を保ちながら自分で考えるかを学ぶ支援をした。
　デイは，教室でも，慎重なアセスメントと固定観念にとらわれない姿勢に同じように焦点を当てる。「それから，患者を病棟に連れて来た段階で，『これが最初のアセスメント結果です。他に何か知りたいことがありますか』と学生に尋ねます。学生からはいろいろなことがあがってきます。そのアセスメントには，わざと必要なことをいくつか盛り込まないでおきます。学生にそれを気づいてもらうためです。学生はほんとうにいろいろなことをあげていき，なかには私が気づかなかったことがある場合もあります。時に，それはその時点ではさほど重要ではない情報かもしれないけれども，たしかに，その患者を知ることに貢献するものです」。

脈絡がもつ力

　教室での教育に対するデイのアプローチは，脈絡を考慮した実践が固

定観念にとらわれない態度を保つのにいかに役立つかを示唆する。そのアプローチは，患者に焦点を当て，患者特有のニーズと懸念に応じて対応するという姿勢を学生に教える。同様に，彼女が臨床教育で目ざすのは，学生が「その日の手順」ではなく，患者に焦点を当てることである。経鼻胃管（NGチューブ）の挿入など技術的スキルを学習しながら，学生たちは，特定の患者への適切な対応を形成していくことを学ぶ。

デイは，アメリカクリティカルケア看護学会誌（American Journal of Critical Care）に倫理についてのコラム"現在の論争（Current Controversies）"を執筆している。以下は，その欄に掲載された，デイが，一般外科病棟で働く初年度の看護学生であるミニー・ウッズ Minnie Woodsと執筆した記事の抜粋である。これは，デイが教室で，また臨床で学生に繰り返し教えてきた，患者へ焦点を当てることをみごとに示すものである。ウッズは次のように書いている。

> 私はR夫人の担当になりました。夫人には，膵臓癌の二次的症状として小腸閉塞がみられました。申し送りの際に，R夫人は前夜，ひどい吐き気におそわれて苦しんでいましたが，NGチューブは拒否しているという報告がありました。私は「ああ，よかった。彼女が拒否していて」と思いました。そうでなければ，それを挿入しなければならないのは私だと思ったからです。
>
> 看護課程に入って以来，私はNGチューブとそれを挿入するという考えに極端な恐怖感をもっていました。最初の学期に，看護技術の教科書に目を通しながら，あんなに大きなチューブを鼻から胃までずっと通すということは，私が想像できるかぎりで最もむごいことだと考えていました。ましてや，それを他人に対して行うなんて。
>
> その朝の申し送りで，R夫人がその挿入を拒否していたので，私はその役目を免れたと期待していました。申し送り終了後すぐに，私は，その日の実習を担当してくれることになっていた看護師に確認しました。「R夫人はひどい吐き気におそわれているようですね。でもNGチューブは拒否されているんですよね」「その通りよ」と

看護師は言います。そして「だから，早く彼女のところに行って，そのチューブが彼女にどんなに必要かを説明して。彼女を説得して」と言うのです。私はその看護師の言っていることが正しいのはわかっていました。でも，私は，自分がしなければならないだろう経験全体に対して完璧に恐れをなしていました。

　その時点までには，私はR夫人の病気の経緯と状態をかなりよく知っていました。実習前夜，彼女についてかなり調べていたからです。私がR夫人の病室に入ったとき，彼女は目もほとんど開けられないような状態でした。彼女の吐き気はほんとうにひどく，身動きさえもためらわせるようなものでした。彼女の腹部はひどく膨満していました。するとその瞬間に，彼女は，私にとって，この途方もなく不快な状態から解放されることがほんとうに必要な患者，に変わったのです。私は彼女のそばに座り，NGチューブと彼女が嫌がっている理由について話し合いました。彼女は，もちろんそれをひどく恐れていました。さらに，ほんとうにそれが必要なのかどうかもよくわからなかったのです。私は，その処置がどのように進められるのかを説明し，看護師の監督のもとで私がそれをやるからと伝えました。そして，いったん，チューブを通じて胃にたまった液体を吸引しはじめると，吐き気はずっと楽になるからと説得を続けました。彼女はついにその処置を受けることに同意してくれました。

　NGチューブを挿入すること自体は，それほど大変なことではありませんでした。看護技術の教科書に説明されていた通りに実施できました。NGチューブを吸引器に接続して，最初の1時間で700 mLをR夫人の胃から吸引しました。8時間後には総量1,450 mLの液体を吸引していました。

　その日は，私にとってほんとうに転機となりました。その経験をするまでは，私は，自分の恐れ，不安，能力のなさ，嫌悪感など，自分の感情しか考えていませんでした。でも，実際にR夫人を目の前にし，彼女の苦しみを理解した瞬間，NGチューブは，私が恐れおののいていたものから，R夫人をその苦痛から救うものに変わったのでした。何度も吸引して2時間ほども経つと，R夫人はも

う吐き気を感じなくなっていました。あとで，彼女の状態を確認するために病室を訪れると，彼女は「このチューブを挿入するように私を説得してくれてありがとう。おかげでずいぶん楽になったわ」と私に言ったのです［Day, 2005, p. 436］。

デイが以下にコメントするように，このウッズのストーリーは，看護師の焦点が，技術的なスキルから患者が必要なことに転換した瞬間を示すものである。

　このストーリーは，患者ケアの状況において，そのケアが何のためなのかを理解し，それを真剣に受け止めることがもつ力を示すものです。この学生のチューブ挿入をなんとか回避したいという思いを考えると，もしこの学生が，その NG チューブの挿入を単に練習して技術力を高める機会ととらえていたとしたら，彼女は，その後も，患者の自律性という言いわけを楯に，その処置を行うことを回避しつづけていたかもしれません。でも，そうではなく，患者の苦しみに直面したこと，その患者にはチューブが必要だということを患者の苦しみから認識したことが，チューブの目的についての技術的知識，その処置の技術的知識，カルテから得て知っていた患者の状態などよりもはるかに強く彼女に訴えかけたのです。直接目のあたりにしたことと患者のニーズを適切に認識したことによる彼女の対応が，腸に穴が空くといった危機的状態や嘔吐に関連するトラウマなどを回避させることに導いたのです。またこの対応は，患者が，簡単だけど，究極的には患者を安楽にし，延命できるかもしれない介入を拒否した際に浮上する倫理的葛藤を回避させたのです［Day, 2005, p. 436］。

彼女の学生たちは，教室の授業で，倫理的な対応も学習していた。デイが展開する事例を活用することによって，学生は，教室において患者の懸念や患者の体験にかかわるという経験ができ，臨床現場のチームにかかわる経験をすることもできる。そのようにしてデイは，よい看護ケ

アとは，看護師にとってではなく患者にとってよいケアなのだということ，最も適切な知識と熟練したノウハウを駆使することが患者の懸念や臨床的ニーズにかかわるスキルには不可欠だ，ということをつねに学生に植えつけていくのである。

　だからこそ，デイは看護実践を教室の講義に持ち込む。デイは，相互のかかわりができるように授業を構成している。そこでは，学生たちは，患者の急性期管理を専門とするデイに，相談する看護師に変身する。学生たちは，患者の状態で重要性があるものに注意を払い，急速に変化する患者の状態に対応した適切でタイミングのよい介入を思い描かなければならない。私たちが観察した授業に出席していた学生たちは，G夫人の状態で重要なことは何だったのか，そして自分たちがとらなければならない行為にどのように優先順位をつけていけばよいのかということを体得して教室を出ていった。

論拠と説得力のある説明を学ぶ

　デイは教室で，学生は医療チームの一員であることを強調する。それは，看護師があるタスクに責任をもち，医師が別のタスクに責任をもつチームだと説明する。たとえば，G夫人のことをクラス全員で議論したとき，デイは，医師の存在をそのなかに取り込むことができるように，次のような一連の質問を準備していた。「では，患者の状態が進行していくと，看護師は，医師から一連の指示を得ることになります。すぐに実施しなければならないのは，どれだと思いますか。何か忘れているのではないかと医師に尋ねることもあると思います。医師に電話をかけて指示で忘れていることがないかを尋ねるのは，たとえば，どんなことに対してですか。または，一連の指示のなかで，どんなことについて質問をしますか。どんなことがあなたに疑問を投げかけますか」。

　変化する患者の治療やケアについて，医療チームの他のメンバーに話ができる能力は，看護師にとって不可欠なスキルだ。そして，学生も教

員も，ケアの変更を提案するために学生が医師にはじめてかける電話を（看護師としての）マイルストーン（道標を示す標石）だと述べている。ある臨床教師は，その状況を次のように説明した。「学生は電話での指示を受けることはできません。だから，電話による指示は私たち教師もいっしょに聞きます。でも，患者について医師に電話連絡することが必要な場合は，私はいつも［学生に］電話をかけさせます。そして，それは学生にとってはじめての経験であることが多いのです。だから，私が『医師にはあなたが電話をかけるべきよ』と言うと，学生はまるで豆鉄砲をくらった鳩のように目をぱちくりさせます」。

　ある学生は，論拠と説得力のある説明が，看護課程の最後のほうに組み込まれている体験を次のように述べている。「最初は，私たちは，誰に電話すればいいのかもわかりません。また……自分の患者について医師に電話で説明できる能力があるかどうかも不安です。でも，この最後の学期には，それがぎっしり詰まっています。だから私たちはやるしかないし，それをすれば，卒業してひとり立ちしたときのための準備が整うと思います」。

　けれども，何人かの看護教育者を除いて，ほとんどの教師は，患者の変化，患者に関する懸念，あるいは治療変更に関する提案について，医師にどのように話せばよいのか，十分に注意を払った正式な教育を行っていない。多くの教員が，論拠と説得力のある説明ができることの重要性を認識しているが，通常，自分の論点をどのように主張すればよいのか，証拠をどのように整理し構成するか，どのようにそのケースを提示するかということを教育する場所として，教室での授業を活用してはいない。複数の教師が，学生は簡潔であること，問題を提示すること，解決策を考えて提案することを学ばなければならないと主張するが，学生が実際の患者について論拠と説得力のある説明をうまくできるように練習する機会を提供する教師はほとんどいない。しかし，教室，実習室，シミュレーションラボを，学生の臨床実習での担当患者に関して経験的学習をする場，経験的学習を振り返る場として活用することは可能だ。医療従事者に対して患者の問題について論拠と説得力のある説明をする

こと，間違いを犯すこと，患者の重大な変化をきちんと発見することなどを練習する場とすることはできるはずだ。たとえ看護学生が患者に何が起こっているのかということについて科学的なエビデンスを十分に理解し，その患者のケアをどのように変更したらよいかという解決策を見つけ，事実の伝達を簡潔にできたとしても，患者の状態の複雑性や微妙な部分などすべてを把握するには，それだけではまだ十分ではない場合もある。学生が，コミュニケーションツールであるSBARなどを活用した事例提示の練習を頻繁に行っていれば役立つ。SBARは，問題の簡潔な説明を示すSituation（状況），その状況に関連するBackground（背景），臨床家がその根源的な原因と重大性を考えることのサマリーであるAssessment（アセスメント），その状況を解決するためになされなければならないことを示すRecommendation（推奨事項）の略号である（Pope, Rodzen, & Spross, 2008；"SBAR Technique for Communication" 2007；Carroll, 2007）。SBARは，問題を明確で簡潔に提示し，コミュニケーションの障害を減少させるために有用だ。

断片をつなぎ合わせる：統合的な教育と学習

　展開しているすべての事例について，デイは，医師を呼ぶ前に必要と思われる情報をすべてつなぎ合わせること，そして必要な場合，指令系統をどのようにたどるべきかということについて学生と話し合う。「患者はどのようなことを経験していますか」「この患者についてあなたが心配しているのはどんなこと？」「その懸念を引き起こしているものは何？」「あなたにはどんな情報が必要？」「それについてあなたはどんなことをするつもり？」。このように，彼女は学生に質問を次々に投げかけ，論拠と説得力のある説明をするための枠組みを提供する。彼女は，自分と学生が，医師に電話をかけて問題を説明することについて話し合う際に，次のような質問を利用するのだと説明する。彼女はまず「この指示を別の指示に変えてほしいということを理解してもらうために，何をどのように説明するつもりですか」という質問から始めるかもしれな

い。そして，その議論はそのケア計画に関する話し合いにつながっていく。「それで，主たる看護診断は何でしょう？　その診断に関連する目標はどんなことでしょう？　そのためにどんな介入を計画したらいいと思う？」。その患者の状態に関連する2～3の看護診断に対してこのプロセスを繰り返したあと，彼女は，患者の状態の変化を告げる。そして「さあ，今度はどうしますか。この状態が起こった今，主たる看護診断は何でしょう？」と尋ねる。

　ケア計画を立てるという脈絡において，論拠と説得力のある説明をするというプロセスは，彼女の学生たちに，自己のもつ生理学的知識やまた実際的に派生する問題に関する知識，臨床的論証の知識すべてを活用することを要求する。患者の臨床状態における重大な変化や治療方法を変える必要性について医師にどのように警告するか，それをコーチングすることは，学生の臨床的論証力，臨床的判断力，コミュニケーション能力を発達させるのに役立つ。

　論拠と説得力のある説明の仕方を学習するプロセスにおいて，学生は確固としたコミュニケーション能力を養っていくことができる。たいていの場合，その現場にいない医師に初期アセスメントを提供するのは看護師だ。離れた場所にいる医師は，患者を直接みることなしに，患者の変化を想像し，バイタルサインと検査結果に関する経時的な変化を評価できなければならない。あらゆる臨床現場でそうであるが，特に新生児病棟や小児病棟で，看護師にとって難しいのは，検査結果やバイタルサインに加え，顔色，体力，活発さ，意識レベルなどについて，明確で記述的な情報を提供しなければならないことだ。もし，その看護師の説明があいまいで，患者の現状と少し前の状態との間で，明確で具体的な比較を提供できなければ，連絡を受けた医師は，患者の状態に変化が起こったと考えることができなかったり，説明されている変化を想像できなかったりする。論拠と説得力のある説明のプロセスを練習すれば，看護学生は，ある介入に対する考え方で，医師と看護師の間に重大な相違があることを理解できるようになる。どちらも，患者にとって最善のことを考えている。看護師にとっては，不必要な電話をかけたという間違

いは，患者の状態における重要な変化について医師に連絡しなかったという間違いと比べれば，それほど重要なことではない。一方，医師にしてみれば，通常，行動しないことのほうが，危険な行為よりも安全である。学生は，この考え方の相違が，特に相互が相手の視点を理解できない場合には，往々にして医師と看護師との間に軋轢を生じさせてしまうということを理解しなければならない。しかし，それぞれの考え方を説明する対話ができれば，通常，患者のために，医師と看護師の両者によってよりよい決定を導き出すことができるのである。

実践の予行演習をする

　デイのクラスでは，医師に電話をかけて事態を説明する予行演習を十分に行うので，学生は医師に電話をかけるのは，看護師の同僚に電話をかけるのと変わらないと説明する。そうではあっても，デイは臨地実習に出ている学生には，電話をかける前に，必要な情報を統合するよう指導するために質問を活用している。別の看護教育者は，これを必要不可欠な臨床指導だとして次のように述べている。

> 　昨日か一昨日か……インシデントが起きました。この男性はその前日に入院したので，誰も彼についてあまり知識はありませんでした。でも，彼はまるでジキル博士とハイド氏みたいな人でした。つい今しがたまでとてもやさしい人だと思えたのに，次の瞬間には好戦的で，蹴ったりわめきちらしたりするのです。そして，急に力が萎えて力なくベッドに沈み込むのです。私は，学生に彼を客観的に観察するように指導していました。そして彼のバイタルサインを尋ねました。正常値でした。でも，7時から変化したようです。私たちが9時か10時に部屋を訪ねたときに，そのことに気づきました。「あなたはどうしなければならないと思う？」と学生に尋ねました。彼女は「バイタルサインをもう少し計ってみます」と言いました。酸素飽和度は80％でした。そこで私は「次にしなければならないことは？」と問いかけました。「酸素をもっと投与しなければなら

ないけど，そのためには医師の指示が必要です」「じゃあ，すぐに電話のところに行って，医師に電話して，何が起こっているか伝えて」と彼女に指示しました。彼女はよく判断したと思います。

　デイや他の看護教育者たちは，状況下でのロールプレイやコーチングにおいて，論拠と説得力のある説明を効果的に行うために質問を活用する。ある教員が私たちに次のように説明してくれた。「学生とシナリオにそって練習してみます。ロールプレイもやります……［学生に尋ねるのです］『電話をかけるとき，あなたはどうすればいいの？ そのとき，どんな情報がなければならないの？』と」。別の教師は，自分が医師のふりをして学生に練習させるというアプローチをとっていると説明する。学生に「どんなことであっても，医師にどんな風に話すか，私に対してそれをやってみて。患者の熱が上がったのだけど，タイレノール*の処方が手元にはない，といった単純な状況でもいいわ」と指示する。「学生は電話をかけるとき，神経質になる」と観察している。「ぶつぶつ文句を言われるのではないかと恐れているのです。そして，みんな『私は学生です。今日，スミスさんの経過を観察しているのですが，熱が上がっています。でも，タイレノールの処方が手元にないのです。そのことをお知らせしようと思って……』と言います。私は学生に，どんな問題であってもそれに対する解決策を医師に提案するようにと注意します。たとえば『タイレノールを処方していただけますか』といった具合に」。

　論拠と説得力のある説明を練習する機会を学生に提供している別の看護教育者は，医師に対して問題を言葉で表現して解決策を提案するように学生を指導する必要性を強調する。ある指導者は，学部での教育でも活用する助産の事例を使っている。「看護助産師による助産は，医師に相談できる状態で行われなければなりません。相談するのに2つの方法があります。1つは，情報を提供してどうすべきか尋ねる方法です。も

---

* 訳者注：アセトアミノフェンを主成分とする解熱鎮痛薬。

う1つは，どう対処すべきかという計画といっしょに情報を提示する方法です」。彼女は，学生に「これが今起こっている状況です。次にどうしたらいいでしょうか」と相談するのではなく，「これが今起こっていることです。私はこうしようと思っています」と医師に提案しながら相談する方法をすすめている。学生にそうさせるために，彼女は「学生に『何が起こっているの？ あなたの計画は？』とつねに尋ねています。"計画"とは，ケア計画のことです。『次にどんな検査の指示を医師に依頼するつもり？ あなたはほかにどんな介入あるいは不介入を選択するつもり？ そして，その選択は，生理学，病態生理学，病院の方針，法医学的な見地などに，基づいたものですか？』といった問いかけを続けます」。

　学生は，実習室におけるシミュレーションが，論拠と説得力のある説明など臨床課題に対処するために非常に役立つと認識している。また，学生の学習に関する最近の調査でもシミュレーションは期待のもてる指導方策だと指摘されている (Brannan & Bezanson, 2008)。しかしながら，学生も教育者も一様に，シミュレーション機器は十分に活用されていないと報告している。教師は，効果的なシミュレーション演習を創出するのに必要な，教員の能力開発のための資源と時間が不足していると訴える。私たちは，シミュレーションは，専門職種間のコミュニケーションやチームワークを教育したり学習したりする機会としても有用だと考える。たとえば，計画的なシミュレーションは，学生が患者に関する懸念を他の医療職に明確に伝える練習の場として活用できる。同時に，臨床の場でよく生じる誤解や効果的なコミュニケーション方法についても学習する場となる。異なる医療専門職の学生が協働するシミュレーションでは，共通した視点やそれぞれの専門職の貢献について学ぶことができる。

共通の言語を学ぶ

　学生たちは，医師に電話する際には，適切な言語の使用および整理さ

れた簡潔な話し方を学ばなければならない，と指摘する看護教育者もいる。ある教員は，看護師が「24時間患者とともにいるのだから，病態生理学や薬理学のすべてを把握しておくべき。なぜなら，患者の状態に変化が生じた際にはいつでも，その情報を医師に伝えなければならないのは看護師だから」と強調する。「けれども，私は，医師，看護師，そしてその他の医療専門職との間がはっきりと分断されていると感じます。他職種から尊敬してもらい自分の言うことに耳を傾けてもらうためには，同じ言語で話さなければなりません。看護師が，もし夜中に他の医療専門職に電話をかけるなら，要領を得ない話し方はすべきではないのです。相手は，こちらが明確に伝えることを期待します。自分の言うべきことを明確に伝えられれば，相手も真剣になります」。別の指導者は，「看護師は直接的に話すことを覚えなければなりません」と言う。

> 私は［学部生に］事例を5ページの長さで書かせます。学生は，「そんなの無理です。5ページに全部入れるなんて無理です」と言います。そんな学生に対して，私は「簡潔明瞭でよく構成されたコミュニケーションが，尊敬を得るコミュニケーションです。相手は，10ページもの長さの話に耳を傾ける時間はないのです。尊敬される同僚になるためには，簡潔に話すことを学ばなければなりません」と伝えます。そうすると，学生たちもやっと理解します……「これは私が学ばなければならないスキルなんですね」と［学生たちは言います］。私は，彼らに医療現場で言いたいことを伝えて医療に参加してもらいたいと思うので，最も基本的な言語を教えます。

不確かさが明らかにすること

論拠と説得力のある説明を行うためには，看護師は，単に情報を伝達するだけでなく，相手に納得してもらうためにその情報を構造化しなければならない。したがって，エビデンスを整理するためには教室で教え

られたことの活用が，必要不可欠である。学生が，情報を意味ある脈絡のなかで知識として学ぶのではなく，情報のカタログを暗記するように指導された場合，暗記で覚えた知識と臨床状況が意味することの理解の間には大きな隔たりがある。看護教育者は，学生のもつ不確かさを「自信の欠如」ととらえ，もっと自己主張するように指導する。事実，私たちが行ったインタビューや調査でも，一貫して，学生は，生理学，病態生理学，そしてその他の看護の科学領域における自分の知識について半信半疑であることが明らかにされている。学生たちは，自分が関連性のある知識を十分に把握していないことを知っている。ということは，ただ単にもっと自己主張できるようになるということだけでは足りない。

　学生がもつ不確かさは，看護教育が教室の授業でもっと効果的な教授法をとる必要性を強調するものである。ある教員は次のように指摘する。「学生の多くは，教室での講義と臨地実習がまったく別の科目だというふうにとらえている。たいていの学生は，学期の終わりごろにはその学期中に学習した内容の大方を統合できているようです。それでもまだ，患者をどのようにケアしたらいいのかはわかっているようだが，なぜそれをするのか，ほかに考えられる選択肢はあるか，行為の結果はどうか，あるいは，具体的な評価のニーズはどうかなどについて説明できない学生が少なくないのです。学生は，客観的な医療データからだけではなく，『患者』の背後に潜む1人の人をなかなかとらえられないでいるのです」。

　次章では，教室のおける看護の授業を統合的な教育と学習の場としてより効果的なものにする具体的な方法について述べる。

第9章
統合的な教育と学習を通じて教室と臨床をつなぐ

　教室で扱う内容と臨地実習で扱う内容は，しばしばそれぞれから分断されているようにみえます。臨地実習で学んだ情報は，教室でのテストの対象とはなりません。臨床での体験は，教室では教えられない社会的かかわりのスキルに依存するものです。

　これは，カーネギー–NSNA調査の回答で寄せられた学生のコメントである。教室と臨地実習の間に見られる分断に関する学生の観察として代表的なものである。多くの学校で，教師も学生も，理論と実践の間に明確な線引きをしている。異なる学習目標が存在すると，思考，問題解決，人間関係のプロセスは分離された別々の活動だということ示唆してしまう。しかし，看護師は，実践ではこれらすべてを統合していかなければならない。患者の安全や安寧のために，その統合をスムーズに適切に行わなければならない。展開する事例を通じて，教室での教材と臨床学習での教材をつなぐことによって，デイは学生が注意しなければならないことを学ぶための，また患者ケアについてのアイディアを試してみるための安全な場を学生たちに提供する。

　カーネギー–NSNA調査に回答した別の学生は，自分の学習を統合するうえで感じる困難について次のように報告した。「私たちの学校では，教室で学習した内容を適用しながら臨地実習報告書を作成することを義務づけていますが，自分が学んだことを統合することについては，誰からもサポートしてもらえず，自力でやらなければならないという感じが

しています。学校での学習とのギャップを埋めるのに，かなりの時間を使って自力で勉強していますし，臨床現場でもかなり苦労しています」。

　第3部の冒頭で学生がコメントしているように，教室と臨床環境をつなぐことは，学生が知識を身につけるうえで非常に有用なものだ。そして，それは患者が頼りとしなければならない知識なのである。臨床指導者が，教室での科目も担当する場合は，その科目での目標も内容も，「臨床環境の事例を直に使用する」ことの恩恵に浴している，と学生は指摘する。「先生は（臨地実習で）『これ，授業中にやりましたね，覚えている？　これが，あの講義で話したことを示す好事例です』とコメントしてくれます」。しかし，学生たちは，学校が全体的に調整して教室と臨床とをつなぐ努力を行っている場合，そのこともきちんと認識している。ある学生はそれを次のように述べている。「先生たちは協働しながら，少しずついろいろなことを私たちに教えてくれます。そして，私たちみんなが同じように理解するように，またある科目で学んでいることが，別の科目での学習を補完できるように，努力してくれています。だから，私たちが学習することはすべてつながっています」。しかしながら，ある看護教育者がいみじくも語るように，「教師が教える内容を統合しなければ，学生にそうするように期待することはできない」のである。

　もちろん，臨床と教室での教育を両方とも担当すれば，統合が促進される。ある教師が，カーネギー-NLN調査で「［私の学校では］非常勤講師の支援を受けながら，教室で講義を担当する教師が臨床も担当しています。私たちは，今学生が教室でどのようなことを学んでいるのか，どこまで学んでいるのかをわかっていますので，臨床経験学習もそれにそったかたちで行えるように選択しています」。別の教員も「自分が，教室での講義を行い，臨床指導もするのはとても有用です。臨床でのほうが理論を理解しやすいこともあります。（その理論で教えている状況を具現している）患者が［学生の］目の前にいるからです」と指摘した。さらに，別の教師は，臨地実習で「今教室で学んでいる疾患過程を有する患者」を学生が担当できるように努力すると述べている。デイは，

「もし，学生が臨地実習で困難を感じているようなら，教室での授業で，その問題を別のかたちで提示しながら，学生の理解が十分でない部分をより明瞭にすることができます」と語っている。

　教室での講義と臨床指導の両方を担当するということは，確かにかなり大変な仕事である。しかしながら，実践の現在性を学生たちに提供できるのは，教師にとって大きな報酬である。ある教師は次のように語っている。「私は，地域病院で月に16時間働き，地元の無料診療所ではボランティアとして働いています。だから，教室での講義で，多くの実際の状況を折よく提示することができます。私は，医療における問題や看護師不足を講義しているだけでなく，それを実践で経験してもいるのです」。

　講義する教師と臨床指導の教師が異なっていたとしても，その両者をつなぐことは可能である。ある教師は自分が勤務する学校の方針について次のように述べている。「臨床経験は，教室で教えられた内容を強調するように設定されています。非常勤の臨床指導教師には，教室での学習内容が渡されていますので，実習後カンファレンスでは，教室で学習している内容とその日の実習とをつなぐような適切な話題を扱うことができます。時には，教室で学んでいる内容に合致するような臨地実習経験を用意することもあります」。ある学校では，教室での講義を担当する教師と臨地実習を担当する教師が，隔週ごとにミーティングを行っている。そこで，講義内容と臨地実習内容を統合できるようにしたり，特定の学生が感じている困難さなどについても論じ合っている。私たちは全部で9つの学校を訪問したが，このプログラムは，そのなかでも特にユニークであった。臨床指導を担当する教師たち*は，指導に入る前，そして指導期間中も，かなり広範囲なオリエンテーションを受ける。さらに，臨床指導教師たちは，隔週のミーティングに出席すること，臨床指導に関して教室でも指導する機会を設けることが要求されるが，その時間に対しては報酬がきちんと支払われている。この学校では，学生の

---

*訳者注：学生を臨地実習で指導する教師として学校が雇用している臨床現場の看護師。

統合的学習のための責任を共有するために，臨床と教室とをつなぐ協働的努力がなされているのである。こうした教育者を育てることは，臨床部門でも非常に評価されている。なぜなら，それは，臨床で働く看護師たちに，医療現場に身を置きながら教育することを学ぶ機会を提供するからである。

　しかしながら，そのような方針は，ある臨床指導教師が説明するように，次のような状況が生まれなければ有効ではない。「(有効にするには)臨床で教える人と教室で教える人はお互いが行っていることを知っていなければなりません……すべての臨床指導者は，教科書やウェブ補助教材などを通じて，教室で講義されている内容にアクセスできます」。彼女は，そういった情報を活用して，実習後カンファレンスに教室で学習していることを持ち込む。「［私は次のように学生に話します］『先週，あなたたちは教室で，今日あなたたちが担当した患者がかかえている問題Xに関して学習しましたね。あなたの担当する患者と教室で学んだ内容を比較してみるとどうでしょう？』，あるいは，『あなたの患者はXという問題をかかえていたでしょ。あなたは，来週，教室でそのことについて学びますよ。授業中に，あなたの患者のことをもう一度思い出してみてください』などと話すかもしれません」。彼女は続ける。「でも，臨床指導者すべてがこのようなことをするわけではありません。［臨床］教師のなかには，前の週に教室でどのような内容が教えられたかにまったく気づいていない人もいます。私は，自分が担当する実習指導のために，すべての教室で教えられているトピックスを週ごとに1ページの表にまとめました。それを他の(臨床)教師たちにも提供しました。1ページで一目でわかる情報は，学生の臨床課題を決めたり，学生が教室ですでにどのようなスキルや情報を学習したか，あるいはしていないかを理解するうえで，とても役立ちます」。

　別の臨床指導者は，「臨床指導者たちは，臨床学習について話し合うためにミーティングを行っています。それに，臨地実習が行われている間，メールで臨床状況について話し合ったりもしています」と述べた。このコメントは，情報は，臨床から教室へ，そして教室から臨床へと双

方向に流れなければならないことを示している。学校の方針があれば，教師たちにとっては，教室と臨床での教育をより統合しやすくなる。たとえば，ある教師は，その学校のプログラムで臨床指導を担当する人たちは，毎週，「それぞれの科目でその週にどのようなことが教えられているかという概要を受け取る」ことを誇らしげに語った。彼女は，学生がコミュニケーションと文化的相違について学んでいるという例を示し，それを知っているということが，臨床状況でどれほど重要かについて指摘した。学生は「熱傷について学んでいるという事実だけでなく，彼らは，患者のけがや懸念について［さまざまな文化的また言語上の背景をもつ］特定の患者とどのようにコミュニケーションをとるかについて学んでいる」というのである。

統合に対するそのような強いコミットメントが一方であるにもかかわらず，看護教育では，どうしても，あたかも2つの分断された要素があるかのようなアプローチが取られてしまいがちである。カーネギー–NSNA調査に回答したある学生は，それは「教室で教えられる内容はまるで別科目であるかのような印象を与える」とコメントしている。

統合教育，統合学習

統合教育とは，教室と臨床とを統合するだけでなく，学生が，知識，熟練したノウハウ，倫理的態度を統合できるように支援することも意味する。統合教育は，臨床現場において機能できるよう学生を準備するものである。学生は，自己のコミュニケーションスキル，掘り下げた病態生理学や薬理学の知識をどのように使えばよいのかを学ぶために，また患者の心身の健康，その他の重要な患者と家族の懸念にどのように注意を払えばよいのかを学ぶために，臨地実習の予行演習を行う。統合教育は，すべてを明らかにすることはできないということを，十分に認識して行う。実習前にすべてを明らかにすることを目ざすのではなく，学生が自分がもつ関連性のある知識に頼りながらその臨床状況を十分に理解

できるように，また自分の知らない情報は探すことができるように学生を支援することに焦点を当てる。この点において，統合教育は，知識の獲得，知識の活用，臨床的想像力，そして倫理的態度を明確につなぐものだ。たとえば，デイは，「患者はどのような経験をしているのか？」「看護するうえでの懸念は何か？」「どのような情報が必要か？」「それについてどうするつもりか？」といった質問を学生に投げかけるが，このような質問は，それがどのような臨床状況なのかを認識するための，またそれに適切に対応するための学生の能力を確実に発展させていくものだ。

責任の所在

統合の責任は誰にあるのかについては，異なる意見が存在した。学生が臨床と教室とを統合できるように，また人文関連の学問，社会学，心理学，病態生理学，看護学の知識を統合できるように支援するのは，教員および大学の責任だと考える教師に出会った。ある教師は，自分が教える4年次の科目について次のように説明した。

> 私は学生に言うのです。これが，みんなが過去3～4学期間に学んだことをすべて統合する機会だと。そして，私は，（臨地実習では）学生をほんとうに自立的に機能させるように気をつけています。それから，新しい患者への対応について学生たちをとても慎重にみていきます。患者としての子どもへの対応だけでなく，その子の発達段階，家族，退院計画を調べたりもします。それと同時に，病院で学生たちにどのようなことが起こっているのかも把握していなければなりません。そして，患者のケアマネジャーになるように指導します。それと同時に，「それはどのようなことを意味しますか。病棟でチームの人たちとどのようにかかわっていきますか」といった質問をしながら，看護師としてケアチームの一員となるように学生たちを指導しています。

しかし，教室と臨床とを統合するのは学生の責任だと考える教師も数多くいる。ある教育者は次のようにコメントした。「学生には，理論的知識を臨地実習でその現場に適用することが期待されています。そして，カリキュラムが進むにつれて，臨床実践を積み上げていくことが期待されています」。また，教育のアプローチの問題としてではなく，学生の問題だと次のようにコメントする教師たちもいた。「学生たちは，一般的教育（解剖学，生理学，発育発達論，微生物学など）で学んだ内容を臨床現場に移行させる，あるいは適用させることができないようにみえます」。しかし，私たちは，知識の獲得と知識の活用をそのように明確に区別すると，つまり，まるで単なる情報伝達のように，知識をただ単に「適用」しさえすればよいのだと考えると，実践領域で知識を活用するために要求される生産的思考力や臨床的想像力を見すごしてしまうと考える。それとは対照的に，統合教育では，学生に，知識，経験，そして実践状況における倫理的懸念を同時にたぐり寄せながら学んでいくことを教える。ある看護教育者が，実習後カンファレンスにおける自分の学校のアプローチについて説明してくれたが，それは，統合がどのようにすれば効果的になされるかを示唆するものだ。

［私たちは］学生たちに，その日遭遇した臨床事例を提示するように言います。学生たちは，順番にそれを行うのですが，起こった生理学的変化を説明するように求められます。たとえば，次のような質問が投げかけられます。「そのとき起こっていた可能性のある病態生理について説明してください」「起こっていることが，その家族にどのような社会的影響を与えているかについて語ってください」「なぜ彼女は帝王切開をしたのか，またはなぜ帝王切開をしなかったのか，帝王切開の方針について説明してください」「彼女に対するケアとして，あるいは新生児に対するケアとして行ったことが，アウトカムにどのような影響を与えましたか」。このような質問に答えようとするプロセスにおいて，学生たちは，いやでもコア科目で学んだ内容を振り返らざるをえませんし，それ［学んだ知

識〕を，自分の最近の臨床経験に何らかのレベルで適用しなければなりません。

　学生が実習後カンファレンスで格闘する質問は，たとえば，保健政策，病態生理学，家族ケアなど，多くの領域にわたる。学生が今行ったばかりの臨地実習経験を過去の学習と統合できるよう支援することによって，これらの教師たちは，実践を改善するために，実践を振り返る習慣を身につけるように学生を指導しているのだ。

統合の教授法

　臨床現場における教育学的アプローチの強みは，それ自体が，看護カリキュラム全体にわたる知識，臨床的論証，熟練したノウハウ，倫理的態度の意図的統合のために，説得力をもつ主張だということである。たとえば，経験を振り返ることの必要性を説いたデューイ Dewey(1933)は，実習前・実習後カンファレンスと討議(これは看護教育において世界のほとんどどこでも行われている)のための道理を形成した。臨地実習における経験的学習を語るリフレクティブジャーナルは，実習前に作成するケア計画(患者の変化に応じて変更される)とともに，看護学生の臨床課題としてよく出されるものである。

　実際，カーネギー財団で研究を行っている諸分野のなかで，臨床環境における看護教育は，経時的な患者の状態とケアの変化に関して，振り返り(リフレクション)とナラティブによる理解を発達させ掘り下げることを特に強調するという点において，その特異性が突出している。看護教育者は，一般的に，計画段階で予期しなかった患者ケアの側面を発見するように学生を指導する。そして学生には，自己の経験を振り返った結果として，実習2日目の実践を改善することが期待されている。学生は，懸命に獲得した経験に基づいた臨床上の教訓を他のクラスメートと分かち合い，その結果として，看護実践についての集団的な理解を拡大させていくのである。学生たちと教師は，難しいけれども報いの大きい

臨床学習について，注意を喚起し合い，励まし合い，お互いをほめ合うのだ。観察を通じて，臨床グループは，非常に相互作用的で効果的な学習コミュニティであることがわかった。多くの臨床指導者は，安全で信頼のおける環境を創出するために大変よい仕事をしている。そのような環境下の学習コミュニティでは，学生は，自分たちのエラーや達成したことを安全に探究し合うことができるのである。また教師の多くも，自分たちの知識の欠如，学習を継続する必要性，そして自分の過去の臨床におけるエラーを率直に認める。看護学生は，一般的に，ミスも含む自己の経験的学習を積極的にクラスメートに分かち合う文化を共有している。ベストレッシと同様に，デイは，教室でも臨床でも指導しているが，その2領域を統合するよう努力している。臨床と教室の間，そして教室と臨床の間の対話は，デイの教育では非常に浸透している。

　教室で，デイは，臨床現場で行うことを想像し予行演習する場を学生に提供する。学生は，ミニー・ウッズが例示するように，実践のビジョンを描き，患者の状況に最も適切な対応を展開することに焦点をおくように励まされる。科学と看護の知識に関連する他の領域とを脈絡化する教師は，最も重要な臨床上の懸念事項を系統立てること，行動のための優先順位を決定すること，医療チームと効果的に意思疎通を図ることを学ぶ。

　学習経験の共有は臨床現場ではよくみかけることかもしれないが，教室ではすぐに楽に導入できるアプローチではないかもしれない。私たちが観察したデイの教室での授業は，ナラティブアプローチと大いに共通するものがあった。ディーケルマン Diekelmann とスマイズ Smythe は，ナラティブ教授法の焦点は学習経験の共有だと述べている。

> ［教師は］また，学生に「糖尿病性神経障害の治療について考えてみましょうか」といった答えが1つ以上ある質問を投げかけるとき，自分を教師として中心におくことはしない。学生が答えを模索する過程にいっしょに加わる。しかし，自分から答えは言わない。いっしょに考えるようにすすめ，学生が考えを進めていけるような

質問をさらに行う。［この種の］質問は，「1つの答え」や，エキスパートとしての教師に焦点をおくことをよしとしない。教師は，そのような授業を終えて教室を出るとき，その日教えようと準備したリストをすべてカバーしたなどと考えたりしない。むしろ，［教師は］より深く理解するための探究の旅を続けようとする学生のエネルギーを感じながら，また継続学習のプロセスに学生をかかわらせたということを確認しながら，学生と共有した学びの体験の場から出てきたという感覚をもつものだ［Diekelmann & Smythe, 2004, p. 344］。

　デイは，答えが1つ以上ある質問を数多く学生に投げかける。そして，敗血症ショックへ病態が進んでいるG夫人への最善のケアとは何かを模索する過程に，学生も共に参加しているという感覚を創出する。デイは，その授業でカバーすべき内容のリストは使わない。そのかわりに，彼女は，学生に事例のなかに出てくる質問に取り組ませる。たとえば，G夫人にはなぜ浮腫が出ているのか？　臓器不全に関するどのような徴候がG夫人にはあらわれているか？　気管挿管のリスクにはどのようなものがあるか？　G夫人が低容量換気に耐えるために私たちは何ができるか？　G夫人が感じている不安を解消するために私たちに何ができるか？　デイは，自身の臨床経験を活用して，学生たちに看護師として臨床状況をみるように積極的に指導する。彼女の質問に対する答えは1つではないかもしれないが，明らかに間違った答えも存在する。そしてもし，学生たちが間違ったことに注意を払っている場合には，それを明確にする。間違った答えは，学生に何が最も重要なのかに焦点を当てさせる教育の機会としてとらえる。もし，学生が，その時点での患者のケアに関連のない分野に論議を進めるような質問をすれば，直接反応して，そのことを指摘する。「それはいい質問だけど，今は，そのことは気にかけないでいいでしょう」と。学生たちとデイは，特定の患者に最善のケアを提供するために，チームとして共に努力するのである。

問題解決型学習(Problem-Based Learning)　展開する事例研究を活用する教授法は，問題解決型学習(しばしばPBLと呼ばれる)に最もよく似ている。ユーアンYuan，ウィリアムズWilliams，およびファンFanは，PBLを「状況・問題の解決を模索するために，学生を小グループのなかで協力して取り組ませることができる学習への学生中心のアプローチ」と述べている(2008, p.657)。展開する事例研究の主な特徴は，看護師が注意を当てる焦点と優先事項が変化しつづける状況である。一方，PBLに参加する学生たちは，通常，1つの変化しないシナリオ，つまりある患者に関する臨床状況を受け取り，小グループで問題解決に取り組む。ちょうどデイの学生たちが，展開する事例研究に取り組むように，PBLの学生たちも，共に患者の問題を同定し，それに対処する計画を立てながら，その情報とそれがケアについて示唆することに取り組む。問題にうまく対処するために，学生たちは，過去の学習に依存しながら，自分たちの知識のなかのギャップを認識して，必要な情報を探そうとする。見つけたエビデンスに基づいて，それぞれの小グループが討論し計画を決定し，より大きなグループに対してそれを提示して，その計画の正当性を主張する(Williams, 2001)。一方，刻々と展開していく事例研究では，学生たちに，変化する患者の状態にあった適切な介入を考えるために，その状況下における認識と論証に取り組ませる。ウィリアムズは次のように述べている。

> 　学習方法としてPBLを体験した学習者は，それまでの学習を集結させる活動としてではなく，学習のための最初の刺激として実際の臨床状況に遭遇することによって，看護における知識とスキルを獲得する。学習者は，状況の複雑性と格闘し，多くの専門分野間のつながりを模索し，すでに存在していた知識や新しく獲得した知識を駆使しながら，アウトカム(結果)を導く。可能性のあるアウトカムを認識すると，その妥当性を考え，個々の可能性を論じ，最も可能性の高いアウトカムを模索する。学習者は，自己の知識とスキルを向上させるためにクラスメートと協働する。学生たちは，振り返

り（リフレクション）と批判的振り返りを通じて，看護の領域内，およびその他の領域にもわたる，実質的な知識とスキルの基盤を構築していく［Williams, 2001, pp. 27-34］。

シミュレーション　展開する事例研究，PBL，その他の同様なかかわり型の教授法は，今日の看護師が実践のために必要としている学習を統合する手段を提供する。デイは，展開する事例研究を教室で活用するが，それは，模擬患者にとって何らかの危険性がある臨床状況に関する議論に学生に積極的に参加するよう促すシミュレーションの一形態である。シミュレーションは医学教育や看護教育において長い間活用されてきた。近年，看護学校入学志望者の増加と臨地実習現場の縮小という状況が出現して，看護における臨床教育と学習を補助するものとして，シミュレーションへの関心が爆発的に高まっている（Landeen & Jeffries, 2008）。シミュレーションには数多くのタイプがある。それは，ハイテク，あるいは迫真性のある高性能機能を有するものもあるし，そうではないものもある。人間の生理や疾患への反応を模すことができる最も迫真性のあるマネキンの使用にはメリットがある（Seropian, Brown, Gavilanes, & Driggers, 2004a）。セロピアン Seropian とその同僚は，教育と学習のための確固とした計画を立てずに高価なシミュレーション機器を購入することの危険性も指摘している。なかには，シミュレーションのマネキンは，高度なレベルの思考や問題解決訓練により適しているにもかかわらず，ただ随意運動の技術を練習するためだけに使われてしまうのではないかと危惧する看護教育者もいる（Seropian, Brown, Gavilanes, & Driggers, 2004b）。

　ランディーン Landeen とジェフリーズ Jeffries が，「看護教育ジャーナル（Journal of Nursing Education）」のシミュレーション特集号の論説のなかで述べているように（2008），シミュレーションの限界と機会についてはさらに多くの研究が必要である。ウォング Wong らがシミュレーションとの関連で使われた PBL に関する議論で示したように（2008），期待できるアプローチもいくつかある。シミュレーションに関するトンプ

ソン Thompson とボンネル Bonnel の報告は，技術訓練以外にも活用できるシミュレーションの可能性を示している。さらにもっと注目する価値がある分野は，対人関係コミュニケーションである。しかし，シミュレーションは，患者コミュニケーションを再現する高度な技術的ツールではあるが，臨床介入訓練のための有用性に比べると，患者との対人関係コミュニケーションスキルの学習や患者の対人関係上の懸念を認識するためには，それほど価値あるものではないのだろうと私たちは考える。私たちは，患者のマネキンを，たとえば，非言語的手がかりや心理的引きこもりといった，人間が出会い人間とかかわることにおいて生じるあらゆることに対して活用するのは難しいのではないかと考える。マネキンを使った体験は，ほんとうの臨床状況に比べると，現実味に乏しく，あいまいさがなくなってしまうのだ。模擬患者の活用のほうがより現実味がある。最終的には，学生は，自身の状況下の思考やコミュニケーションを改善するために，あるいは状況下で思考し意思疎通するための能力を改善するために，リスク，恐れ，ケア，そして患者の心身の健康状態のための機会を自身で経験しなければならない。そのように高度なコミュニケーションスキルは，シミュレーションであっても実際の状況であっても，その実践の振り返り（リフレクション）を必要とする。

　シミュレーションの一形態として，展開する事例研究は，全体像を描く学生の想像力に依存するナラティブの形式をとる。ナラティブ形式で展開する事例研究の役割は，臨床的想像力の源としての効果，また学習者にとって同様の臨床状況の予行演習としての効果という観点から，研究されなければならない。以前にも述べたように，デイは，その事例がもたらす概念を示すイメージ（気管挿管の図や敗血症のカスケード状態の図など）を活用するが，患者の写真，映像，マネキンは使わない。すべての学生がたとえば呼吸窮迫状態にある患者を担当するわけではないので，学生の想像力に頼ることには危険がある。しかし，似たような患者の状況を見た学生の説明に依存しながら，そして，彼女自身の実践からのストーリーでそれを補完しながら，デイは，現実的な患者ケアの体験を学生に提供していくのである。

第4部
倫理的想像力を育てる

> 　私たちは、（患者の）人生のほんとうにとても重要な瞬間にかかわります。特に、私たちの多くは（私たちがかかわる人々より）若いため、ほとんどがそのような感情をそれまでの人生で経験したことがありません。そのような私たちが、余命2〜3週間と宣告された人、現在受けている治療がうまく効果を上げていないと告げられた人、あるいは恐れていたまさにその診断名を知らされた人と、突然、同じ部屋にいるという状況におかれるのです。その場に立って共にそのような経験をすることによって、私たちは突然、その人たちと非常に親密な関係におかれてしまう……その人たちがそのような経験をするときに、私たちもその瞬間を共にするのです。

　この学生の観察が示すように、効果的な関係を迅速に形成し相手への思いやりある行動をとる能力は、よい看護実践にとって必要なことである。重症の小児患者、陣痛を経験している女性、開胸手術、腹部の手術、または整形外科的手術後の回復期にある患者、病気やけがなどによってコミュニケーション能力が阻害されている患者、怒りの症状がひどくなっている精神疾患の患者、認知障害がある高齢の患者、患者の懸念を伝えようとする患者と親しい家族や友人など、これらすべての人々、いいえ、その他数えきれない大勢の人々が、みんな、看護師の知識と熟練したノウハウと同様に、看護師の倫理的想像力を頼りにしているのである。

　別の学生は次のように述べている。「現場にいると、タスクに追われているようなところがあります。もちろん、タスクはきちんとしなければなりません。でも、ベッドにいるのは血の通った1人の人間だということも忘れてはなりません。それは、静脈注射をするのと同じくらい重要なことです」。この看護学生が理解するように、どのような状況においても、どのような環境においても、たとえそれが、重症患者のケアであっても、回復期の患者、リハビリテーション患者のケアであっても、また疾病予防や健康促進を支援している場合でも、よい看護実践には、

知識，スキル，倫理的想像力が必要となる。

専門家として静脈注射をしながらも，「ベッドに横たわっている人」に焦点を当てることができるようになるには，学生は新たな思考と行動の習慣を形成し，古い習慣や概念を捨て去らなければならない。このプロセスを，"形成と再形成(formation and re-formation)"と呼ぶ看護教育者がいる。また，"社会化(socialization)"，"専門職的価値(professional values)の獲得"，あるいは"専門職としてのアイデンティティ(professional identity)の開発"と呼ぶ人もいる。私たちは，"形成(formation)"という言葉をすすめたい。なぜなら，形成は，知覚能力，知識と熟練したノウハウに依拠する能力，そして実践のなかに，さらに世界のなかに，存在して行動する方法を発達させていくことを意味するからである。形成は，一定の時間をかけて，よい意図をもった一般人から，弱者や苦しんでいる人に敬意とスキルで対応する看護師へと変身するときに起こる。形成は，学生が知識を学び活用する際に，そして熟練したノウハウを使って行動するための知覚力の幅に変化が生じる際に起こるものである。看護には，弱い立場にある患者をケアするという社会契約がある。学生は，知識と経験的学習を積み重ねることによって，その契約に関するそれまでの理解を変えてしまうような実践のなかから，善の概念を発達させていく。

看護教育者にとって倫理的態度の教育とコーチングは強みである。しかし，看護教育者も学生も，気質，熟練したノウハウ，知覚的スキルの形成は，看護学生の教育の"あらゆる側面"において生じるものだということを認識しておくことが重要だ。知識の活用を知識の獲得と同じほど重要なものにするためには，教室および臨床での教育にゆたかさと統合が必要となる。臨床的かつ倫理的想像力の教育は，どの職種にも必要であるが，看護では特に重要となる。なぜなら，看護は，実践の状況の幅や種類において，あまりきっちりと構造化されていないからである。学生は，自分の行うこと，読むもの，自分が知覚し解釈することによって形成されていく。また，実践のあらゆるモデルにおいて，学生が知的に考えることや知っていることとの関連においてだけでなく，学生が疑

念の余地がないと思う前提や期待との関連においても，形成されていくのである。

　前述したように，形成は，正規のカリキュラムを通じて起こる。明瞭なカリキュラムのなかで，また隠れているカリキュラムのなかで，そしてあらゆる学習領域のなかで起こるものである。看護ほど，弱者である人々により大きな責任をもつ職業はない。たとえば，看護師にコミュニケーションや人間関係のスキル，自己認識，あるいは倫理的洞察力が欠けていれば，患者を不必要に不安に陥れたり，恐怖を感じさせたり，依存過剰にしたりしかねない。そのような状態は，患者−家族に大きな害を与えかねないのである。逆に，もしその看護師が，治療に要求されること，患者の懸念，難問へのコーピングなどを十分理解していたら，患者の安全や心身の健康に大きな肯定的な影響を与える。

　コミュニケーションと人間関係のスキルにおける倫理的態度の教育と学習には，配慮，よいカリキュラム，教授法の開発と計画が必要である。たとえば，看護教育者は，学生に自分が担当する患者の臨床状況や治療について読んだり調べたりして，自分の実習に備えることを期待する。一般的に実習日の終わりに，教育者は臨床報告セミナーの時間をもつ。学生が自分の実習体験を振り返ることができるように指導するためである。こうしたセミナーで，教師が学生によく尋ねるのは，その日の実践をどのように改善するかという問いである。自分の実践を自分で改善していく方法を見つけ出し，生涯学習を続けていくことが学生には期待されているということを強調する教育戦略である。学生には，臨地実習の準備をし，（実習後には）自己の経験を振り返るセミナーに参加することが期待されている。その期待感は忘れられてはならないし，むしろ改善されていくべきものだ。

　第4章で述べたように，私たちは，形成の比喩として，モーマン Mohrmann が使うダンス（2006）の比喩が気に入っている。なぜなら，それは関係性のあるもので，脈絡，パートナー，そして音楽（つまり，状況における可能性）にしたがって適切に，またそれらをよく理解しながら変化するものだからである。形成は，長い時間にわたって，多くの具体

的な状況の下で学んだ知識，熟練したノウハウ，倫理的態度の結果として生じるものなのだ。

　学生に，「ベッドに横たわる人」をつねに認識させ，具体的な臨床状況において何が効果的で何がそうでないかに焦点をおくように求める。そして，「不十分であること」のリスクを感じる機会もつねに提供する。そうすることによって，学生は，知識の活用の仕方，熟練したノウハウを発達させる方法，そして倫理的態度を内面化する方法を学ぶのである。そして，それはすべて患者のためにである (Kerdeman, 2004)。このように，抽象的な原則と技術的なスキルは，特定の患者に関して対処が必要とされる懸念とそれを行う能力について学習者の注意を向上させるためには，必要なものであるが，それだけでは，複雑な実践に向けて学習者の準備を整えることはできない。臨床問題と特定の患者と特定の患者グループとのかかわりを通じて，学生は，自己の倫理的想像力を広げていくことができるのである。それはちょうど，そのような想像力を文献，看護の知識，生命倫理，そしてケアと責任の倫理学によって拡大させていくのと同じである。

　教室は，学生の倫理的想像力を喚起する場所でもある。それを示すために，サラ・シャノン Sarah Shannon のパラダイムケースを紹介したい。彼女は，シアトルに立地する大規模な研究大学であるワシントン大学で，学部生と看護エントリー修士課程の学生に倫理学を教えている。また，倫理学の研究を行い，倫理学者としてコンサルテーションも提供している。

第10章
パラダイムケース サラ・シャノン 看護倫理学者

私は学生のためにキール*をつくってあげたいのです……学生は平底のボートのようなことがよくあるのです。平底のボートは，風が吹くと，水面を四方あちこちに漂ってしまいます。風の吹く方向に左右されてしまうのです。

サラ・シャノンは，学生が，軋轢と混乱のある組織の突風のなかで倫理的に行動しなければならないということをよく知っているので，自分の教育では"形成"に明確な焦点をおく。質問と対話を活用しながら，学生が，臨床状況と個々の状況の事実を十分に理解するように注意を喚起する。彼女は，学生が自分たちの想定を覆すことができるように活発な対話をさせる。倫理教育には高い危険性が潜んでいる。シャノンは，学生には完全な相対主義や主観主義という倫理的落とし穴をどうしても避けてほしいということを明確にしている。彼女は，学生に倫理的なキールと自己理解を発達させてほしいと願っている。同時に，包括的で個人的批判を避ける看護師になるために，他者の価値観や視点を尊重してほしいと願う。

彼女が自分の教育を語るときには，つねに，形成という究極的な目標

---

* 訳者注：竜骨のことで，船体構成の基礎となる材。船底の中心を船首から船尾にかけて通す。

に行き着く。彼女は，直近の目標ももっているが，それらの目標は，いつも，学生が倫理的に思考し行動するような看護師になってもらうために活用するものなのである。そのような看護師は，臨床実践に本質的に存在する多様な価値観と不確実性を尊重し，看護における正しい行動とは，つねに患者についてであるということを覚えている。

> 私の科目を履修し終えた学生には，専門職としての明確な価値観をもっていてほしいと願っています。私は，専門職的価値観とは，私たちが患者との間で交わしている社会契約だということ［事実］についてよく話します。そうした価値観とは，病室に看護師が入ってきたときにそれぞれに患者が期待することです。それは，その看護師が若くても年配でも，男性でも女性でも関係なく，また人種や宗教，そして他の何にも関係ないことなのです。それが，看護の社会契約なのです。たとえば，あなたは個人的な価値観では，ほんとうに率直でオープンであることを好むかもしれません。でも，あなたの専門職的価値観は，患者の秘密を忠実に守ることです。それが患者との契約なのです。

倫理学を8年間教えているシャノンは，倫理学者として継続的な研究を活発に行い，倫理コンサルタントとしても活動している。倫理教育への彼女の情熱は明白だ。「私はこの科目を教えるのが大好きです……この内容をどう教えるか苦しむ人も多いようですが……この科目が他の学校の学生たちにはあまり人気がなく，実際，学生は倫理学の授業を退屈だと嫌っていることが多いようなのですが，それは私にはショックなことです。あぜんとしてしまいます……（だって私の）［学生たちは］私がすすめる本や文献を読みたがります。とても魅力的な内容ばかりですよ」。

彼女はこの科目の内容を完璧に把握していて，それは，彼女の研究実践と倫理実践とコンサルテーション実践によって練り上げられている。彼女は，自分が教える科目の内容にのめり込み，それに関する専門性を

もっているので，その科目を教えるうえで利点があることを認めている。「私がやることはすべて倫理学なのです。私は，倫理学を教え，研究内容も倫理学についてです。昨日は，倫理についての講演もしました」。しかし，彼女は，自身の教員としての自己開発は難しいプロセスだったと述べている。新米教師だったときは，「すべてを教えよう」としたと言う。倫理学において急増する問題に取り組もうとして苦労したこともある。そのなかで，彼女は徐々にプロセス志向のアプローチへ移行していったと言う。

> 私は，トピックスリストを準備しました……経管栄養からの離脱を教えなきゃ，化学療法の中止についても教えなきゃ……教えるべき数多くのトピックスのリストを準備しているのです。教科で教えるべき内容を全部詰め込みました。私が到達した結論は，学生にほかの事例にも応用できるプロセスを学んでほしいということです。それから，学生たちが知らないことも学んでほしいと思っています。これを教えるのは容易なことではありません。彼らが知らないことを私が教えようとしているからではなく，それまで知らなかったことを"自分のもの"にできるように学んでほしいと願うからです。だから，学生には，まず事例をみて……そして，「脱水症が原因で亡くなることはつらいことなのかどうか私にはわかりません。えーと，私の最初の反応はこういうことなのですが，それに関する証拠を私ははたしてもっているでしょうか？」と言えるようになってほしいのです。

教室での彼女の体験と彼女の学生たちが学んでいること，いないことに注意を払いながら，シャノンは，自分の最も重要な責任は，患者のケアに関して倫理的にどのように考えればよいのかを教えること，そして，自分の患者についての個人的感情と患者に対する専門職的責任とをどのように区別するかを教えることだと認識している。学生が，倫理的問題をどのように考えればよいのかをいったん学べば，倫理的に責任あるやり方で行動できる，と彼女は確信している。

第10章 パラダイムケース サラ・シャノン

事例

　シャノンの授業は，毎回，事例と学生が事前に読んでおかなければならない関連記事についての対話という形式をとる。私たちが観察した授業は，学期のまだ初めのころだった。その時点では，シャノンと彼女の学生たちは，その学期を通じて分析のために活用する基本的枠組みを確立しているところだった。その枠組みとは，ジョンセン Jonsen の倫理的な4分割法による分析構造*だった(Jonsen, Siegler, & Winslade, 2002)。私たちが観察したその授業では，シャノンは，まず，学生に自分たちが読んできた事例のなかから1つの事例を選択するように指示した。学生たちは，世界的に周知されているテリー・シャイボ Terry Schiavo の事例を選択した。その事例は，遷延性植物状態にある若い女性への輸液と経管栄養の中止に関して，宗教的，政治的，そして家族間の軋轢などあらゆる問題を包含していた。

　シャノンは，学生がお互い向かい合うように机を並べかえさせた。まず，彼女がこの事例の概要を説明すると，ある学生が質問をした。すると，シャノンは他の学生に向かって，「あなた方はこの質問についてどう考えますか」と尋ねた。彼女は，学生間でのディスカッションを活発にするために，コメントを誘うようなそんな質問をよくする。学生がその事例とクラスメートの質問について話し合っている間，彼女は，ディスカッションには割り込まない。学生たちだけで「自分たちの穴」を掘り下げさせるのだ。彼女は，ときおり「それについてはあとでまた話し合いましょう。なぜそれが重要な差異なのかについてみていきましょう」といったコメントを差しはさむくらいだ。

　しばらくして，彼女は，話し合いのなかに分け入り，その議論をその事例からより体系的なアプローチに移行させた。「倫理的意思決定を行

---

*訳者注：4分割法は体系的な倫理的意思決定における有益なツールで，医学的適応，患者の意向，QOL，周囲の状況という4つのトピックスで構成されている。

う際には，今皆さんがあげたような質問，疑問は全部出てくることです。こうした事例に関して考える枠組みを皆さんに提供したいと思います」。そして，彼女は，臨床における倫理的意思決定のためのジョンセンの枠組みについて説明した(Jonsen et al., 2002)。「これをうまく使いこなせるようになってください」と言い，再度，シャイボの事例の分析へと学生を導いていった。今度はジョンセンのモデルを活用した分析だ。

シャノンは，そのような意思決定に関して家族を支援する際には事実が役立つということを知っているので，学生には，臨床的問題を明確に理解していなければならないと伝えた。なぜなら，患者や家族に話をする前に，それを正しく把握していることが倫理的な責任だからだ。したがって，学生たちは，つねに，たとえそれが伝達されていてもいなくても，どれが事実で，どれが個人的な意見なのかを明確に認識していなければならない。彼女は，また患者や家族に治療法の選択肢を提供する前に，その選択肢が，その事例のその状況で臨床的に"納得がいく"ものかどうかつねに自問しなければならないとも伝えた。

次にシャノンは，その事例で重要となる関連性のある科学と哲学へと話を展開した。彼女は「"意識がある"ということをどう定義しますか」と問いかける(「わかりません」という答えもありですと学生たちを安心させながら)。彼女は，遷延性植物状態(PVS)と昏睡の病態生理を説明し，それぞれの治療の選択肢について説明した。治療の選択肢について，彼女は，「これについては明瞭でなければなりません。それはどんなに強調してもしすぎることはありません」と言った。それから，彼女は，学生たちに，PVSと昏睡のさまざまな側面が示唆することについて論じさせた。その際，彼女は議論を誘導する一連の質問を投げかけた。「もし，私たちが，彼女がPVSだと同意するなら，彼女は痛みを感じることができるのでしょうか」。そして「もし，彼女が痛みを感じることができないのならば，"安楽ケア"とは何を意味するのでしょうか」。「脱水による死は痛みを感じるのでしょうか」という質問を投げかけながら，また，「(水分過剰の死より)乾いた死のほうがよい」というホスピス看護師たちの座右の銘を紹介した。

第 10 章　パラダイムケース　サラ・シャノン

　学生たちが，自分たちが議論している臨床的問題と可能な治療選択肢をはっきりと理解すると，彼女は，倫理的意思決定における患者の志向の役割について考えるように学生を促した。彼女は，自律性の原則を論じ，混乱状態や意識がない状態にある患者の志向を，特に家族間や医療者の間で，患者の志向がどうだったかということについて意見の対立がみられる場合に，そのことをどのように考えればよいのかということについて論じた。次に，彼女は，QOL（生活の質）の問題を取り上げ，学生に「もし，治療が継続されたなら，患者にはどのような不利な状態が生じるでしょうか」と尋ねた。最後に，彼女は，その事例の「脈絡上の特性」（Jonsen et al., 2002）を紹介して，彼女は学生に対して厳しい口調で「私たちの偏見が生まれるのはこの部分においてです」と伝えた。彼女は，シャイボの事例における家族間および医療者間の軋轢を提示し，その治療で主たる利益を享受するのは誰なのか，また，その根底にある正義，公正，忠誠という問題について論じるように促した。
　この議論の間中，シャノンは，この事例に関する自身の考えは前面に出さないように注意した。その代わりに，彼女は，学生が，自分の考え，専門職としての自身の役割に関する理解，そして，患者と家族に対する自身の責任について明確に表現するのを支援しながら，学生自身の隠れた偏見を引き出していった。

　　　私はその事例を使って，学生たちに言うのです。「いいですか。じゃあ，これが自分だと考えてみてください。あなたたちの中で，Xを望む人はどのくらいいますか。じゃあ，望まない人は？」。そして，彼らに言います。「まわりを見まわしてください。このことについて社会的合意はありませんよね。熟慮し，愛情があり，よい人々，教育を受けた人々がお互いに対立する意見をもっています……」。私が授業でディスカッションを頻繁に使う理由の1つは，学生たちに，自分たちの考えはかなり一致していると考えているかもしれないけれど……実際はそうではないということを認識してほしいからです。それを認識できれば，彼らがいろいろと理解するの

に役立ちます。そして，私は言うのです。「少し想像してみてください。あなた方は特権をもつ学生です。あなた方は大学生です。それだけで，あなた方は特権をもっているといえます。アメリカでは人々の意見にどれほど多様性があるのか，考えてみてください……私たちは，テリー・シャイボの事例で社会的な合意を得ることができません」。そこで，私は強調します。「それでは，あなた方の役割とは何でしょう？　それは，これらの人々を愛情深くケアすること，判断を下さないこと。特に，安易な判断を下さないこと，そして，そうした判断によって患者の扱いを変えないことです」。

シャノンは，事例を提示して，学生間でまずその問題について論じさせた。それから，おとり捜査官のようにディスカッションに入っていく。この手法は，彼女が自身のメンターであるトーマス・マコーミック Thomas McCormick から学んだものである。マコーミックは，ワシントン大学医学部で教鞭をとる倫理学者である。

彼が行うことは，そしてそれは私が行おうとしていることなのですが，人々が自分の望むことや感じていることを自由に発言できる環境を創出することです。そして，学生がそれを表現すると，彼はとても親切に穴を掘る手伝いをするのです……でも，コツは，学生には穴からはい出るための支援の手を差しのべることです……それで，学生が穴を掘るときには，あらゆる姿勢に自分が対応できるようにしておきます。最悪のシナリオを準備しておくととても役立つからです。しばしば，学生はほんとうに深く穴を掘ってしまいます。だから，私は，抜け出すために手を差しのべるだけではなく，会話の最後に彼らのところに戻り，グループにこう言ったりします。「私がもう一度確認しておきたいのは，"あなた"がいったい何を言いたいのか，ということです」。

シャノンが学生に「差しのべる手」は，学生が事例を看護師として考えるための枠組みと，看護師として働くときに同僚との会話に使用する

言葉である。「私はすぐに応用臨床倫理に入ります」。彼女は活用する枠組みとして規範倫理学を教えるわけではないが,「規範を教えておくのは役立つものなので,学生にはいくらか教えています……学生が臨床現場に出て,そのような会話を交わすときに,たじろいだりしてほしくないのです。倫理学をもっと高度な方法で学ぶやり方もありますが,学生に教える内容の一部として,［規範倫理学の］原則で使う言語を教えます。私は,学生には［実践の現場での倫理的な話し合いに］参加して意見を述べてほしいので,最も基本的で広く共有されている言語を教えます」。

彼女の学生たちが,彼女の指導法の効果について述べている。ある学生は次のように説明する。「彼女は,私たちを尊重してくれます。そして,たとえば,私があることについてそれで間違いないと確信をもっていたとします。すると,彼女はそのことについてまったく別の側面を私が発見できるような教え方をしてくれるのです。すると,突然私は頭を掻きながら,『えー,そうですね。あの,私,自分のやり方をやめたほうがいいかもしれません。でも,私は,どうすればいいのでしょうか』と言うかもしれません。すると,彼女は,私たちがその事例を理解できるようなプロセスを通じて導いてくれるのです」。別の学生は次のように述べている。

> 彼女は,「これはシナリオです」と言いながら事例を提示します。そして「あなたならどうしますか」と尋ねます。誰かが「私ならこうします」とか「私はこうすると思います」と答えたとします。すると,彼女は彼らに「これについては考えてみましたか。あれについてはどうでしょうか」と質問するのです。それから,ほかの人の考えも尋ねます。ほかの人は別の視点をもっているので,彼女は,教室で多くの議論をよく引き出します。多くの人が異なる意見や視点をたくさんもっていて,彼女は,私たちがけんかになったりしないようなやり方で,それを引き出してくれるのです。そして,授業の最後には,私たちはみんなお互いに対してよい感情をもって教室

を出ていくのです。彼女がそれをどのようにして実現するのか実際よくわかりません。だって，私たちの意見はときどきほんとうにとても異なっていることがあるのですから。でも，この授業のなかで，私は「それって，なんてばかな意見」と思ったことは一度もありません。

シャノンは，授業の最後には毎回まとめをする。彼女は学生の思考プロセスと，学生たちがその事例に関して事実だと確立したことを述べる。彼女は，その日の議論で出された問題と前の授業で出された問題とをつなげる。そして，別の事例でまた出てくるであろう特定の問題に言及する。たとえば，今日（授業観察の日），彼女は，前の授業で行った代理意思決定に関する議論について少し触れ，それが次の授業でどのようにつながっていくのかということを指摘した。

倫理的態度の模範を示す

シャノンの授業は，事前に出されている課題の読み物と教室での議論のために選択しておいた事例に導かれながら流動的に進む。どの授業でも，学生の価値観や信念を明白にしたり明瞭にしたりしながら展開される。しかし，シャノンは，その科目全体としてはより大きな計画をもっている。事例に明確な焦点を当て，倫理的な問題を手元におきながら，彼女は，クラスの議論の焦点をその日のトピックに集中させる。授業が進んでいくにつれ，学生たちの議論もより高度なものになっていく。それまでの授業で気がつかなかった倫理的特性を，授業が回数を重ねるにつれ学生はより明瞭に認識していく。学生個人の倫理的姿勢も，授業の進展にしたがってより明瞭なものになっていく。

このように，標準的な概要やパワーポイントのスライドで構成された科目や講義とは対照的に，シャノンの倫理学の科目は，糸巻きから糸が引き出されていくように，それぞれの授業がその前の授業，そしてその

後の授業に結びつけられながら，解きほどかれながら展開していくのだ。彼女は科目全体を経時的に把握しており，個々の学生が科目全体のなかで今どこに位置しているのか，学生を次の段階へ進めるために自分は何をしなければならないのかもわかっている。これを達成するためには，彼女は，まず自分が教える科目の内容を熟知していなければならない。そして，学生を思考する者あるいは道徳的な存在として理解しなければならない。そしてとりわけ，患者をその中心におかなければならない。(シャノンは，つねに学生に言う。「それはあなたについてじゃないのよ。患者と家族についてなのよ。あなたが個人的にどう考えるかなんてことはどうでもいいことなの。重要なのは，あなたが看護師として，専門職的にどのように行動するかということです」)。彼女はつねに目的と手段とを考えており，もう一度戻らなければならないこと，学生が理解していないようなので再度枠組みをつくり直さなければならない事がらも，つねに考慮している。

　学生たちに実際の看護の世界で倫理的かつ実践的にどのように考えどのような働きをすればよいのかを熱心に教えながら，彼女が，看護師の行動として学生に期待することは明瞭だ。つねに，患者にとっての善のために行動するということだ。彼女は，学生に，振り返ること，倫理的に考えることを教える。同時に，基礎科学，臨床的知識，患者を適切にケアするために必要なスキルに習熟することを学生に期待し，十分な情報に基づいた倫理的決定をすることを期待している。学生たちも，それが彼女が勝手気ままに要求する高い基準ではないということを理解している。シャノンが自分たちに模範的な看護師になってほしいと願っていることを知っている。また，看護の社会契約についても学ぶ。シャノンは，自分の学生になってほしいと自分が願うような看護師像，医療の現場において具現してほしいと彼女が願う道徳的行為者としての看護師像につねに焦点を当てている。彼女は，学生たちがやがて臨床現場に出て医療チームの一員として効果的に機能し，倫理的に難しい臨床問題について，相手に納得してもらえるように，きちんと自分の意見を述べることができるような看護師になってほしいと願っている。今，学生たちに

そのための準備をしているのである。

　同様に，彼女は，学生たちに，自分たちの発言がどのような示唆を与えるのかについてつねに考えるように促している。より倫理的な根拠のある思考をするように学生たちを促す。さらに，自己の偏見や性質，また，その事例に関与するすべての人々の複数の視点についても吟味するように指導する。彼女は，明瞭な思考を学生たちに要求する。彼女の言葉を借りれば，それは次のようなことを意味する。「自分があることを前提とした場合，そのことを認識すること，そして，さかのぼってその前提に疑問を呈する姿勢をもつこと，さらに，不明瞭さがあることをそのまま受け止めながら，すすんで複数の視点からそれを考えてみること。私にしてみれば，それは，倫理的想像力に必要なことなのです」。

　シャノンは，教えることを，よい看護実践が要求する概念と患者の倫理的ケアが要求する概念によって形づくられた倫理的実践としてとらえている。約20人くらいの彼女のクラスは，授業が進むにしたがって1つの道徳的コミュニティとなる。学生を形成するという自分の重要な役割を認識しながら，シャノンは，専門職として，また個人として成長しつづけることを自身にも要求する。彼女のアプローチは，その事例に対する学生の反応に依存するので，授業の進め方を前もって完全に決めておくわけにはいかない。たとえば，彼女はスライドを使って授業の進行を決めておいたりしないので，ときどき授業の展開に驚くことがある。学生の背景，能力，看護についての知識のレベルなどで誤解していることがあると，彼女は，どのように前に戻り，その内容をどのような別の方法で学生に教えていくかをその場で見きわめなければならない。彼女は，倫理的行為の模範を示すために，自分自身の間違いを活用することさえある。「多少怖くもあります。毎回，授業をするわけですが，時につまずいて転んでしまうこともあります。へまをして，間違った情報を学生に提供して，大あわてで訂正することもあります。ですから，私は，へまをしたときにどうするかという模範も示したりするのです。もし，誰かの気持ちを傷つけたとします。それには個人的に対処するのが適切だと思えば，そうします。『ごめんなさい』と謝ります。私は，専

門職としての行為の模範を示したいと思っています。そして，学生たちがそこから学んでほしいと思う……でも，それはいつも危険も伴っています」。

　彼女の授業は，他の教師の授業とは明らかに対照的である。他の多くの授業では，教える科目の内容がいくつかの別々のモジュールに分けられ，ローテーションで別々の教師が担当するようになっている。そして，自分の講義の内容を教えるそのクラスの学生の状況に合わせて調整したりしない教師もいる。シャノンは，学生は，実践で要求される複雑な反応に対処できるように準備されるべきだと考える。そして，彼女は，学生たちが，患者にとっての善のために，動的で流動的な臨床状況を解釈するという仕事において，すぐに知識，熟練したノウハウ，倫理的態度を活用するように要求される状況におかれる，ということを理解している。

第11章
看護師であるということ

　形成は，前述したように，学生が，知識，熟練したノウハウ，看護実践の中心となる善の概念への洞察を発達させるときに生じる。したがって，それは，事前に特定された場所や科目の目標で限定することはできない。形成では，個人的そして専門職としての変貌が非常に重要だ。本章では，主として，臨床と非公式な学習環境における経験的学習に焦点を当てる。

　社会化についての理論は，一般的に，多くの看護学生が感覚的知覚力，熟練したノウハウ，そして患者・家族とかかわる能力を体験することによって生じる，深遠な発達を説明するものではない。また，どのような社会化の理論も，多くの看護学生が自分たちは看護師だと感じる瞬間だと述べる，個人的に大きく変貌する感覚を説明することはできない。多くの学生にとって，看護実践に参加することが，一般の人や新人看護学生とは大きく異なる意義ある経験を創出するものとなる。社会化の理論は，それがどのようにしてつくり出されるのかということも説明できない。素人の学生が，看護師の"振りをすること"から看護師で"あること"に変身を遂げるのである。

　サラ・シャノンの授業の例が示すように，看護のような実践分野の学習では，単に規定された役割のなかで社会化したり，規定された信条を身につけたりすることよりさらに多くが求められる。形成のプロセスとは，状況下での知識と熟練したノウハウを発展させ活用していくこと，また倫理的に知覚し行動する方法を学んでいくことであるが，その作業は非常に骨の折れるプロセスである。デューン Dunne は次のように観察している(1997)。「実践とは，即席の名人芸を演じてみせるような表面

的なものではない。実践は，地道に築き上げ発展させてきたものを通じて形成された流儀に基づいて行われる。そして，その流儀は，その分野で認められた実践者の気質(ゆっくりと，そしておそらく苦心の末に獲得されるもの)のなかだけにいつでも存在する」(p.378)。

インタビューと調査への回答のどちらでも，上級レベルの学生や新人看護師たちが繰り返し述べたことは，時に過ちが非常に重大なものになりかねない厳しい実践学習に耐えられたのは，また，非常に高いリスクを伴う状況に入る勇気を与えてくれたのは，使命感，あるいは天職という感覚だということである。学生たちは，恐れを感じさせる臨床状況，きつく，また時に相反する学業における要求，そして両立が難しい家族や職場における責任に直面しながらも(これらのどれ1つをとっても，ドロップアウトさせる要因になりかねない)，仕事の重要性についての理解と看護実践と自己の同定ができたからこそ，集中して学習を続けることができたと述べている。これらの学生たちは，大学在籍中は実習も授業もうまくこなしていたけれども，看護実践の重要性と関連性を自身に結びつけなかったために，途中でやめてしまった学生もいると述べている。学生たちは，テイラー Taylor が「道徳の源」と呼ぶもの(2007)の発見についても述べている。「自分はなぜこれをしているのか［自分の動機］を明確にすると，その他の本質的ではない動機は消え失せてしまいます。本質的ではない動機は，行動を不純なものし，私たちを目標とするものから遠ざけてしまうかもしれない。そして，それ［道徳の源］は，私たちを啓発し，決意も強めてくれるのが特徴です。力を与えてくれるようなこの種の可能性をもつ動機を，私は『道徳の源』と呼びたい」(p.673)。

すること，知ること，あること

看護師は，自分の自然科学や人文科学の知識，テクノロジー，そして倫理を行動に移すことができる。そして，その知識を与えられた状況に

おいて認知し，行動する能力へと変容させることができる。学生たちは，看護師らしく認知し，考え，行動することを，臨床状況においてどのように学ぶかということについて述べているが，その記述は，知識を"活用する"学習に関する説明と一致している（Eraut, 1994；Lave & Wenger, 1991）。ブルデュー Bourdieu（1990）は，ある文化の住人や複雑な実践の実践者の状況のなかに埋め込まれた暗黙の知識を"習性（habitus）*"という言葉で表現する。実践者は，当たり前と思い込んでいる意味，知識，技術を取り込みながら，習性を発達させていくうちに，それは，だんだんと背景になっていく。それは，実践者の推測，期待，理解，熟練を積んだ能力が絡み合った複雑な網の一部となるのだ。新たな認知力，重要性・非重要性の識別力，そして熟練したノウハウを発達させた結果，習性が形成され，実践者が活用できるものとなる。実践者は，熟知している各状況に適合していけるように，自己の能力の幅を発展させていく（Benner et al., 1999；Lave & Wenger, 1991）。

　看護学生が習性を発達させたとき，教員は彼らを正式に看護師として認識する。ある4年制大学の看護課程の教員はその様子を次のように観察している。「3年生の後期には，一般的に，すべての教員が学生を『看護師』と呼びはじめます。学生に患者アセスメントをさせたりもします。学生は，最初は，『看護師さんを呼んできて，アセスメントをしてもらおう』と考えるかもしれません。でも，すぐに『ちょっと待って。あなたが看護師じゃない』と気づくのです。その気づきと，患者の病態生理とか服用中の薬の複雑性などとが相まって，学生は『きちんと系統立てて考えなきゃ。もう同じところを堂々めぐりしているだけじゃだめだわ。焦点を当て，整理して，計画をもたなくちゃ』と認識するのだと思います」。

　学生が，1〜2人の患者ケアを経て，より多くの患者ケアを担当するようになると，その状況は劇的に変わる。臨床での割り当てられた業務

---

* 訳者注：habitus（ハビトゥス）はブルデュー独特の用語であり，元は態度や習慣などに近い意味をもっているラテン語。

が複雑で忙しくなるため，組織化と計画について新たな方法を学習しなければならなくなる。学生たちは，多様な状況における患者の要求や優先事項に対応する「実践のスタイル(styles of practice)」を学ばなければならない(Merleau-Ponty, 1962)。実践やパフォーマンスのスタイルは，ある状況と別の状況で類似したものがあるとはいいながらも，学生は，それぞれ特有の状況での臨床上，また人間的に重要な問題に対応することを学ばなければならない。

　実践のスタイルは，技術的スキルの実施や患者を悩ませる不快感への対応の仕方を学ぶことに限定されるわけではない。苦しむ患者とともにいるためにどのような方法ならばうまくいくのか，患者の役に立つのか。それは，患者の重症度，治療の侵襲の程度，そして患者のコーピング反応によって異なる。看護教育者は"形成"という言葉は使わないかもしれない。しかし，多くの看護教育者は，看護師が行うことについての一般の人の理解から，看護師であることと看護師らしく思考することに関する内部者としての専門職的理解へと，意図的に学生を移行させていく。このプロセスで特徴的なのは，学習の焦点が，技術の習得(再現可能で予測可能なアウトカム)から，明確でない状況における柔軟な判断と脈絡に合った行動を機敏にとることの練習へと移行することである。

　ある教員は，学生に対して，この移行を最初から(実習室においてさえも)どのように促していくかについて，次のように述べている。

> 　実習室は，ほんとうに数多くの看護の基礎的な事がらについて準備する場所です。そして，実習室に行くと，学生たちはそのことに集中します。学生たちは，注射の仕方を習得すれば，もう看護師だと考えます。私たちは，それが看護で最も重要なものでもないし，その究極の目的でもないと説明します。一般の人の多くは，看護師は注射をして，点滴ボトルをぶら下げ，ベッドメーキングをするくらいだと考えます……そして，学生たちの考えも最初は一般の人たちのそれとそう変わりはありません。看護がどんなものかをぜんぜ

んわかっていない場合もあります。だから，私たちはそこから始めるわけです……基礎的スキルを自動的に使えるようになるには，そうしたスキルの訓練に相当な時間をかけなければなりません。血圧計測，注射，留置カテーテルの挿入など，そのステップを1つひとつ考えるのではなく，（一連の行為として）機械的にできるようにならなければなりません。そうできるようになれば，患者をどのようにケアするかについて，思考し，意思決定し，知識を応用する，といったより高次のスキルに時間をかけることができます。ですから，実習室での指導は，学生に看護師らしく考える支援をする出発点です。そして，私たちは，「はい，これは皆さん方の学習にとても重要です。でもスキルは看護師が行うことのごく小さな一部にすぎないのですよ」といったぐあいに，学生たちにそのことを懸命に説明します。

実習室やその他の場所におけるそういったメッセージは重要だ。しかし，実践へと変容させることは，複雑な状況において，知識を活用し知識に基づいて行動する学生の能力を変化させる経験に依存している。道徳的主体としての観念を，スキルと戦略的能力の所有へとつい矮小化させてとらえがちだ。しかしながら，戦略的な巧みさと知識は，よい看護ケアに必然的に伴う関係性の問題を無視してしまう。単に戦略的に熟練を積んだ看護師は，「ベッドサイドの礼儀」を必要としないだろう。しかし，患者と看護師の関係は信頼に依存するものである。テイラーTaylor は(1985c)，戦略的スキルの貢献については否定的である。そして，人間の主体に不可欠な特徴を「主体的行為者とは，物事がその人のために意味をもち，また意義をもつことの対象となる存在である」(p.104)としている。つまり，テイラーの意味するところは，たとえ戦略的なパワーや可能性が，異質な選択や行動を許容するとしても，その人がどのような人でありたいかという立ち位置をとることが，人間の主体を形成するのである。

第11章 看護師であるということ

五感を再形成する

　看護師は毎日，自分たちが住んだり働いたりという生活を送る以外の場所ならばとても不快だと感じるかもしれない，光景，音，におい，触感とともに仕事をしている。熟練を積んだ看護師や看護教育者たちは，患者ケアの場での光景，音，におい，不快感などに対応することを，いつどのように学んだのか忘れていることが多いが，そうした環境にはじめて対応を強いられる看護学生にとっては，たとえば汚物やその他の体液などのにおいや，病院内にしばしば漂う不快なにおいへの対応はなかなか困難なものである。学生は，汚物などのにおいを，不快なもの，あるいは社会的なタブーとしてとらえるのではなく，ごく一般的なものとして，自分の解釈を再形成しなければならない。感覚の再訓練は，患者のアセスメントや弱い立場にある患者を受け入れることにとても重要だ。にもかかわらず，私たちは，その再訓練のプロセスの重要性が，看護教育においてはあまり注意が払われていないことに気づいた。盛りだくさんのカリキュラムのなかで，このような微妙なことはつい見すごされてしまいがちだ。しかしながら，感覚的なものに関する学生の反応に注意を払えば，教育者や臨床の看護師たちが，五感を再訓練する方法を学生に教えてあげることができ，また，その五感をアセスメントに活用する方法を教えることもできるのだ。

　感覚に焦点を当てる教育者もいる。たとえば，ある教師は，臨床で遭遇する光景，音，においに対して，学生の準備を整えるようにしているが，それが学生の変貌にどのように役立つかを記している。たとえば，彼女は，新たに人工肛門を造設した患者のケアで遭遇するにおいについて学生をどのよう準備するかについて述べている。

　　　今2年生に，においの話をしています。昨日，学生の1人が，実習後カンファレンスで翌日の担当患者について質問したのです。私はこう言いました。「この患者には失禁があります。くしゃみもするかもしれないし，嘔吐するかもしれません。皆さんはどうします

か」。学生は皆そこに座っていました。それからある学生が,「誰かが吐いてしまった場合,私ならたえられません」。この臨床の世界は,学生が,対峙しなければならない非常に大きな問題だと思います。そして,そこへ学生をまさに初日に連れて行く教師として,私は文字通りその橋を学生といっしょに渡ります。すると,学生はとてもすばらしい仕事をするのです。とてもよい仕事をするので,4日目にはもう学生たちは看護師です。それを目の当たりに見ると泣けてきそうです。4日目にはもう別人なのです。

看護学生は,重要なアセスメントデータをつくる一方で,患者を安楽にするタッチング(手の当て方)の方法についても学ばなければならない(Weiss, 1992)。たとえば,ある学生が心音を聞いたり,腹部を触診したりするために,患者の体に触れることがある。この新たな行為能力において患者に触れるということは,懸念を伝え患者の信頼を徐々に得ていく専門職として接する態度と,姿勢とを学生に要求してくる。同時に,学生は技術的な有能さも示さなければならない。これは,ほとんどの学生にとって,特にまだ自分が何を「触診している」のか,あるいは,自分のタッチングに患者がどのように反応するのか,そうしたことさえもよくわからない学生にとっては,非常に難しいことだ。

たとえば,母子看護の教育者は,学生が,出産後の女性の子宮底(子宮の上端)の場所と固さを感じるのに苦労すると述べている。

私たちの学生は,子宮底を確認したり,実際に患者の体に手を置いたりすることをとても怖がります。それが,患者を広範にアセスメントする最初の経験だからです。前の科目で,学生たちは,介護施設にいる高齢者の病歴確認と身体検査はした経験があります。もちろん,学生どうしでは練習したこともあります。でも,何らかの処置を受けたばかり,あるいは体液にまみれた入院患者のアセスメントは,これが初めてなのです。ですから,子宮底に初めて触れると,「私は子宮底を見つけました。ほんとうにそれに触れたのです。ほんとうにそれを感じることができたなんて,信じられません」と

興奮気味に実習後カンファレンスで話します。まるで,私たちが「大丈夫,ちゃんと触れることができますよ」と教えたことも信じていなかったかのような興奮ぶりです。

社会的感受性を再形成する

　実践者が,パフォーマンスの習性とスタイルを発展させていけば,状態に応じてさまざまな形やレベルのかかわりが可能になる。学生は,自分が看護師として目の当たりにする苦しみの量,人が病気やけがという状況におかれるということに関するすべて,そしてその治療について,迅速に把握できるようにならなければならない。ある教育者は次のように述べている。「小児科でさえも,学生たちは,ひどいけがの子どもや,複数の手術を受けた子どもを見るのがつらいという状況に直面します。小児看護を専門にしたいと思う学生は多くいます。そして,実際に病気の子どもたちのところで働きます。するとそこで現実を認識するのです。『これは私が思っていたこととは違うわ。かなり大変なことに遭遇することになりそう』と。そして,それはとてもつらい。ほんとうにつらいことです」。

　学生は,普通の人が一般的に遭遇しないような状況や状態にいる人々に毎日直面することを学ぶだけでない。普通ではない,あるいは反社会的な行動をする人々に対しても,支援的に対応することを学ばなければならないのである。ある精神看護を教える教師は次のように説明する。「私たち以外には誰もあまり多くは知りたがらないような領域の患者に対処するのが私たちの仕事です。性的領域について人々はあまり話したがりません。うつ病や薬物・アルコール依存なども社会では隠されてしまっています。だから,そこに入っていって,そのような質問をしなければならないのが私たちなのです。学生にとって,統合失調症の患者,せん妄の症状が出ている患者,かなり重症の薬物・アルコール依存症の患者と話をするのは難しいものです。だから,私たちがそのような患者とどのように話せばいいのか模範を示します」。

この教師が指摘するように，自分が他者にどのようにかかわるか，時に患者に尋ねる質問1つにいたるまで，すべてを再形成するという難しい仕事に直面しなければならない。事実，看護学生たちは，自己の社会的アクセスの境界を変更することも学ばなければならない。たとえば，学生は，与えられた状況で顔や体の表情を読み取ることを学びながら，関係性の調整力を発達させていく。

　認知症にかかっている患者の場合，過去の履歴や個人的嗜好をもつ人として接するのが難しいこともある。ある学生は，学生のことを自分の娘だと思っている，混乱した高齢の女性のケアについて，心動かされる話をした。学生はその女性の間違いを正そうとした。しかし，正したことがその女性の頭のなかに定着しない。そのことに気づいた学生は，患者の認識反応に合わせることにした。学生は，その女性にベッド上での清拭，歯磨き，髪をブラシでとかすといったケアを提供した。その間中，その女性は，ケアをしてくれているのは自分の娘だと思い込んでいたという。患者に1人の人間として向き合うことによって，学生は，自分のケアがその女性の別の側面を照らし出したように感じた。

専門職的かかわりのスキルを再形成する

　経鼻胃管の挿入を学習している学生は，その処置のステップを考えながら，また胃液の排出に注意しながら，果たすべき仕事に集中していることだろう。しかし，第9章で示したミニー・ウッズの経験が示唆するように，処置のスキルを「ベッドに横たわる人」へのケアリングに完全に組み込むためには，学生は，実践的知識あるいは熟練したノウハウから，患者が感じている恐怖，そしてその処置が患者の回復や安楽のためにどのように，またなぜ必要なのかということについての洞察と理解へとすみやかに向上させていかなければならない。

　看護学生たちは，自分が看護で直面する関係性の難しさについてためらいなく語る。かかわりのスキルで重要なことを学習するプロセスは，いい意味で驚きがあるかもしれない。ある看護学生が，自身の小児看護

での経験を次のように述べている。

  私は子どもが好きです。でも，世話はあまりしたくありません。泣きわめかれるのも苦手です。そして「薬をちゃんと飲んでね」と言っても「やだ!」と言い張られるのも好きじゃありません。とにかくけんかするのがきらいです。私は，7歳の筋区画症候群の子どもの担当になりました。夏の初めに腕を骨折して，そのときには感染症を起こして入院していました。傷口をもう一度切開しなければならず，それはもうひどいものでした。彼は何週間も何週間もベッド上で安静にしていなければなりませんでした。彼の家は病院から3時間ほどのところでしたが，彼の母親は1週間のうちでたった2日くらいしか病院には来ることができませんでした。だから，時には彼のおばあさんやおばさんがやって来ることもありました。ほんとうに惨憺たるもので，かわいそうでした。その子は時に，とても興奮状態になりました。
  私はどうにかその子と絆を結ぶことができました……何週間も雨が降り続いた後，空がからりと晴れ渡りました。そのとき，私は彼にばかな質問をしてしまいました。「最近，外に出た？ 窓の外をながめたことある？」。彼は「ううん」と答えました（彼は，外に出ることも，窓の外をながめることもできなかったのです）。そこで，今度は「あの窓の向こうに何が見えると思う？」と尋ねました（私は自分の質問ミスを修正しようとしていました）。彼は見えると思うものの絵を描きはじめました。そして，それが窓に絵を描くことのはじまりでした。私は，すぐに消せるマーカーを使って窓ガラスに絵を描きはじめたのです……風景を描いたこともあります。彼に窓の外に見えると思うものを何でも想像してもらいました。カウボーイだったりインディアンだったりテントを張る兵隊さんだったり，いろいろでした。私は，彼のために窓いっぱいに絵を描きました。
  そのことがあって，私が彼に何かするように頼むと，彼は素直に「いいよ」と答えるようになったのです。私は，彼が私に対して神経［学的］チェックができるように，彼にタオルを私の腕に巻かせ

て，それがギプスだという振りをしたこともありました。そして，（そんな経験を通じて）私は小児科を楽しむようにさえなっていました。小児科を楽しむなんて……あぶなかったですよ，あれはほんとうに。

　スキルの獲得に関する研究では，今直面している問題や状況に効果的にかかわるスキルを学習しなかった看護師，あるいは，患者・家族・医療チームメンバーと効果的にかかわるスキル（それは人間関係に関連するので）を学ばなかった看護師は，エキスパート看護師になることができなかったという結果が出た（Benner et al., 1999；Benner, Tanner, & Chesla, 2009；Rubin, 2009）。私たちの研究では，人間関係や特定の状況に対する巧みなかかわりは，直接的患者ケアを行う際にみられたり，隠れたカリキュラムのなかに存在していることがしばしばだった。そして，関係性についての懸念の認識とそうした懸念への調整は，物事がうまくいかなかったときにのみ表面化することもわかった。たとえば，ある学生は，自分のかかわりのスキルが，患者のニーズに対応するためにはまだ十分ではなかったという状況におかれた経験について，次のように語っている。

　　私は，「効果的なコミュニケーション」を履修した看護課程2学期目のことを覚えています。そのとき，コミュニケーションについて話し合い，いろいろな状況でどうすればよいのかということを話し合いました。私は，癌を患い，ちょうど手術したばかりで，とても心配している女性と同じ部屋にいるという状況を経験しました。彼女は，自分の体が変形したことを夫がどう思うかについて心配していました。夫がそのことについて気が動転していると感じていました。私にはそれは何だか現実離れした経験でした。なぜなら，私は彼女のそばに座りながら考えていたのです「さあ，私は，この場で積極的な聞き手になるべきなんだわ。そして，質問をよく考えなきゃいけないわ」と。私は，自分が教科書通りにやろうとしているのを感じました。それから，考えました。「これは，この人の人生。

そして私が彼女のそばに座っている。私がこれをしていて，誰も私のことを観察していない」。そう考えると，私にはとても手に負えない……と感じました。でも，それが私たちのすること。私たちは人々の人生に入り込み，私たちの仕事と役割は，人々の人生に影響を与えること。私は，いまだにその経験を覚えています。そして，今，臨床現場で，そうしたケアはずっと自然にできるようになりました。でも，あのときの経験はとてもはっきりと覚えています。「私，いったいどうしたらいいの？　どんな行動をしたらいいの？」と考え続けていたことを覚えています。

　私は，ベッドのどちら側に座っていたか覚えています。彼女は，ほんとうに悲しくて，とても落ち込んで泣いていました。私たちは，そんなときに「悲しい気持ちですか」と声掛けするようにと学習しました。そして，その通りの言葉が私の口をついて出てきたのです。「正しいことのようだわ。だって，そう言うように教わったもの」。それで，そう言ったのです。でも，なんとなくぎこちなくとってつけたようだった……。でも，そこにはほかには誰もいなかったんです。彼女に話しかけているのは私1人。だから，私の言葉もいくらかは役立ったと思います。それでも，そんな声掛けをするのをとてもぎこちなく感じました。そして，彼女は，自分の感情にとらわれていっぱいになってしまっていて，ほんとうに悲しくて泣き続けていたのです。だから，たぶん，私の当惑には気づかなかったかもしれません……彼女は答えました。「ええ，悲しいわ」。それから自分の悲しみを詳しく話しはじめました。私は，そのとき，彼女のそのような感情を予期していたかどうかわかりません。でも，彼女が，私が自分のしていることをあまりよくわかっていないということに気づきはじめたのを感じました（笑）。そして，彼女は，引きこもりはじめました……彼女が，自分を開きはじめるのではなく，自分を閉ざしはじめたのを感じました。最初はとてもオープンだったのに，だんだん，自分を閉じていったのです。私が自分の手に負えないことをやっているということに彼女は，たぶん気づいたのだと思います。

学生たちは，コミュニケーション技術が役立つときと，そこにいることや思いやりの気持ちを示すことしかできないときとを識別することを学ばなければならない。その学生は「自分の手に負えない状況」にいたこと，そして，自分がその状況で居心地のわるい思いをしていたことを患者が気づいて自分を閉じていったことを覚えている。それは，その経験を振り返ることによって，彼女がもった洞察と経験的学習の瞬間である。

　学生は，自分の患者の問題に関してどのような種の感情的かかわりが自分にできるのか，また患者にとっても看護師にとってもうまくいく感情的つながりがどのような種のものなのかを学習する。最も初期の段階においては，それは"境界探しの仕事(boundary work)"と呼ばれる。そこでは，学生は，感情的にどのくらいの距離感で患者とともにいればよいのかを学んでいく。患者との境界について学ぶプロセスで，学生は，患者の状況や痛みに同化したり，患者と同じ心境になりすぎたりしないようにすることを学ぶ。同時に，患者の懸念を理解し役立つことができるように，客観的すぎず，距離を置きすぎず，また患者の経験に十分に心を開くことも学ばなければならない。これらかかわりのスキルの学習に加えて，患者対応のスキルをさらに磨いていかなければならない。つまり，どのように患者に対応してケアするか，患者が病気を管理するのをどのように手助けするか，患者が表明した自分の病気や健康についての懸念に対してどのように支援するかなどについて，そうしたスキルをさらに精巧なものにしていかなければならない。患者の状況と患者のいだく懸念に適切にかかわるスキルは，ちょうど自分の手には負えないことだとわかっていた前述したあの学生がそうしたように，関係がうまくいったときとあまりうまくいかなかったときの状況を振り返ることを通じて経験的に学んでいくものである。ある教育者は，「感情的な痛みをかかえている患者とのコミュニケーションにまつわるこの問題は，非常に本質的なものです」と述べている。多くの学生は，看護課程に入る前には想像することすらできなかった，深い苦悩を経験している患者とともにいることを学ばなければならないのだ。

第11章　看護師であるということ

　　内科外科ローテーションをこなしていたとき，私は，とても重要な瞬間を経験しました。それは，秋学期のことでした。まだ若い夫は，最近，大腸癌の終末期だと診断されました。そのときは，疼痛緩和のために入院していました。私は，そのとき，彼の病室にいました。主治医である腫瘍内科医が病室にいた彼の妻に電話をかけてきました。その知らせを電話で伝えるのは，たぶんあまり賢明ではなかったと思うのですが。医師は，それまで選択肢として考えてきた手段はどれも，もはや選択肢であり得ない状況になった，ホスピスについて考えはじめるべきだということを妻に伝えました。私は，彼女がその医師と電話で話しているその場所にいっしょにいて経験したのです……完全に不意を突かれました。そのような状況に対応する準備など私はまったくできていなかったのです。
　　彼女は受話器を置きました。彼女が動転しているのは明らかでした。それで，私は彼女にどうしたのかと尋ねたのだと思います。すると，彼女は，すぐに心を開いて泣き出したのです。夫は，投与されている多量の鎮痛剤のためにほとんど反応できず，少し混乱状態もみられました。ですから，患者である夫は会話に積極的に参加する状況ではありませんでした。彼女が泣いている間，彼女を抱きしめていたのは私だけだったのです。そして，自分の手に負えない状況で，どうしたらよいのかわからないままに，ただ彼女を抱きしめ，私にできる限りのやり方で彼女の支えになろうとしたのです。

　「不意を突かれ」て，この学生は，悲嘆と危機的瞬間を経験している誰かとともにいるという親密な要求について，重要な教訓を偶然学んだのである。それは，助言するのでもなく逃げるのでもなく，ただそこにいるということの重要さだった。

知覚力とかかわりのスキルを教える方策

　学生は，特定の臨床状況において，患者，家族，その他の医療専門職

とかかわったときに，かかわりのスキルを最も強力に学ぶものである。そこで，学生たちは，調整された知覚力と賢明な臨床アセスメント能力を発達させていく。また，シミュレーションや直接的患者ケアの場でも人とのかかわりのスキルを学ぶ。私たちが参観した教室の授業では，かかわりのスキルやケア実践についての話し合いが，明らかに欠如していた。臨床教育の2つの効果的な教授法，振り返り（リフレクション）とコーチングは，そうした経験を教室に持ち込むために期待できる方策である。

多くの看護教育者は，振り返りの実践の概念（Schön, 1987）を，主として，学生にリフレクティブジャーナルを書かせることによって取り入れている（Lasater & Nielson, 2009）。学生は，臨地実習中に経験する知覚と感情について振り返る。そして，教師は，患者との効果的なかかわりのスキルを発達させるために，学生をコーチする。

　　　私たちの多くは，学生に日誌を書かせる癖がついています。私は学生たちに言います。「私は，あなたたちがどのくらいの数のアイディアがひらめいたかとか，何をしたかということは知る必要はありません。私が知りたいのは，その経験があなた方にとってどういう意味をもったかということです。それを私に教えてください」。そして，私は彼らの日誌に書き込みをします。そうして学生と対話するのです。急性期の小児ケアの環境ではそのような対話の時間など，とてもないからです。たとえば，ある学生が，人工呼吸器を装着された赤ん坊にあまり同情しなかったと書きました。その学生は，次のように書きました。「私は，人工呼吸器をつけたままでおそらく死ぬ高齢の患者とは違い，この小さな赤ちゃんはやがて人工呼吸器から離脱できるんだわ，と考えていました。人工呼吸器を装着された赤ちゃんにあまり同情の念をもたなかったのは，私が薄情な人間だからでしょうか。私はどうなっているのでしょうか」。私は（この学生の日誌に）次のように書き込みました。「ある人にとっては脅威であっても，別の人には難問程度である場合があるのです。その赤ん坊にとって，人工呼吸器は一時的な難問でした……あ

なたがその小さな低出生体重児に対して圧倒されるような感情的な反応を示さなかったからといって，あなたが薄情な人間というわけではありません。あなたは，感情的に異なるレベルでアプローチをするいろいろな経験をするということです」。それから，私たちはそれについて話し合いました。そのリフレクティブジャーナルがなければ，彼女がそのような経験をしたこと，また，それについて彼女がどう感じたかということに，私はまったく気づかなかったでしょう。

　最初は，その学生は，自分にとって似ているように見える状況に対しては，同じレベルと同じ種の感情的反応をもつべきだと想像した。教師は，人生の最初に一時的に人工呼吸器を装着することと，人生の最後に永久的に人工呼吸器を装着された結果生じる苦しみについて，学生自身の直感を明確に表現させたのである。その学生は，その乳児に対する一見「同情心の欠如」と思えることが，ただちに彼女を「薄情」者にするわけではないし，彼女がほんとうに同情心に欠けるということを示唆するものではないということを理解する必要がある。それは，むしろ，その乳児の将来の可能性を示唆する希望に満ちたつながりを示すものだということを理解すべきだ。この明確化のプロセスは，学生に，自己の感情的反応やかかわりのスキルをよりよく理解させるのに役立つ。ある教師は，精神病棟で実習していた学生のことを次のように思い出している。「その患者は，彼女に，自分はHIV陽性だと言ったのです。彼女は，日誌に，彼の体に触りたくない，怖いと思っていることを記しました。彼女は『自分がそのように感じたことにひどく嫌気がさしました……』と言ったのです。私は，彼女が自分の感情を表現したことをうれしく思いました。表現すれば，それに対処することができるからです。精神看護では，私たちは，学生が体験を記述するためのガイドラインをつくっています。学生には，そのガイドラインにできるだけ忠実に記述するように言っています。体験したことをぞんざいに扱ってほしくないからです」。

人とのかかわりや感情的な反応について振り返ることができる正式な場が与えられなければ，その学生は，おそらく恐怖とか忌避といった自分の恥ずべき感情をオープンに伝えることはなく，自分1人の心の内にしまっていただろう。そうした感情を直視し共有することによって，支えてくれる教師との対話が生まれ，それを通じて自己の偏見に対処するより大きな機会を得るのである。

コーチング

臨床教師は，重要な問題について質問することによって，知覚力とかかわりのスキルを発達させることを学べるように学生を導いていく。学生がどんなことに注意を払っているか，また臨床現場で目にすることをどのように理解しているかについて尋ねる。ある教師は次のように説明している。「学生の実習を評価するとき，正しいことに注意を払っているかどうかを確かめます。そして，私がそれを知ることができる唯一の方法は，学生が何に注意を払っているか私に伝えてくれることです。時に，問題なのは正しいことに注意を払っていないということではなく，自分が注意を払っていることを明瞭に表現できないだけという場合もあります。そういうときは，学生が自分でそうできるように，『ちょっと待ってね。あなたの言っていることがよく理解できないわ。ここでは，ちょっと説明の仕方を間違っているんじゃないかしら』というふうに指導していきます」。

この看護教育者は，学生の重要性・非重要性の識別力に焦点を当てながら，臨床状況において，以前目にとめたり，理解できなかった微妙な手がかりを明らかにするようにコーチングする。この教員にとっては，学生が気づいていることは，疑問や好奇心から生じたものであると同時に，自己の技術的スキルのパフォーマンスについての観察なのである。その状況について学生がどう感じたかを理解する唯一の方法は，学生のそうした一時的な観察を明確に表現できるように学生を支援することである。学生にとっては，患者の状態や状況で自分が見ていることを描写

して言語でしっかりと表現する能力を獲得することは，よい臨床判断を形成し明確化するプロセスのために非常に重要である。

責任を負う

　多くの学生が，要となった学習状況について述べている。それは看護師であることへの大きな責任感を経験した瞬間である。私たちは，そのような決定的な経験に関する学生たちのナラティブ（語り）を聞いた。その重要な特徴は，彼らが深い責任感を認識しただけでなく，そのような状況において効果的に行動する能力を認識したことでもあると気づいた。知識，熟練したノウハウ，倫理的態度を統合する学生の能力は，自己理解と認識を大きく変容させた。

　自己の責任の重大性を，自分がたまたまそこにいたことが違いをもたらしたという状況を通じて把握した学生もいる。

>　私は，3年生の内科外科ローテーション時に，ほんとうに開眼させられる経験をしました。私たちが，一般内科病棟にいたときのことです。私は結局申し送りを手に入れることができなかったので，その患者の問題が何だったのか今では覚えていません。その日実習現場に行ったとき，私は気分がとてもわるかったのです。叶き気がして最初の15分間はずっとトイレにいました。トイレから出てきて，指導教諭にそのことを伝えたら，先生は「じゃあ，あなたの今日の担当患者は2人にしましょう。1人は検査に行くので，その患者に対してはあなたがすることは何もないわ。もう1人の患者は，申し送りを待っていていいわ。それで，あなたがどんな具合か様子をみましょう。もし，横になりたいなら，そうしてもいいわよ」と言いました。私は申し送りを待ちながら，病室をちょっとのぞきました。あえぎ呼吸が聞こえてきました。それで，病室に入っていきました。彼女は呼吸をしていましたが反応はありません。ちょうどそのとき医師が病室に入ってきて，5分くらい彼女を起こそうといろいろやっていましたが，彼女は目を覚ましません。それで，私は

パルスオキシメータを持ってきて測ってみたところ，酸素飽和度は60％でした。それで，私たちは心肺蘇生チームを呼び，彼らがナルカンを投与すると意識が戻りました。そして，彼女はICUに転送されていきました。そのとき気づいたのです。私はまだその患者の申し送りさえ受け取っていなかったと。その患者について何も知りませんでした。名前さえ知らなかったのです。なのに，（担当して）ものの5分ほどのうちに，その人がもしかしたら死んでいたかもしれないという状況に遭遇したのです……ほんとうに圧倒されました――患者のそばにいる看護師の力に。ほんとうに命を助けることができるという力に……彼女は術後の患者でした。とても大量のモルヒネを使っていました。PCA*使用の患者でしたが，医療者が注射でもモルヒネを投与していたのだと思います。投与量が多すぎたのです。

　この経験は，患者にとって最善のことを行うために，知識と訓練された行動を統合することができたという，自分のもつ能力にその学生の注意を引き寄せました。その学生は，その患者の命が脅かされていることを認識して，それに気づいたとたんに迅速に行動していたのです。彼女の迅速な状況認識と酸素レベルを評価するという行為が，鎮痛剤の過剰投与という診断を明白にしたのだ。彼女は患者の呼吸が危険なまでに異常だとすぐに認識した。その後，すぐに彼女の酸素飽和度を評価するスキル，必要な機器がどこに行けばあるのか，それをどのように使うか，その計測結果をどのように解釈するかということが統合されたのである。彼女が「看護師が行動するように」行動したので，忙しい「勤務帯の終わりの申し送り時」には，見すごされていたかもしれないその患者に，相違をもたらしたのだ。この学生は，看護師はたえず油断してはならず，患者の苦痛状態には迅速に責任をもって対応しなければならない

---

*訳者注：術後の患者が痛みを軽減できるように，バルーン型インフューザや，PCAポンプに付属したボタンを患者自身が押すことによって，あらかじめ医師により設定された麻薬や鎮痛薬などを注入する鎮痛法。

という，自身の信念をいっそう確固たるものにした。

　他の学生たちは，別の選択の悲劇的な結果を垣間見たことにより，看護師の行為の重要性を学んだ。

　　　産科実習(母子，陣痛，出産)の初日に経験したことです。先生が「ジェニファー，あなたは今日双子を2組担当してください。だから，あなたの担当患者は4人ですよ」。その当時，それはほんとうに大変なことでした。ですから，私は駆けずりまわってアセスメントをしました。そして，時間が押してきていましたが，まだ最後の赤ちゃんのアセスメントは行っていなかったので，神経質になっていました。新生児室に行ったら，そこにいた看護師が言ったのです。「ああ，その赤ちゃんについては気にしなくていいわよ。私がさっきアセスメントをして，全部正常だったから」。それを聞いて，そこに立ちながら「ああ，よかった」と思ったのを覚えています。でも，それから言ったのです。「それはだめです」と。わかりますよね，そうしちゃいけないことを。そんなことはしてはいけないんです。私は毛布をめくって，中をのぞきこみました。そうしたら，その赤ちゃんは頻脈を起こしていて，体は弛緩して，冷たくなっていたのです。私が，この仕事の重大な責任を認識したのは，その日でした。なぜなら，その赤ちゃんはそれから保育器に入れられ，ICUに運ばれたのです。少なくともICUに1週間はいました。そのとき，私は考えていました。「(もし，私が見つけなかったら)あの赤ちゃんの状態が発見されるまで，何時間くらい放っておかれただろうか？」。そして，もし私が，学生として，あの看護師の言うことを聞いていたら……「登録看護師が今アセスメントして，それを記録もしたと言うのだから」と考えて「はい」と言っていたら……でも，学生として受け持つことになった私の患者だったから，私は，やっぱり自分で［アセスメントを］しなければいけなかったのです。やったわ，私，乳児のアセスメントをして，ぐあいのわるいところを実際に見つけることができた，というのはとても気分のよいものでした。そして，私は，あの日，自分が責任を負っているということを認識したのだと思います。ほかの誰かの担当だったと

しても関係ないのです．その患者に少しでもかかわれば，看護師は責任があるのです……（看護を勉強しはじめて）<u>あれほど初期の看護師であっても，看護師というのはとても重要なのです</u>……私は今でもその日のことをよく覚えています．ですから，毎日アセスメントをするたびに，私は「いいえ，私は全部アセスメントするわ．人がなんと言おうとかまわない．頭のてっぺんから足の先まで．何もとばしたりしないわ」と自分に言うのです．あれはほんとうに重要な日でした……（先生たちは）道具を私たちに渡してくれたのです．だから，その場に行って，することをしなければなりません．時間がなくても，学生はいつも時間に追われているけど，たとえスケジュールよりも遅くなってそのことで注意されても，それだけの価値はあります．患者を危険にさらすよりずっとましです．それは，ほんとうに重要な教訓でした．

　非常にリスクが大きい状況だった．その乳児の命は，文字通り学生の手中にあった．看護師が少し前に行ったアセスメントは正しかったかもしれない．乳児の症状はあっという間に変化するものだ．この出来事で重要だったのは，その学生が，自分の患者には責任をもたなければならないということをじかに学んだことである．そのようなリスクの高い経験を学生のために事前に準備しておける看護教育者はいない．たとえそうであっても，同じような状況は，ほかの環境において，そしてほかの学生のほかの患者との臨地実習体験においておそらく繰り返されるだろう．この経験は，その学生の習性の一部を形成し，彼女が看護師であることと世界に生きる1人の人間であることを自覚させた．また，看護師にいつも期待されているルーチン（常に自分の患者のアセスメントをすること）と予期しなかった臨床上の懸念に迅速に対応すること（その赤ちゃんの体がだらりとして冷たいということを発見したこと）に関連する一連の新たな知覚力を形成したのである．
　ナラティブ（語り）の授業で，その学生は，自分が学習の3つの側面すべてをどのように活用したかを示している．彼女が発達させた倫理的態度は明らかである．彼女は，自分が何に責任を負うのかを自分自身に思

い起こさせた。彼女は，生理学で得た知識からその赤ちゃんが頻脈であることに気づき，実習室でのフィジカルアセスメントで学んだ臨床判断から，体が弛緩していることに気づいた。そして，迅速かつ効果的に行動することが不可欠だということをすぐに判断して，その赤ちゃんに対して彼女ができることをすべて行うことに集中した。その経験が彼女の責任感をさらに強化した。「だから，私は，毎日アセスメントをするたびに，『いいえ，私は全部アセスメントするわ。人がなんと言おうとかまわない。頭のてっぺんから足の先まで。何もとばしたりしないわ』と自分に言う」のである。

　私たちは，学生が自己の形成の中心的なものとして他の学生と共有した，アイデンティティを与えるような強烈な経験を強調したい。なぜなら，そのような実践は，授業のなかで注意が払われ共有されるべきで，臨床経験の偶然の機会ということだけで片づけられてはいけないからである。そのような形成の経験は，偶然にまかせるにはあまりに重要すぎる。看護教育者たちは，一般的にそのような経験の機会を臨床の場だけに限定してしまいがちだ。私たちはそのことを大変残念に思っている。一般的に，看護カリキュラムでは，学習した知識を具体的な臨床状況に活用することを想像させるような方法で，知識と技術的スキルが提示されてはいない。知識の獲得と活用が分離しているために，看護教育者は，実践学習の複数の側面を統合するという必要性をつい見すごしてしまうのである。そして，学生が今学習している知識を活用することを要求しない授業法に走ってしまいがちなのである。実際，教師たちは，教室での学習に秀でた学生，正課で学んだ知識に関する試験でよい成績をおさめた学生の話はいくらでも列挙できたが，臨床現場に関してはそれができなかった。なぜなら，十分に確定されていない，あいまいでつねに変化している臨床状況においては，患者，その家族，そして他の医療者たちとのかかわりを要求されるが，学生たちは，そのような臨床状況で正課で得た知識を活用することができなかったからだ。

　私たちは，授業では，看護実践の重要な点，たとえば注意を払うこと，十分に警戒することなどをもっと明確に表現しもっと評価すること

をすすめたい。そうすれば，学生は安全な環境で，知識，熟練したノウハウ，倫理的態度をどのように統合すればよいのかを練習することによって，また看護師であることの義務について熟考することによって，臨床的想像力，倫理的想像力を発達させるための意義ある機会をもつことができるのだ。ダイアン・ペストレッシ，リサ・デイ，サラ・シャノン，そして私たちが観察したその他の教師たちは，学生たちが，優れた患者ケアのための倫理的態度を教室で学ぶことができる，ということを例示してくれた。看護師が仕事をする複雑で不明瞭な臨床状況に対して，学生の準備を整えていくには，教師たちは，学生たちが知識と以前に検討したことがない仮定との間の溝に直面するような，積極的な学習機会を創出しなければならないのである。そのような授業では，学生たちはつながりを結ぶことができ，臨床的想像力を発展させることができるのだ。たとえばシャノンは，自分の倫理学の授業では，自己開示と自己発見を促す，対話的で自覚を高めるような教授法を活用していた。彼女は，学生が自己の仮定と偏見に向き合う安全な空間と方法をつくり出していた。

看護のフォーカル・プラクティス

　形成は，教えられると同時に"自分でとらえていく"ものである。日本の教育者なら，おかれた環境から自然に学ぶと表現するのかもしれない（Sagara, 2003）。学習は通常，学習あるいは実践コミュニティのメンバーとなりそれに参加するという脈絡において生じると今では考えられている。コミュニティも人間もケアが必要である。そして，その必要に対して行動することが看護のフォーカル・プラクティス[*1]（focal practice）である。フォーカル・プラクティスは，社会的に埋め込まれた実践に存在する小集合体の意義，慣行，目的の中心をなすものを強化する（Borgmann, 1984）。文化には，結婚式とか葬式といったフォーカル・プラクティスが存在しており，家族には，自分たちを家族として結びつけ

第11章　看護師であるということ

る家族の食事，いっしょに行うスポーツなどのフォーカル・プラクティスがある。フォーカル・プラクティスは，看護などある実践の具体的な出来事において，あるいは特定の専門職実践内，文化内，家族内における社会的意義と慣行において，既存の意義を集結させると同時に拡大させていくものである。

　新約聖書に出てくる「思いやり深い見ず知らずの人」の物語(Wuthnow, 1993)や他の文化における同様の物語は，人間は誰しも共有するヒューマニティ(人類，人間愛)の参加構成員だ，という共通の観念を伝えている。仏教には，釈迦が実例を示したように他者への慈悲とケアについての強い概念がみられる。あらゆる人間に共通しているのは，有限であるということ，具現化されているということ，相互依存しているということで，それゆえ，人生のサイクルを通じて支援とケアを必要としているということである。これらのことやその他多くのことは，看護師がその実践で大事にする既存の文化的意義と道徳の源泉なのである。ユダヤ教には世界を修復すること，あるいは社会正義に貢献することを意味する Tikkun Olam*2 という強力な伝統がある。そして，それは，癒しの医療実践，あるいは gemilut hasadim*3(My Jewish Learning, n. d.)のなかに存在している。文化的伝統は，ケアの意味や社会責任を集結するそれ自身のフォーカル・プラクティスを保有している。社会的実践およ

---

*1 訳者注：フォーカル・プラクティスは，哲学者アルバート・ボルグマン Albert Borgmann による造語で，「共有される意義ある社会的実践」を意味する。それは，共有される実践で，文化的儀式(たとえば結婚式や葬式など)や意義において人々を1つにまとめることのできる実践である。フォーカル・プラクティスの事例は，看護の実践のなかに数限りなくみられる。たとえば，大変な病気で入院している患者について，それまでの人生や家族のことを理解したりすること，また死期が近い患者と家族がともにいれるように支援すること，赤ちゃんの出生をともに喜ぶことなどは，すべてフォーカル・プラクティスである。そうした看護実践によって，看護師は，病院という非人間的空間で疎外感を患者に与えず，患者や家族と共有できる意義を見いだし，それによってある点において看護師，患者，患者家族が1つにまとまることができるからである。フォーカル・プラクティスは，文化的意義を表現し，経験し，共有することを可能にするものである。
*2 訳者注：ヘブライ語で「世界の修復」を意味する。
*3 訳者注：ユダヤ教を信仰する人々の日常生活における基本的社会的価値観で，見返りを期待せずに愛情ある親切な行為を提供するということを意味する。

び伝統としての看護にも，健康な人々，虚弱な人々，病気の人々のためのケアの意味を具現化するフォーカル・プラクティスがある。

　患者とともにいること，患者の苦しみの証人になること，患者の擁護，責任など，看護のフォーカル・プラクティスを学習することは，看護師の形成の核となるものだ。同時に，それらが，看護における実践と学習するコミュニティを形成するものである。看護におけるフォーカル・プラクティスには，自分たちの看護の理解と看護師としての自分のアイデンティティにとって重要だと看護師自身が考える，一連のケアリング実践が含まれている。たとえば，患者擁護には，沈黙する患者の声を代弁すること，治療が管理可能で患者の懸念と意図に反さないという確認をすることなどが含まれる。患者とともにいることには，子どもを抱きかかえること，鎮痛剤が効くようになるまで患者のそばにいること，患者が難しい処置を受けている間そばにいて，頭をやさしくなでたりしながらその処置についていっしょに話し合うことなどが含まれるかもしれない。患者と家族の苦しみ，回復，病気の体験の証人になることは，患者とともにいることの1つの形態で，それには，改善の経過を追うこと，安楽のための手段や疼痛管理について認識し評価し交渉すること，入院中の宗教的実践を患者が維持できるように支援することなども含まれる(Benner, 2000；Benner et al., 1999)。

　看護学生は私たちに，自己のアイデンティティについての認識を大きく変えるような経験的学習について数多く語ってくれた。4年生の学生が語った重要な経験的学習から，以下の8つのテーマが浮かび上がった。

1. 形成の物語は，しばしば，4年生のナラティブ(語り)において，ほかより並外れて主要なテーマだった。しかし，形成のテーマも数多くそうした物語に織り込まれていた。学生は，ある特定の学習体験が，自分のものの見方，将来同じような状況において行動する能力，自分の知識や理解をどのように変えたか，またそのような体験が，自分は正しい道に進んでいて自分が選んだ職業をうまくやって

いけるということをどのように確信させたかということを述べた。そのプロセスにおいて，形成のテーマが織り込まれていたのである。
2. 患者としてではなく，またケアの対象としてではなく，1人の人間として患者に接すること。このテーマの物語は，実習まもない看護学生の間でよく見受けられた。そうした学生は，技術的介入，患者の安全，患者アセスメントの知識とスキル，そして治療への反応などばかりに集中していることが多い。こうした学生の物語のなかでは，それはあたかも1人の人間としての患者が学生の注意を要求し，学生の倫理的態度を再構成させたかのようであった。学生は，自分が技術面に過度に焦点を当てていたことに対して発見と失望がまざり合った反応を示した。
3. 患者をまず人として認識することによって，学生は，けがや病気そして多くの薬の副作用の猛威に直面する患者の人間性と尊厳を保つ努力をした。学生は，家族のために，またスタッフのために，認識実践としてその患者の社会的なアイデンティティ，また家族のアイデンティティを強調することを学んだ。彼らは，患者の社会的アイデンティティを把握するために，患者のこれまでの人生を示す写真，ユーモア，日常生活の外の物語などを活用した。
4. 間違いを犯すかもしれないという恐れ，看護実践が負う責任レベルの認識，看護師の行為が重大な傷害や死さえも生じるかもしれないということが，看護学生にとって主要な形成的テーマであった。看護を学習する前は，看護師を介助者としてとらえており，非常に高度な正確さや知識やスキルが看護師に実際に要求されるということは認識されていなかった。看護学生の物語には，自分たちが間違いをしたこと，自分のエラーを報告したこと，またそれよりずっと重大なエラーをするかもしれないという恐怖感などがつづられていた。
5. 技術的スキルを学習することは，ほとんどのナラティブ(語り)で重要なテーマだった。しかし，学生が記した多くの物語には，静脈注

射を行うこと，血液透析を支援すること，経鼻胃管を挿入すること
などに対する恐れ，そしてそうした技術的行為をうまくこなしたこ
とからくる安堵感がつづられていたが，経験を重ねるにつれそうし
たことがだんだんと背景へと退いていったことも記されていた。

6. <u>難しい臨床状況において病棟看護師や教師が示した効果的なコーチング</u>についての物語も，実際の臨床現場において看護師のアイデンティティを形成するものとしてつづられていた。それらのコーチングは，学生が難しい臨床介入を行いながら責任を取ることと自立を経験することを可能にした。学生は，教師たちが患者の前で学生の専門職的アイデンティティを保護してくれたことに安堵を感じていた。また，教師たちが準備のためのコーチングを病室外で行ってくれたことに感謝していた。それが，患者への責任を感じる機会を学生に提供したからだ。

7. <u>病院で標準以下のケアに直面すること</u>とそうした低水準のケアを報告する倫理的な挑戦は，病院の厳格な階級制度のなかで身分の低い立場にある看護学生にとっては，重大なテーマであった。学生たちは，だいたいにおいて，支援と修正を求めに看護教育者のところへ行った。その際，教師たちの対応は，低水準のケアを修正するような満足のいくものであったり，「波風を立てない」ようにというあまり納得できないものであったり，いろいろだった。後者の助言は，学生は，病院では地位の安定しない訪問者であり，臨地実習の場は確保するのが難しいことに起因していた。

8. <u>（学習から）仕事へ移行することの難しさ</u>は，4年生の看護学生全員が感じていた。ある学生が，自分の最初の仕事に関する懸念について述べたとき，別の学生たちも同意して自分たちのかかえる恐れについても述べはじめた。学生たちの多くの物語は，職場で期待される役割を有能に遂行する準備がまだ十分にできていないという恐れに焦点をおいたものだった。4年生は，よい職場の文化がある組織を見つけたいと思い，新卒看護師のために研修制度や特別な教育を用意している職場を見つけたいと希望していた。

4年生の経験的学習に関するナラティブ(語り)のこれら主要なテーマは，看護におけるフォーカル・プラクティスとこれらのフォーカル・プラクティスを十分に実現する妨げとなるものをとらえている。

1人の人間として患者に接する

　患者とともにいることと患者が苦しんでいる状況の証人になることは，看護師のケアリング実践の焦点の1つである。ある学生は，患者が痛みで苦しんでいることの証人となった。その患者は，どうしようもないひどい痛みに苦しんでいたが，その時点でそれ以上の鎮痛剤の使用はできない状態だった。そこで，学生はその患者に代替的な疼痛緩和の手段を提供したのだった。その経験を彼女は次のように述べている。「その患者を担当していた看護師は，そのとき患者とともにいる時間がなかったのです。それで『私が何かしなきゃ』と思いました。その患者には［疼痛緩和のために］ほかに提供できるものは何もなかったのです。ちょうど鎮痛剤を投与したばかりで，それが効いてくるのを待っていたときだったのです。私は『この患者さんとともにいて，彼女の痛みの証人にならなきゃ』と思いました。それで彼女の手をとりました。別の看護師に部屋の照明を少し落としてもらいました。私は彼女に語りかけ，その苦しい時期をやり過ごせるようにイメージ療法を試したりしました」。その学生は，その苦しいときに自分は患者とともにいなければならないこと，そして患者を見捨ててはいけないことを知っていたのでした。

　私たちは，4年生が臨地実習の軸となる学習体験について記したナラティブ(語り)にみられた，看護のフォーカル・プラクティスのエビデンスに感銘を受けた。患者とともにいること，病気またはけがをした急性期の患者の人間性を保つこと，そして1人の人間として患者に接することについてのその他の多くの記述は，そうしたフォーカル・プラクティスが学生の形成にどれほど貢献したかを示している。現在の市場原理に

動かされる医療制度のなかで，こうしたフォーカル・プラクティスが生き残れるということは非常にすばらしいことで拍手喝采されるべきことだろう。しかし，そうした実践が多くのケア環境において危険なほど隅に追いやられているのが現実だ。残念なことに，このように重要でアイデンティティを与えるような実践に目を向けることは，教室での講義形式の授業では完全に欠落しているのが実情である。しかしながら，臨床教育の場では明らかに存在している。フォーカル・プラクティスは，私たちが訪問した9つの看護プログラムすべてにおいて，主として，意義ある看護体験についての学生のナラティブ(語り)，実習日誌，および臨地実習後カンファレンスのなかで明白であった。

人間性を保つ

患者とその家族は，自分たちは弱い立場だと感じている。非常にお役所的な環境下において人間性を保つということは，1人の人間として患者に接するということ，そして患者擁護のもう1つの側面である。ある学生が次のように説明している。

> 1人の看護師が担当する患者が多すぎるので，どうもいつも取り残されてしまう患者がいます。さらにその患者には軽い認知症がみられるので，さらに状況は悪くなります。担当看護師はその患者の病室に入って患者に何か話しかけ，その患者は「まあ，なんてこと，あーあ」と答えます。(看護師は)病室に入ったかと思うとすぐに出てしまいます。それで終わりです。私は「それって，患者ケアじゃないわ！」と感じました。それで，私は彼女のところに行き，彼女に話しかけ，彼女のために日常的なケアをしたのです。ときどき彼女は「私は今どこにいるの？ 外に出かけてもいい？」と尋ねます。彼女は，ただ人といっしょにいて，誰かと話をしていたかったのです。夕方ご主人がやってきたのですが，彼女は，その日，ど

れほど気分がよかったかについて彼に話をしていました。たったそれだけのことが違いをもたらしたのです。その患者は，ここにいる患者は現実を生きている人で，患者には1人の人間として接しなければならないということを，ほんとうに思い起こさせてくれるのです。

別の学生は，高齢者のケアについての学習に関してコメントし，高齢者の尊厳と存在価値を保つようなケアを提供することの重要性を少しずつ自分たちにしみ込ませてくれた老年看護学の授業をほめたたえた。「私たちの老年看護学の授業はとても価値あるものだったと思います。高齢の患者への接し方を学びましたし，高齢の患者も（私たちと同じ）人間だということを認識させてくれました。多くの場合そのような扱いを受けず，敬意をもって対応されていません……その授業で，特に私たちが見た映画は……そこに座って画面を見ながら，その婦人の扱われ方に私たちは涙を流しました。それを見て，自分はあんな（看護師）になりたくないと強く思いました。それは，（看護学校に入って）初期に学ぶこととして，とても重要だったと思います」。

患者を擁護する

学生や教師が最も頻繁に明瞭に述べるフォーカル・プラクティスは，患者擁護である。私たちは，「1人の人間として患者に接する」ことと「人間性を保つ」ことを教えたあとで患者擁護を（学生に）提示する。なぜなら，看護師が1人の人間としての患者に出会い，患者を理解した後でなければ，患者をうまく擁護することは論理的に不可能だからだ。患者擁護の伝統は，関係性の実践とケアリング実践が長い時間を経て織り込まれていったなかに存在するからである。そして，それは，患者や家族への法的また倫理的責任の観念も包含するものだ。患者や家族は，知識が不足していたり，病気や悲しみのために，自分でそうすることがで

きないのである。ある教育者は次のように説明している。「私たちは皆看護の心理的側面，プロフェッショナリズム，患者擁護を教えます。そして，患者擁護をするということは，医師の指示を必要としたり，患者にこの種の食事が必要だということを代弁したりすることだけではありません。それは時に，患者が自分で自身の思いを語ることができるように支援することだったりします。そして，時に，それは，患者のそばにいるだけのことだったり，支援することだったり，あるいは患者が医師に尋ねたいと思っていた質問を思い起こさせてあげることだったりするのです」。

学生や教師の目のどちらにも，患者擁護はケア，安楽，そしてエンパワーメントにつながっている。それをある教育者は次のように述べている。

> 学生は患者の擁護者でなければなりません。そして，それ（その教育）はごく初期から始められなければなりません。看護課程の最初の学期で始められるべきです。学生は，自分の役割は患者の傍らにいるというとても尊いものだということを理解しなければなりません。そして，安全な実践を提供しない人もいるということも理解しておくべきです。看護師は，言語に絶することも患者のために語らなければなりません。昏睡状態にある患者や気管挿管されている患者の代弁者として語らなければなりません。看護師の役割というのは，患者にけがや障害が起こったりすることから患者を守ることです。看護師は，患者ケアの守護者でなければなりません。私たちは，そのことを看護プログラムのごく初期から学生たちの体に中に徐々に浸透させていきます。これもほんとうに長いプロセスです。最初の学期間で達成できるものではありません。その概念を紹介し，教育を開始し，徐々に構築していきます。そして学生を観察し，そもそもなぜ彼女がそこにいるのかということを理解できるよう支援します。看護師には多くの役割があり，それら多くの役割を果たしていかなければならないのです。

患者擁護はもろいものだ。いくつもの要求が生じているなかで，それがなされなければならないからだ。けれども，それはおそらく病院のケアを1つに結びつける接着剤のようなものであろう。看護師が警戒し擁護することを責任をもって行えば，それがない場合と比べて，病院のケアをより安全なものにできるのだ (Thomas, 1995)。看護教育においては患者擁護の概念がいたるところに存在しているということについて記しておくべきだろう。それは，看護教育と実践のまさに基本構造をなすものである。ある教育者は，それがアセスメントをも含む，カリキュラム全体に織り込まれていると述べている。「私たちは，学生が，患者の意思決定を支えているかどうか，それから質の高い看護実践を受ける患者の権利を擁護しているかどうかをみます。この科目では擁護に焦点をおいています。でも，他の科目でも，それぞれ，人間の思いやりある関係性に関して何らかが組み込まれています。それが，私たちの擁護に関する教育の基本だからです」。

ある学生は，終末期における患者と家族のせっぱ詰まった気持ちをどのように強調し，それに対する自分の理解をどのように深めていったのかについて次のように述べている。「学校が共感する気持ちを育ててくれた1つの方法は，患者の痛みを強調することにおいてでした。いつも私たちに『終末期の場合，体位を変えることがほとんどの患者にひどい痛みを与える』ということを認識させてくれました。それから，緩和ケアと患者の安楽を強調すること，また，家族や患者の愛する人々のことについても話してくれました。愛する人がどのように死んだかということ，つまり，その人が安楽に死を迎えたのか，それとも痛みのなかで死を迎えたのかということが，家族にどれほどの影響を与えるかということも教えてくれました。私たちのすべての授業でそれは共通するテーマだと思います」。

患者擁護についての教授法

患者擁護についての教育は，まず，患者と出会うこと，そのベッドに

横たわる人を人として認識することを教えることから始まる。そして，それは（看護教育の）初期に始められなければならない。たとえば，患者に接することに向けた1つのステップとして，私たちは，実習室で（練習する）数多くのスキルを観察した。そこでは，教師が治療を受ける，そして排泄介助を受ける患者の経験を理解するように促していた。1人の学生がこうコメントした。「実習室の別のよい点は，教師が私たちに患者の気持ちを感じさせることです。病院で，ベッド上に横たわる患者のために差し込み便器をお尻の下に差し挟もうとするとき，それがどんな気持ちなのかを自分の経験で理解できるようにしてくれるのです。今，私たちは，（自分の経験を通して）それがどんな気持ちか，ベッド上で清拭をされるとどんな気持ちかを知っています」。

　学生が患者を自分が住む世界の脈絡のなかにおくことができるように，自分が以前に経験した患者や家族の話を教室に持ち込む教師もいる。（その人たちの話を聞くことによって）学生は病気，障害，リハビリテーションに対処するということに関連する人間的問題を理解することができるのである。

教育者1：私は患者に教室に来てもらいます。そして3つの講義のテーマの1つに焦点を当てて話をしてもらいます。心臓血管疾患の全体を3つの講義でまとめようとするようなものです。私は患者に入院生活でどのようなことが違いをもたらしたかを尋ねました……患者は目に涙をいっぱいためていました。私はその患者とはもう3〜4年ほどのつきあいになりますが，その患者が130人の学生の前で泣くような人だとは思ってもみませんでした。彼は，自分にとって看護がどのような違いをもたらしたか説明したときに，涙ぐんだのでした。ほんの小さなことですが，少しでも患者の体験を教室に持ち込むことができれば，それは学生の理解を助けるのです。

教育者2：私たちも，授業で同じようなことをします。先週は慢性疾患，発達障害，血友病という疾患に焦点を当てていました。それで，私

たちは，看護師でもあるダウン症の子どもの母親を教室に招きました。ダウン症について少し話をしてもらい，それからダウン症児とともに生きるということがどういうことかについて話してもらいました。先ほど涙の話がでましたが，その授業の終わりに，彼女はヨーロッパ旅行をしたときの話を読み上げました。それは，どちらかといえばごく普通の旅行でしたが，多くの困難が伴っていました。彼女が話を終えるころには，学生はみんな涙を流し，彼女も私も泣いていました。

教育者3："擁護"という言葉は，ここで複数の人が使っています。とても重要なことだからです。看護師は，その人に責任をもっているのです。看護師がその人の声なのです。ですから，擁護ということは，うちのプログラムでは，絶対的に強調されます。そして，それは看護界全般にいえることだと思います。

　学生と臨床教師との間には暗黙の同意があるようだ。効果的な患者擁護には，患者の脈絡，世界，経験を理解することが必要だと。臨床教育者は，学生に患者のそばに座り，1人の人としての患者を知るように，またその患者と家族にとって病気の意味を理解するよう働きかける。教師たちは，実習後カンファレンスで，自分の患者について語るように学生たちを促し，そして，患者の体験をより深く理解できるように掘り下げて考えさせる。しかし，ここで紹介したものも入れてごくわずかの例外を除けば，残念ながら，教室は，患者擁護あるいはフォーカル・プラクティスに関するこの種の脈絡化された教授法をとる場所とはなっていない。もし，学生が教室で患者の体験について語ったとしても，それは，教師からの質問の答えとか，教師への質問という形をとったごく短いものだ。

　脈絡化された教授法は，学生が，患者の人生という脈絡のなかで患者の病気を理解することを助ける。このような教授法は，客観化や非脈絡化の教授法とは明確な対照をなす。後者の教授法は，生理学など自然科学系の科目，アセスメント，痛みを伴う処置，手術介助などを教えると

きによく使われる。客観化と非脈絡化とは，生物医学において使われる言語である。そこでは，臨床家である医師や看護師が，細胞レベルあるいは組織レベルでとらえた「疾患」とか「病態生理」を，患者の日常の生活から切り離そうとする。たとえば，貧困，喫煙，飲酒は，病歴聴取や身体検査に含まれていて，患者や家族のこうした側面がその前後のつながりから切り離されて，医学的あるいは社会的介入を通じて減少させることができる，隔離された「リスク因子」として論じられる。しかし，リスク因子を修正する戦略が使われても使われなくても，患者は，自分の懸念と取り組まなければならない課題をかかえながら自己の世界で生きていくのである。看護師は，「全人的」な患者アセスメントをするように指導される。そこでは，患者にとって重要な人々，家族，人生の脈絡が浮かび上がってくる。この種の情報を明確にする具体的な方策が，病院，診療所，そして地域の実践環境において，患者の擁護者として自分をとらえる看護師にとっては絶対的に不可欠である。

　患者の体験に注意を払うことが，患者擁護へとつながっていく。それは次のような学生のコメントにあらわれている。この学生は，看護師が，重症患者や死が間近な患者に「1人の人」として接すると，どのような違いをもたらすことができるかを学習した自分の経験を語った。

　　　その男性のケアはとても大変で管理するのが難しいものでした。彼には管がいっぱいつけられていました。彼は肝癌だったので，Jチューブが入っていました。ほかにもあちこち管が入っていました。高齢でした。家族もそこにいました。私は病室に入って自己紹介しました。彼は，すでに（私をよせつけないような）壁をつくっているようでした。そこで，私は「じゃあ，別の方法でやってみるわ」と考え，椅子を引き寄せ彼の隣に座りました。そして自己紹介をしたのです。お孫さんが描いた絵を持っていました。私も子どもがいます。彼と会話を始めました。すると，彼は，お孫さんにどんなに会いたいかということ，でも，今受けている治療のために，お孫さんたちが会いにくることができないんだということを話してく

れました。それから，お天気について話しました。私は，ただ，病院という環境を打ち破りたいと思ったのです。そして彼がなつかしむものを知りたいと思いました。そして，私は彼に言いました。「私はまだまだ新米です。たくさんのことをしなければなりません。あなたは私が担当する患者さんです……」。すると，彼は「話をしてくれてどうもありがとう。あなたが，私を人として扱ってくれた最初の人だ」と言ったのです。それは，私が彼を人というレベルでとらえていたということでした。私は，最初の学期のぎこちなさで，病院着や経口薬の扱い，あらゆるバンドの確認，患者の安全確認などいろいろなことを不慣れな手際で行っていきましたが，その間中，私が彼を1人の人，ただの人として接し，それが彼に伝わったということでした。

次の週に病院に行ったとき，管をつけたままシャワーを浴びてよいという医師の指示を取りつけました。私たちは，管を包み，そして浴室のドアに鍵をかけました……彼のシャワーには1時間ほどかかりました。それから，その翌週病院に行ったら，彼の死はもうほんとうに間近な状態でした。彼の家族が私のもとへやって来て，こう言いました。「あのね，この病院でかかわったとても大勢の人々のなかで，彼が信頼したのはあなただけだったのよ。あなただけが，彼を人として扱ってくれたからです。彼のベッドの端にではなく，彼の隣に椅子をもってきて座ったでしょ。それで，彼は，（患者ではなく）1人の人間になれたのよ」。

それ以来，私は，患者と少なくともほんの少しだけ話をすることを習慣にしました。患者は単なる部屋番号ではないから，そして私は患者のことを気にかけているからです。私は感情移入します。それが違いをもたらすのです。あの患者は，私が担当した患者ではじめて亡くなられた方でした。だから，とてもつらかったです。でも，とても多くのことを学びました。

1人の人として患者に接するという経験は，そのような看護学生が遭遇する多くのケースに共通するものである。学生が，すぐさま患者に気づかいができたり，患者とともにいることができるようになるにつれ，

そのような経験をより頻繁にするようになるものだ。学生は，そのような機会を自分から求めるようになるし，患者に対応して，非公式にその患者の人間性，そして苦しさを認識するために患者の話に耳を傾けることを学ぶ。この認識実践が，看護のフォーカル・プラクティスの中心にあるものである。学生たちのナラティブ（語り）から，彼らがそのような高度な人間関係のスキルを看護課程の終わりのほうで学ぶことがわかる。学生たちは，1人の人としての患者に接する能力や患者の病気の体験の証人となる能力を向上させつづけたいと願う。そして，その時間を見つけるためにたたかわなければならないことを知る。学生は，効率性に押され，多大な仕事量に圧倒されながらも，こうしたケアリング実践を発展させるのである。

　次章では，つねに存在する，組織的圧力について論じたい。それは，ケアリング実践を隅に追いやってしまい，その代わりに組織の形成的圧力を学生のアイデンティティ，スキル，人格に押しつけるものである。

第12章
批判的な立ち位置からの形成

　患者擁護は，質の低い看護実践に遭遇したときに，明白に教育されるということに私たちは気づいた。強力だが，時にうまく機能しないアメリカの医療組織の役割は，看護師の形成と実践にとって望ましくない結果を招きかねない。医療組織は，政策レベルで，よりよい看護実践や医学実践のためにもっとオープンで適したものにされなければならない。しかし，質の低い実践は，教育−学習機会としてとらえられるならば，看護実践の最前線における問題を学生たちに植え付けるために，そして実践を改善するための改革の方策について現実的に考える起点として活用できる。

　看護学生は，経済的制約と資源が限られている複雑でお役所的な環境において学ぶ。そこでは，組織の目標が，専門職としてのよい実践が目ざすものとぶつかり合うかもしれない。ある学生は次のように述べている。

　　　私は，看護がどれほど難しいものかを学びました。私が実習した病棟の看護師の多くは疲れきっていました。でも，それを目撃したことも，わるくはなかったと思います。現実を認識するために，また(だからこそ)自分自身の健康を維持し，幸福感を維持しなければということを認識するために，よかったと思うのです。そこで働く看護師たちはとてもすばらしかったです。でも，すごく働かされ，多くは疲れていました。看護師には，きちんとした休憩時間がありません。15分間休憩して，すこしぶらぶらしたり，コーヒーを一杯飲んだりすることはできます。でも，そのフロアにいなければな

りません。たった3口飲んだだけで放置されたコーヒーカップをどれほど多く目にしたことか。7号室の患者が吐きはじめたとか，10号室の患者の点滴が外れたとか，何かが起こるからです。その階での体験は目を見張るようなものでした。

　事実，私たちがインタビューした4年生はみんな学校を卒業するまでには，急性期病院や長期療養ケア環境で要求されることに目を見張った経験をもっている。私たちのインタビューでは，看護師不足の解決や患者ケアの改善にとって，労働環境の改善が必要不可欠だということが明らかになった。同様に重要なのは，質の低い実践と機能不全の労働環境が，学生にとって変化について学ぶ機会となる可能性があると指摘すること，そして卒業後に職場で直面する現実に対応できるように学生を準備することである。一度質の低い労働環境を経験すれば，学生は，質の高い労働環境を備えている医療提供システムを認識できるようになるのだ。

　どのような医療実践でも，よい実践が，お役所的制約，経済的制約のなかで，そして実践環境の組織的構造基盤のなかにおいても存在できるように，専門職は組織に影響を与える努力をしなければならない。ある教師が下記に指摘するように，ケアを行う環境が大規模で複雑なお役所的なところであれば，重症度の高い疾患をかかえる患者に直面する困難は何倍にも増幅するものだ。

　　学生たちが最も大変な思いをするのは臨地実習だと思います……臨床現場で学生たちが目にすることを考えただけでも……たいていの学生にとって，あれほど重症の人々，死にゆく人々やそのためにひどく落胆している家族を目の当たりにするのは，はじめてのことです。ですから，そうした光景に遭遇するのはほんとうにつらいことです。なかには，急性期の大きな病院を見るのもはじめてという学生もいます。三次救急のケア環境は，多くの学生にとってとても難しいものです。そこで行われるコミュニケーションや期待感，そ

して患者がどのように治療され，家族がどのように扱われるのか……そうした全体を見て，そこにどれほど多くの問題があるかを見てとるだけで，それはもう大変なことです……ですから，実習後カンファレンスでは，システムにどんな問題があるか，急性期ケアにどんな問題があるか，また病院の患者はどうしてあれほどまでに重症なのかなどを論じます。そのようなことが，最も困難だと感じる理由の一部のようです。でも，なかには，長期間にわたってそうした環境にいるということ自体を難しいと感じる学生もいます。それでも，彼らはそこで機能しなければならないのです。だから，彼らがただそこにいて「えー，ちょっと見て，ここを。ほんとうに怖いところね。機能してないみたいだし，問題も相当多いわよね」と言いながら観察しているだけではないのです。彼らは，最善を尽くしながら，そのような問題に取り組み，なんとかうまく対処していかなければならないのです。

そのように不均衡な医療に直面しながら，学生たちは，どのようにすれば患者の脈絡をよりよく理解できるか，自分たちが医療へのアクセスやケアの継続性を改善するために患者をどのように支援すべきかを学んだに違いない。十分な医療を受けられない，あるいは医療保険をもっていない患者の擁護は，学生のコメントの主要なテーマであった。学生は，患者に丁寧な退院時教育をした後になって，患者が薬を購入する経済力がなかったり，保険をもっていなかったり，ホームレスだったりすることがわかったと頻繁に報告している。大手術を受けた後の継続ケアについても容易な解決策はない。そのことについて，ある学生は次のように観察している。「私たちの医療システムは完璧ではありません。そして，私たちは，自分の患者を擁護したいと思っています。ですから，このようなことを学ぶことは，私が，患者のためにどのような影響力を発揮すればよいのかを考える助けとなります」。別の学生は，次のように述べている。「私は外傷センターで働いています。そこは，（社会で）不利な立場にある人々，刑務所にいる患者，密入国の移民，新たに移民となった人々に対してもケア提供をする場です。今私は，そのような

人々の国のシステム，心のありよう，現在彼らがいるシステム，彼らがどのような恩恵に浴することができるかなどを学びはじめたところです。そして，彼らの状況や，そのような状況にいる彼らを私が擁護するために何を利用できるかなどについて，多少わかりはじめたところです」。

　よい組織は，その組織で働く専門職が認識したよい実践を促進する。よい実践とわるい実践の境界は，専門職のパフォーマンス，スキル，統合性によってのみ設定されるのではなく，最善の実践（ベストプラクティス）を支援するか抑制するかという組織のありようによっても決定されていく。患者擁護の重要性は，看護学生が低水準の看護ケアに遭遇したときに非常に鮮明になる。そこでは，患者は無視されたり，難しい患者とレッテルを貼られたり，場合によっては言葉による暴力をふるわれたりする。よい実践が崩壊していたり履行されていなかったりするような現場では，学生は，患者擁護が存在していないことに気づき，患者の心身の健康を守るために患者擁護がいかに重要かということを認識する。教師たちは，学生たちをできるだけ支援する努力を続ける。

　　　私たちは，すばらしいとはとてもいえないような実践を見ることがあります。患者の扱いがひどく，患者に真実を伝えないといったことをする看護師を見かけます。そんなとき，私たちはいろいろ話し合います。たとえば，次のようなことを話し合います。あなたが看護師なら，そのような状況にどのように対処するか？　医療チームの登録看護師として，あなたはそれに対して何をして，どのようにそれを行うのか？　准看護師や看護助手，そして同僚の登録看護師に，自分たちの実践をよく見て何らかの変更をさせるような支援を，どのように行えばよいのか？　それを自分の意見が聞き入れられるようなやり方でするにはどうしたらよいか？　実践に入って最初の数年は組織のなかで何も権限をもっていない。そのようなときに，意見を聞き入れてもらうようにするにはどうすればよいのか？　人々のプロフェッショナリズムに変更を生じさせるために，自分自身をどのように活用すればよいか？

患者ケアを安全なものにし，テクノロジーに患者が耐えられるようにしようという看護師の役割をまったく評価せずに，妥協を許さず厳格に費用削減を推し進めようとするお役所主義な組織。看護教育者たちは，学生がそうした組織に直面できるように準備していかなければならない。どのような努力をしているのか。たとえば，リーダーシップ科目がある。BSN課程によく組み込まれているもので，実践と政策改革の問題（特に，患者安全に関連した問題）を中心として扱う（Cronenwett et al., 2007）。学生には，「改革プロジェクト」の課題が出されたりする。たとえば，以下のようなプロジェクトである。点滴の交換と刺入部のケアについて最新のエビデンスに基づいた実践の紹介，患者教育冊子のスペイン語への翻訳，ホームレスの人々が活用できる移動診療所などの医療資源の同定，口対口人工呼吸法で使うマウス・シールドがどの部屋にも常備されているよう働きかけるロビー活動，インフォームド・コンセントに関する患者の権利の冒瀆について倫理審議会に訴えることなどである。私たちは，看護教育者が，患者の安寧（well-being）のための変化を推進する主体的行為者としての看護師の役割に注目し，公式・非公式の変革プロジェクトをよく理解していると感じた。

　私たちは，教育者や学生たちが，入院中の（患者への）非人間的行為に対して多くの圧力に抵抗していることを知った。私たちは，実践が崩壊している環境で患者を擁護した学生についての非常に感動的な事例をいくつも聞いた。たとえば，ある学生は，複数の勤務帯で連続して働いた看護師が患者に言葉の暴力をふるっているのを目撃した。彼女は患者のためにその場に介入し，その後組織レベルでも介入した。それはとてもうまくいったが，そこには臨床指導者やプリセプターの支援があった。また，学士課程で勉強していたある登録看護師は自分が遭遇した問題について述べた。それは，小児患者の日帰り手術のための回復室にもっとスタッフが必要だという訴えを，看護師長が聞き入れようとはしなかったために起こった問題だった。

　　私たちは，その看護師長にいくどもいくどももっとスタッフが必

要だと訴えました。でも，必要なときに電話をかけて応援を頼むようにと言うばかりでした。そんなやり方ではうまくいきませんでした。彼女はそのことを理解しようとしません。そして，ほんとうに手に負えないような出来事が起こりました。助けを求める電話をしました。最終的には不必要なほど多くの人がやってきました。幸い，母親以外は，誰もけがをしませんでしたが……ある耳鼻咽喉科専門医（ENT）は，2つの手術室を担当しています。そして，2人の別々の麻酔担当者が，麻酔ガスをそれぞれの小児に吸入させ，患者は別々の段階で覚醒するようになっています。さらに，ある骨髄移植医の時間は8分で，その小児患者たちは15分以内に回復室に運び込まれてくることになっています。それから，次のENTが15分後に（手術室から）出てくる，だから，その子は，麻酔から覚醒する間もない，といった状況です。子どもたちはといえば，今，眠っていたかと思うと，次の瞬間にはもう動き回ってベッドの手すりから飛び降りようとしているような状態。それでも，別に気道を確保しなければいけないような命にかかわる問題をかかえているわけでもないし，薬のひどい副作用ってわけでもないので，別に大丈夫じゃないっていう感じで。

　電話は私たちのすぐ手の届くところにはありません。だから，電話をかけるには回復室を出なければなりません。それで，（電話をかけに行った看護師担当の）赤ちゃんの安全を（別の）看護師が1人で保たなければならない状況になります。両親を赤ちゃんから引き離していたので，その両親も探しにいかなければならない。そうしているうちに，別の小児患者が運ばれてきて，1人で多くの役割をこなさなければならないんです。あなたの子どもは安全ですよと母親に説明しなければなりません。点滴刺入部に傷ができていないかどうかなんてかまってはいられないんです。子どもは泣き叫んでいるし，薬は投与しなきゃいけないし。

　そんな状態で，看護師が2名在室していたときに，別の子どもが運ばれてきました。もう1人別の子どもはお母さんの腕の中でじっとしていました。さっき運ばれてきた子どもが覚醒しました。その子は怒り狂っていました。その子の両親が家庭で対処しなければな

らない行動上の問題などあらゆる問題が，その子が麻酔から覚醒していく過程であらわれていました。その子は，言って聞かせることができるような状態ではありませんでした。私たちにはまったく支援はありませんでした。その母親がその場に偶然入ってきました。ボランティアスタッフが彼女を連れてきたからです。それで，私たちは，その母親をストレッチャーに乗せ，母親はその子をしっかり抱きしめていました。でもその子は，それでも聞き分けがつくような状態ではありませんでした……彼を（手術室から）連れてきた麻酔科の人から鎮静剤のデメロール*を投与するようにと言われていたので，私たちはデメロールを点滴していました。5 mg ごとに投与して，そのときまでにすでに 20 mg を投与していました。その部屋には子どもが 2 名，母親が 2 名，そして看護師が 2 名いました。私は 20 mg のデメロールを投与してもおとなしくなっていなかったその子を腕に抱きかかえた母親をストレッチャーに乗せていました。そのときです，その子が母親にかみついたのは。とても強くかみついたので，子どもを母親の体から引き離すことができませんでした。そのときになって，やっと必要な助けがやってきましたが，その状況は完全なしくじりでした。母親は声を上げて泣いていました。私は誰かに「彼女を 1 人にしないで。私たちは子どもをみるから」と言いました。やっと，1 人の看護師がその子を押さえてくれました。ようやくそのころ，デメロールの効き目があらわれて，その子はどうにかおとなしくなりました。でも，それは，すべて適切な数の看護師が配置されていなかったために起こった，本来なら起こるべきではなかった出来事でした。

　この出来事に対応するために，その看護師は，今回の出来事を説明し，人員配置の問題に関する明瞭な分析をした非常に効果的な手紙を書いた。その問題を是正するために，自分の要求の概要を明瞭に示した。危険な人員配置問題に関するこの説得力ある明瞭な分析に対して，麻酔科部長は，「あなたが要求することについては，どんなことでも，私は

---

* 訳者注：わが国での一般名は，ペチジン塩酸塩。

支援します」とこたえた。彼は,「あの手紙は適切なものでした。決して誰かを批判するようなものではありませんでした」と述べた。彼は以前,その看護師の要求を口頭で聞いたことがあった。でも,今回,彼はほんとうにこの問題を理解したのだった。

　学生は,もしリーダーシップ科目を大学で勉強していなかったら,そのような手紙を書いて同僚の支援を取りつけることなど考えもしなかっただろうと述べた。彼女は,新たに見つけた自分の文章を書く能力にも自信をもち,また,自分のとった行動を子どもたちの安全のための効果的な擁護として理解していた。どのような専門職実践においても,すぐれた倫理的態度の証明となるのは,専門職的知識に基づいた実践を左右する組織的方針に影響を与えるというコミットメントである。看護学生は,医療で,また組織的方針の領域において,発言できるようにもっとよく教育されるべきである。

看護の社会契約：公民としてのプロフェッショナリズム

　私たちが観察した看護プログラムで強調された「看護師らしく行動すること」への期待は,公民としてのプロフェッショナリズムの１つの形態である(Sullivan, 2005)。それは,政治家のような実践は,規則や手続きだけによって達成できるものとは異なるというアリストテレスの観察につながるビジョンである。実践には知識,スキル,人格が必要とされる。実践は,状況に基づいた関係性の知識——つまり状況とそこに存在する個人間の相互のかかわりという脈絡から得られた知識——と時間を経るにつれ変化する,十分な証拠で説明できない流動的な状況の理解に焦点を当てて,一般的に取り決められている規定と手続き（の壁）に挑戦する。（取り組む価値のある）難問と実際の具体的な事象を経験することによって,その看護師は,看護実践のよい参加メンバーとして,自分がどういう立ち位置をとればよいのかを学ぶ。よい看護を構成することに関する概念の多くは,あまり明瞭に表現されていない。ここで紹介した

第12章　批判的な立ち位置からの形成

　いくつかの事例のなかでさえ，"善"（善行）はあたり前のこととされているようにみえる。事例や誰かの看護経験で示された実践がなぜよい実践なのか。その実践がなぜよいのかを説明したりする必要がないほど"明らかに"よい結果を生じているからである。

　社会的な善としての看護への熱意は，学生にとっても教師にとってもモチベーションとなり，また疲労や軋轢に抗する「倫理の源泉」（Taylor, 2007）となる。教師と学生の情熱は，彼らの社会的アクティヴィズム*1 において明白なことがよくある。たとえば，医療の質やアクセスの格差を減少させるために活動することや，高齢者やインナーシティ*2 の学校の子どもたちのためのケアを改善するために活動することなどがその例としてあげられる。看護プログラムは，医療システムに関する問題を提起することが多いが，多くは，形成の一部として批判的な視点をもつよう促すようにはなっていない，ということに私たちは気づいた。私たちが訪問した9つの学校のうち3校では，批判的視点の欠如が明らかだった。カリキュラム上で，医療における調和と現状の受容が，既存の医療システムの批評や改革に関する内容よりも重視されているのが明瞭であった。

　私たちがインタビューしたほとんどの教師や学生は，主に白人女性の職業である看護でみられる，不公平な地位や男女同権に関する問題について，明確に認識していた。多くの教師が，特に大学の教師は，医療においてより解放的，自立的かつ患者中心のアプローチを非常に強く要求していた。多くの教育者が，教育への自分たちのモチベーションは，医療システムに変革を生じさせることだと言い切った。

> 　私が教育に携わることにしたのは，内科病棟における精神疾患の患者の扱いに憤りを感じていたからです。私は，急性期ケア病院でリエゾン精神看護師として働いたのですが，急性期ケアの環境で

---

*1 訳者注：哲学用語で，知覚などにおける精神の能動性を強調する考え。
*2 訳者注：インナーシティとはアメリカの大都市の中心市街部をさす。貧しい人々によってスラム化やゲットー化されていることが多く，人口も密集していることがしばしばある。

は，精神疾患の診断名のついた患者を無視したり，忌避することが横行していたのです。病棟では，そのような患者をリエゾン精神看護師に紹介してきて，言うのです。「あの患者たちに何かしてください。私たちは，あの患者たちとはもう話をしませんから。あなたが世話をしてくださいね。そして，あなたが病棟に行って，あなた自身でケアをしてください。私たちはああした患者の病室はもう訪れませんから」とか「あの人たちは気が狂ってるわ。誰かがそばに座っていなきゃ」とか，とにかくばかげたことを言うのです。私が目ざすのは，学生たちが，精神患者を理解し好きになること，そして，実践現場に入るようになったときに，他のケア実践者たちのモデルになってほしいのです。今，あちこちに存在する状況はほんとうにぞっとするようなものですから。

　教師たちは，しばしば医療システムにおける改革の必要性について論じる。その議論には，専門職実践の責任に対する認識と報酬も含まれている。そのような教師たちは，看護学生にリーダーになることと変革の旗手となることを教えることによって，看護と医療組織を改善していきたいという希望をはっきりと述べている。
　看護エントリー修士課程の1年生は，一般的に，（学士課程の学生より）年上でかなりの人生経験をもっていて，しっかりした学問的背景ももっている。そうした学生たちは，医療のシステムレベルでの問題（特にアメリカにおける健康アウトカムの格差）を指摘する重要性を特に明確に述べていた。実際，医療をシステムレベルで変革したいという抱負をはっきりと発言する学生が大学に入ってくることは，そうした学生の学問とアクティヴィズムに関する要求にこたえなければならない看護学校自体にも変化を生じさせている。ある意味では，そのような学生たちは，しばしば，自分たちの教育的体験を「共に創出」しているのである。多くは別の学問領域で学位をもつこうした学生の形成は，教師たちにとってしばしば（やりがいはあるが）難しいものとなる。なぜなら，教師たちは，教師に高いレベルの学識を要求したり，自分たちの要求が満

たされなければその失望感をはっきりと言葉にしたりする有能で非常に
モチベーションの高い学生たちにあまり慣れていないからである。別の
教師たちは，そのような学生を，古い慣習から解放される機会としてと
らえ，学生をエンパワーメントし，看護が健康促進，公衆衛生，慢性疾
患患者の管理，高齢者へのケアの改善ということにもっと焦点をおくこ
とができるように，看護を改革していくことに心血を注ぐ。

　教師と学生は，どちらも，できるだけ小さい労力で，できるだけ臨床
現場をじゃましないような形で，組織に肯定的で患者中心となるような
変化を生じさせたいと願っているが，そこにはつねに存在する緊張も感
じている。最善の実践に合致した実践を行うように臨床現場を支援する
難しさは，学生にとっても教師にとっても，多くの臨床現場においてつ
ねに存在することだ。学生は，臨地実習現場ではゲストとしてみなされ
ている。そのために，教師でも学生でも，よくない実践を目撃したとき
にそれを指摘しづらい。学生の実習現場の確保は限定的であまり多くな
い。学生や教師がゲストとみなされるとき，学生は，医療チームの対等
なメンバーとなることは難しいと感じる。カーネギー-NSNA調査で
は，多くの学生が，多くの病院で，あまり歓迎されずに，けなされたり
したと報告している。教師も，学生が看護スタッフから受けた扱いにひ
どくショックを受けたりした。この歓迎しない態度をとることや，機能
不全であることは，その組織が学生を雇用するうえにおいて競争力を下
げてしまう。この問題を解決するには，スタッフが過重労働とならない
ような人員配置と職場システムの改善が必要だ。同時に職場の文化の変
革も要求される。また，病院やその他の医療環境にそのような機能不全
的コミュニケーションのパターンが存在することが，患者安全にとって
いかに危険なことかを，これまでとは別のレベルで認識する必要もあ
る。

　このような改革課題は，非常に幅が広く遠大なものである。そして，
複雑な組織に変化を起こし，新たな医療方針と医療提供システムを開発
しようとするときには，看護師教育の改善も要求される。学士課程の学
生たちは，就職後の数年間にどのようにしたらそのようにレベルの高い

改革者になれるのかジレンマを感じている。このような広範な改革目標は，現在の医療システムにはあまりなじまないアイデンティティを形成するという難問を学生に突きつける。一方では，そのような目標が，大規模なお役所的職場環境において，社会的な力をほとんどもっていない新卒看護師が，どのようにしたら改革者になれるかという野心的な新たなモデルを創出する原動力となる。ほとんど成功する望みのない時期に，改革の必要性に対して学生の注意を引くことは，教育と学習，そして看護師の形成にある種の緊張を生じる。

　しかし，専門職の仕事のスタイルが職場において効果的であるためには，専門職は，よい実践を支援するために組織の環境にどのように影響を与えるかを学ばなければならない。そして，管理者も，専門職が自己改善をはかれる実践を生み出すことができるような環境を創出しなければならない(Sullivan, 2005)。よい実践の機能と目標に適合する組織構造と過程は，継続的な設計と発展を必要とする。あまりにも長い間，看護は，組織的な方針決定や意思決定の場に参加できなかった。教育者も学生も，自分のベッドサイドでの仕事に見事に焦点をおかせるあの善の概念によって形成されている看護師として，管理的，組織的責任にアプローチしなければならない。自分の患者と看護という職業を組織レベルで擁護するように学生に教えることは，学生の形成にとって必要なことである。看護学校は，この役割を放棄してはならない。その最終結果が，よりよい組織とよりよい教育を受けた看護師の出現であることは，疑う余地もない。

　制度化されたお役所主義的システムとそれをどのように変革させるかについて学生に教育するということは，臨床でも教室でもケア環境の現実に学生をかかわらせることが不可欠だというもう1つの理由がある。以下の看護教育者が説明するように，学生は，低水準の実践環境に遭遇すると，組織的変化や実践の変化を実現しなければという緊急性を実感させられる。

　　私は，理想的基準以下(と表現します)の精神病棟において，臨地

実習で学士課程の学生を何名かを担当する機会がありました。（そこでは）学生に規範と思ってほしくないいろいろなことが起こっていました。そういった状況ではあっても，それはそれですばらしい学習体験だったと思います。私は学生といろいろ話すことができましたから。電気痙攣療法についてもいろいろ話しました。それから，なかには患者と懲罰的なかかわりをする看護師もいたのですが，そのようなやり方について論じて，それを反面教師とする意識を高めることができました。その実習後カンファレンスはとてもうまくいきました。なぜなら，その看護学生たちが次に病棟に実習にやってきたとき，「こういうことを見たのですが，これって普通のやり方ですか」というような質問を投げかけてきたからです。それは，実践を改善することについてのすばらしい教育的かつ学習的対話を行うためのよい方法でした。

学生が，理想化した完璧なバージョンの医療組織のあるべき姿を内在化させるのは有用なことではない。学生は，根拠に基づく実践（evidence-based practice）と模範的な看護実践を反映する現実の臨床現場において，プロジェクトを発展させていかなければならない。医療組織の現状を考えると，組織や方針の変革に影響を与えるにはツールが不可欠である。看護師は，患者とともに最も多くの時間をいちばん近い場所で過ごす。ゆえに，患者ケアを改善するための看護師の主張は，実に強力なものとなりうる。しかしながら，そのように肯定的な変化は，危険で時代遅れなシステムを設計し直す知識とスキルと，権威主義的な医療システムにおいてコミュニケーションの障壁をなくすための全組織的な努力とに依存している。必要とされるレベルの変革を実現するには，看護学校の看護教育者と学生，そして医療現場の看護スタッフと看護管理者のパートナーシップが不可欠だ。医療組織やすべての医療専門職の規制機関は，協働とコミュニケーションを改善すべく全力を注ぐべきであろう。それぞれの部門がそれぞれの境界域を拡大して，すべての看護師をより大きな善行——より安全で健康な社会を目ざす効果的な看護実践——のメンバーであり参加者とするべきである。

第5部
必要とされる抜本的改革

> 教授の多くは，とてもすばらしくて啓発されます！ 病院で働いて稼げる賃金に比べると，先生たちの給料はすごく低いということも知っています。だから，とても尊敬しています！ 看護学校で学ぶことは，私が今までの人生でやってきたことでいちばん難しいことでした。でも，患者さんとの時間に，私がなぜ看護師になろうと決意したのかを思い出させられるような瞬間がありました。そして，難しくてもその価値があると感じます。看護師になるのが待ちきれない気持ちです。だって，看護師よりいろいろな機会が多い職業なんて，ほかに考えられませんから。自分がこれからも長い間大好きと感じるであろう職業を，そして社会でとても必要とされているサービスを提供する機会を，ほんとうに楽しみにしています。そして，看護は，ただの仕事ではなく，ただのキャリアでさえなく，自分を自分たらしめるものの一部であると感じます。私は，（自分自身のなかの）変革をすでに感じています。今，私は，世界を看護師の視点で見つめはじめています。

　看護学校は，この学生のコメントが示すように，この学生が自分が長い間ほんとうに好きでいるだろうと感じる実践において，そして，彼女が心から尊敬する教師から学ぶ実践において，自分の人生の挑戦として患者をどのようにケアするかを学ぶ場である。彼女のコメントは，臨床環境における状況に根ざした教育，ケアの継続的改善へのコミットメント，共有される献身，そして優れた看護師になることへの情熱という，看護教育の最高のものを示している。

　また，この学生のコメントは，個人の変容を明らかにしているのはいうまでもなく，私たちが本書で訴える徹底的な改革についても述べているのである。私たちは，看護教育の質は喫緊の社会的課題だと確信している。看護師と看護教育者の数を増やすという努力において，私たちは，看護教育を再構成する必要性から目をそらせてはならない。（それが新人の看護師であろうと，経験を積んだ実践者であろうと）すべての

看護師のために，実践-教育間の溝を埋める必要性から目をそらしてはならない。

　私たちは，「はじめに」で訴えた行動への参加を看護コミュニティに呼びかけたい。第4章では，教育者が個人としてまた看護プログラムとして集合的に実現可能な，以下の基本的な4つの教育アプローチへの移行を概括した。①脈絡から切り離された知識に焦点をおくことから，重要性・非重要性の識別力，状況下での認知，臨床状況下での行動に関する教育の強化へ転換する，②教室と臨床での教育の明確な区別から，あらゆる環境における教育の統合へ転換する，③クリティカルシンキングの強調から，臨床的論証とクリティカルシンキングも含む複数の思考方法の強調へと転換する，④社会化と役割取得の強調から，形成の強調へと転換する。私たちは，こうした移行を実現することによって，看護教育は，3つの徒弟式学習をより深く，より効果的に統合することができると確信している。

　第2部，第3部，第4部では，ダイアン・ペストレッシ，リサ・デイ，サラ・シャノンの事例を紹介した。彼女たちは，それぞれのキャリアを経るにつれて，自己の教育に関する思考を移行させ，それに関連して自分たちが学生の学習に期待することも移行させていった。それぞれが，自分の教育に関して継続的な振り返り（リフレクション）と研究を通じて，教育手法をみがきあげた。彼女たちは，学生へのアプローチ，カリキュラム，学習を何年もかけて発展させていったのである。すべては現在行われている臨床実践を直接活用した教育で，自己の（臨床での）経験を教室において効果的に活用していた。彼女たちは，よい看護実践は，患者の病気体験に対する学生の理解に依存するということを認識している。彼女たちは，学生がその臨床状況がどういう性質のものであるのか，その状況全体に対する看護師の最善で最も適切な対応とは何かということを把握するように導いていく。彼女たちは，1人ひとりの学生の教育上のギャップを見きわめ，それにしたがって学生をコーチングする。その学生のこれまでの教育がどうであれ，それぞれの学生に高い期待を寄せる。学生には，強力で，活動的で，支援的な学習コミュニティ

を発展させるように励ましていく。こうした教師は，自分がすぐに答えることができないような質問を学生が投げかけてくる状況に意欲がかきたてられる。それを好ましく思う。彼女たちは，学生の質問を恐れたり，学生と議論することを恐れたりはしない。私たちは，ペストレッシ，デイ，シャノンに焦点を当てたが，私たちが観察した多くの看護教育者たちは，自分の学生や実践教育に同じようなアプローチをとっていた。

　よい看護教育には，教師が看護を深く理解していることが必要である。ペストレッシ，デイ，シャノンは，それを十分に身をもって示してくれた。コセンティーノ Cossentino は，エキスパートの小学校教師になるために学ぶことについて次のように述べている。

> 　まず重要なのは，教えるという専門的技術は（ほかのすべての専門的技術同様に）……特定の文化的慣習において構成される。よい実践は，つねに当該文化の「善」につながりをもっている。同様に，一貫性のある実践は，何を，なぜ，どのように教えるのかということを意図的に結合した結果，存在すると考えてよいかもしれない。このモデルによると，一貫性は，計画や方針のなかに存在するのではなく，教えるという行為それ自体のなかに存在するのである［Cossentino 2005, p. 239-240］。

　コセンティーノは，小学校の教育者について述べているが，彼女が指摘していることは，どのようなレベルの教育においてもいえることである。看護学校は，看護に関連性のある教授法を開発し，それを使う教師を支援することよりも，しばしば，カリキュラムの構成，過程，そして教育内容の変化などに焦点を当ててしまいがちだ。ペストレッシ，デイ，シャノンは，看護に関する「何」「なぜ」「いかに」を学生に明確に示した。彼女たちは，知識，臨床的論証，倫理的態度，そして形成を統合したのである。

　ペストレッシ，デイ，シャノンが示すパラダイム（模範）は，教育者も

管理者も学生も,「よい」教師は生まれながらのものであるとか,もし学生が「よい」ならば教師は成功するという考えは捨てなければならないということを明確に示している。彼女たちは,変革につながるかもしれない研究,振り返り(リフレクション),そして学習という,専門職実践に必要な一貫性のある思考と注意を身をもって例証した。看護学生が単に一連のスキルだけではなく,臨床的論証も学ぶのと同じように,教師は自分たちの教育を統合的実践とみなさなければならない。パラダイムケースで示した教師たちは,自分たちの教育を,どのような実践でも要求されるケアと注意のすべてが必要な実践としてとらえる(Golde & Walker, 2006)。どのような領域においても,優れた教育には,批判的な振り返り,継続学習,変革させる能力と変革に疑問を投げかける能力,そして継続的な発展が必要だ。そして,看護では,実践についてのレベルの高い知識も要求される。

　したがって,看護教育課程や医療組織の管理者たちは,看護学生を教育する人々の専門職的な仕事を理解し,支援し,財政面での援助もしなければならない。それによって,教育者は,効果的な教育と学習ができるような教授法とカリキュラムを開発することができるのである。私たちは,看護プログラム内の教員能力開発(FD；faculty development),看護プログラムと医療組織両方にわたる FD,統合されたカリキュラムのすべての領域において質の高い指導をする刷新的な方法などを推奨したい。さらに,カリキュラムと教授法を改善するための努力を全国レベルの組織に呼びかけたい。

　多くの場合,関心と責任の領域は重複していることを私たちは認識している。たとえば,職能団体の広域支部や全国レベルの本部は,FD において,あるいは ADN から BSN 移行プログラム*において重要な役割を果たすことができる。さらに,他の専門職や領域においても資源や同志が存在している。コミュニティカレッジや大学において,より効果的

---

*訳者注：看護準学士から看護学士の取得課程。短期大学で登録看護師の資格を取得して看護師としてすでに働いている人が,学士号を取得するために,4年制大学に編入するコース。

な教授法を見つけ出そうと努力し，教育と学習方法の研究をしているのは，看護教育者だけではないだろう。他の専門職プログラムや領域と協働することで，看護教育者にとって，その教育機関の資源をより要求しやすくなるだろう。同様に，その教育機関の他の教師たちも，お互いから学ぶべきことは多いはずだ。看護教育者が，看護の領域をこえて，看護プログラムと看護という専門職の枠をこえて，まわりを見まわすとき，高等教育における教育と学習を改善するために広域レベル*および全国レベルでなされている努力を発見し，それにかかわることを期待したい。

　改善は，カリキュラムと教授法における努力だけでは達成できない。構造的レベルで看護教育に必要とされているのは徹底的な改革で，新たなアプローチによる政策が必要だ。実践現場の看護師，看護管理者，プリセプター，看護教育者たちは，そうして重要な改革を効果的にするために，看護組織，規制機関，州立法者，認証者，州看護審議会などと協調的に活動しなければならない。看護界全体が看護の将来を握っているのだから，私たちは，個々の教育者，学生，プログラム，組織，職能団体，そしてアメリカの医療システムにおける各関係者に対する一連の推奨事項――看護教育の強みを保全し，非常に必要とされている改革を実現できるように設計された推奨事項――で，本書を締めくくることとしたい。

　最後に，看護教育コミュニティ全体に対する一連の推奨事項をあげる。私たちは，それに対して議論があがることを予期しているし，むしろ活発に論じてほしいと願っている。しかしながら，私たちは，とにかく行動することを期待したい。

＊訳者注：アメリカでいくつかの州が集まった地域全体を指す。たとえば，北西部では，ワシントン州，オレゴン州，モンタナ州，アイダホ州，アラスカ州が1つの広域地域を形成している。

第13章
看護プログラムから教育を改善する

　本章では，今日必要とされている看護教育の変革に関する推奨事項を示す。この推奨事項は，私たちの研究結果に基づいたものであり，看護教育，政策，研究，実践分野の看護リーダーたちとのフォーラムで論じた結果でもある。推奨事項のなかのいくつかは，他と比べてより論争を呼びそうなものもある。看護フォーラムで全員がそれぞれの意見に同意したわけではないが，私たちの推奨事項に対して，強力な支援と関心が寄せられ，認識された問題については明確な同意が示された。

　以下の推奨事項は，看護教育における改革の必要性を訴える次の6つの一般的なカテゴリー（看護学校あるいは看護プログラム，学生，学生が教育を経験する方法，実践教育，実践へのエントリー方法，そしてより調整された全国的な監督）に分類される。いくつかの推奨事項は，FD（faculty development；教員の能力開発）に関するものであるが，2段階アプローチで実行されるのが最善である。まず，広域レベルおよび全米レベルの看護組織，大学院，そして看護学校（学部/学科）は，教育方法を発展させていくために，教育者に対するセミナーやワークショップなどを広域レベルで提供すべきである。それによって資源を共同で蓄積することが可能だ。そのような集まりで，看護教育者は新たな研究について学ぶこともできる。次に，参加した教育者は自己の教育機関に戻り，新たな教授法についての知識や新たなアプローチを（参加しなかった他の）同僚たちと共有することができる。

　看護が，専門職としての社会への約束を守るために，看護団体や臨床

実践部門は，看護教育者や学生といっしょになって，在学中の，そして卒後のキャリア全般にわたる看護教育を改善しなければならない。

入学と進路

1. 臨床的に関連性のある一連の事前必須履修科目について合意する

看護教育のための事前必須履修科目を早急に再評価することと，質と内容のばらつきに対処することが必要だ。また，多くの州で，取得可能な科目の数を拡大すべきである。看護師，臨床家，医師，薬剤師，そして科学の教師からなる国レベルの諮問グループが，看護課程に入る時点で，学生が，人文科学，自然科学，社会科学の分野でどのような知識をもっているか，またそれらが臨床実践にどのように関連しているかということについて合意に達することを推奨する。事前履修必須科目が検討され，それが定期的に更新されること，そして，プログラムが一貫して事前履修必須科目の検討・更新を重要視することを期待する。

私たちはまた，学士号やそれ以上の学位を取得した後に看護プログラムに入学しようとする多くの学生に対する，関連の事前履修必須科目についても合意することを推奨する。これらの学生たちの多くは，自然科学，社会科学，人文科学においてかなり広範な科目を履修している。第2の学位としてあらゆるタイプの看護学校に入学する学生の数は増加しているにもかかわらず，看護カリキュラムにはそれに対応するような変更はなされていない。看護を第2の学位として取得するための速成学士号プログラムがどんどん成長しているにもかかわらず，経済的理由から，多くの学生たちは，コミュニティカレッジに入学する。コミュニティカレッジといえども，そうした学生たちが看護課程を修了するには3年を要する。この新しいタイプの看護学生の学習ニーズと，一般的な学士看護課程の学生たちのそれとを比較して評価する必要がある。デューク大学看護学部がフルド財団の助成金を得て始めた評価はその事例にあたる。この調査は，まだデータ収集の段階である。

看護の知識と科学の教育と学習について調査した私たちの研究結果から考えると，私たちは，登録看護師(RN)から学士号移行プログラムの学生に，科学系の事前履修必須科目をこれ以上増やさないという考えには疑問を感じる。プログラムはこれまで同様2年以内に修了されるものであることが望ましいと考える。しかしながら，関連性のある科学系の科目が，RNから学士号移行プログラムで学ぶ個々の学生のニーズに適した形で開発されることを推奨する。科学の能力判定試験に合格しなかった学生には，それらの科目の履修が要求されるべきである。

2. BSNを実践へのエントリーレベルとすることを義務づける

弁護士，牧師，医師，エンジニアなどを養成する教育者とは違い，看護教育者とプリセプターは，幅広く深い知識基盤を構築した後，専門職として形成できるように学生を指導する時間が比較的限定されている。しかしながら，看護には，明確にわからないリスクの高い状況において，高度な責任や判断が要求される。したがって，看護学士課程が，実践に入るための最低教育レベルとされるべきである。アメリカ看護系大学協会(The Association of American Colleges of Nursing)，アメリカ看護協会(The American Nursing Association)，その他の主だった看護職能団体や学会が，看護プログラムはただちに4年制課程，あるいは修士課程を看護師のエントリーレベルとすべきだと主張しているが，私たちもそれに賛同する。私たちは，看護界に対して，現在の多様な進路から統合されたものへ移行する最も効果的な方法について，迅速に同意するよう訴えたい。

3. ADNからBSNへのスムーズで適時の移行を保証するために地域連合プログラムを開発する

私たちは，看護教育における専門学校とコミュニティカレッジの役割を再設計・再構築することを推奨する。現在は，多くのADN(看護準学士)プログラムが看護学士号を提供しており，現在それを計画中のプログラムも増えているが，全般として，私たちにはその利点がみえな

い。この試みは、すでに負荷がかかりすぎているコミュニティカレッジの使命にさらなる負担を加えるものであり、教育進路へのアクセスを開放するうえでの自らの役割を消滅させるものだ。もともとは、実践への迅速なエントリーを目標としていたものが、結果的には行き詰まっており、BSNに移行できる学生の数はそう多くはない。私たちは、オレゴン看護教育コンソーシアムを参考に、ADNからBSNへ、そしてさらにその向こうへと分断なき移行を実現できるように、地域および広域コンソーシアムを推奨する。

4. ADNからMSN移行プログラムをより多く創設する

　私たちは、ADNからMSN（看護学修士）移行プログラムの数を増やすことを推奨する。ADN学生は、将来学士号を取得するために学校へ戻るというモチベーションがそれほど高くないことがわかっている（Orsolini-Hain, 2008）。その学位が、自分の現在の仕事における力量や機能にそれほど大きな影響を与えそうにないからである。私たちは、すでに実践で働いているADN取得者にとっては、ADNからMSN移行プログラムのほうがより魅力的であり、よりよい仕事や給与のために、学校へ戻る現実的インセンティブを提供すると確信している。この行動のもう1つの利点は、博士課程への学生候補者のプールが大きくなり、教職へのパイプラインが太くなることである。

学生

5. より多様性のある教員と学生を募集する

　アフリカ系アメリカ人、ヒスパニック系アメリカ人、アジア系アメリカ人、そしてアメリカインディアンの看護学生数が、アメリカでは少ない。それぞれの人口を反映するだけの数となっていない。それでも、実践では、看護師は、患者やその家族が自分の健康に関してもっているさまざまな懸念・関心事、態度、価値観に敏感でなければならない。この

繊細な注意は，ある意味で，多様性のある職業のなかから生まれてくるものである。また，看護師の数が少ない少数民族はほかと比較すると，4年制大学やそれ以上の看護課程で学ぶ機会が少ないのも現実だ(AACN, 2008)。しかし，看護学生が人口を反映するような人種的多様性をもつようになれば，そうした人々が大学院教育を受ける機会も増え，やがてそれは多様性のある看護教員の輩出にもつながるのである。地域，広域，全国レベルで，より多様性をもつ学生や教員を募集する努力がもっとなされなければならない。学校や医療組織は，高校生のためのアウトリーチプログラムやパイプラインプログラムを提供している。私たちは，こうしたプログラムを高く評価し，こうしたプログラムが，継続的な財政的支援や(看護師)募集・維持のための構造基盤によって，強化されることを推奨する。医療の組織・学校が，教育支援へのコミットメントを強化すると同時に，そうした組織や学校に多様性を増幅させることが不可欠である。そのようなコミットメントは，少数民族出身の看護師に看護教育者になるためのインセンティブを増やすことを通じて示すことができるだろう。たとえば，少数民族出身の看護師への奨学金給付や，そうした看護師に対する大学院進学の積極的働きかけなどがその具体例である。

6. 公的資金であれ民間資金であれ，あらゆるレベルのすべての学生に対して，より多くの財政的援助を提供する

多くの医療組織が，教育ローンを準備し，もし卒業後にその看護師がその医療組織にとどまれば，返済を減額したり免除したりしている。私たちはこうした努力を推奨する。同時に，連邦政府，州，市や郡などが看護師の教育を支援するために，より焦点を当てた注意を払うように推奨する。さらに，あらゆる医療科学教育センターが，看護教育や医学教育の資金不足をただちに訴える年次チャリティ基金キャンペーンへの助成金を追加すべきである。急性期ケアにおける看護師不足という点については，より多くの学生に看護奨学金を給付できるように州政府に働きかける新たな機会が存在する。医療組織の新たな拡充・拡張に対して，

教育税として課税して，その一部を学生の奨学金に配分すればよいのだ。

学生体験

7. 看護課程に入る前のなるべく早い時期に看護を学生に紹介する

　看護プログラムは期間が短いにもかかわらず，看護師の形成は複雑である*。学校は，学生にできるだけ早い時期に看護という職業について紹介する機会を提供すべきである。私たちは，BSN プログラムは，3年次以前の早い時期に看護カリキュラムを組み込み，学生がなるべく早く看護課程に入れるようにすべきであるということを強調しておきたい。たとえば，看護師を目ざす1年次の学生（つまり1年生）は，看護のゼミ科目を受講できるようにする。また，大学入学後最初の2年間において，臨地実習のための事前履修必須科目の履修を開始できるようにすることを推奨する。学校は，編入生や2年生になるまでに看護を専攻することを決めていなかった学生に対しては，夏期講座を開講すべきである。しかしながら，看護課程を早期に開始することには，事前履修が必須となる科学領域や人文領域からの知識を早期から活用し統合しはじめる利点，そしてより多くの時間を形成に使えるという利点がある。これは，看護課程の早期開始が非常に合理的であることを示すものである。

8. 臨床経験の幅を広げる

　看護プログラムのタイプによって，臨地実習の総時間数は異なるが，多くの看護学生の臨地実習時の焦点は，急性期病院での実践にあてられている。しかしながら，現実には，50% 以上の看護師が，病院以外の医療環境で働いている。人口の高齢化に伴い，長期療養施設や在宅での

---

*訳者注：わが国と異なり，アメリカの大学における看護教育は，2年次，または3年次から開始される。したがって，大学の看護課程自体は，2〜3年である。

ケアに，またそのケアの質を向上させるために，より多くの看護師が必要とされてくるであろう。同様に，十分な医療保険をもっていない，あるいは医療保険をまったくもっていない人口が増加するにつれ，地域看護や学校看護の重要性はますます高まっていくだろう。そのようなケア環境へ看護師を配置することは，より広い範囲で将来の看護学生に看護という職業を可視化できるという利点も付随している。臨床環境の多様性が増すと，多くの学生に共通する不満も出てくる。つまり，臨地実習の日程があまり早くに知られない，割りあてられた実習場所まで通うのに時間がかかる，また実習時間もまちまちで予期できない場合もあるために，学校，仕事，家族への責任などと調整するのが難しい，などである。学校の管理者にとって，臨地実習場所を予期するのは難しいことかもしれないが，学生の実習日程をできるだけ早く確定するために，あらゆる努力がなされなければならない。家庭や仕事との調整をしやすい臨地実習場所と日程を学生が見つけることができるように，可能な限りの柔軟性をもって学生を支援することを推奨する。

9. 実習後カンファレンスと担当する患者は少人数を保持する

　学生が自己の臨床経験を振り返る機会をもつことができれば，経験的学習の効果は高まる。学生には，患者に対する自分のケアを振り返る時間が必要で，実習後カンファレンスは，その振り返り（リフレクション）の理想的な時間である。私たちが観察した多くのカンファレンスでは，提供されたケアを継続して改善することに焦点が当てられていた。教師は，学生が患者に対応しているときは状況下でのコーチングを継続しながら，重要性・非重要性の識別力を発達させること，臨床状況における知識を活用すること，知識とスキルに関連して行動するステップをとることへと学生を導いた。

　私たちは，また，学生が一度に担当する患者が1～2名程度であれば，学生は自己の実践をよく振り返ることができると考える。私たちは，学生に割りあてられた患者の数が，患者のために論証したり，患者とともに問題解決をはかったりする能力に大きな影響を与えていることに気づ

いた。学生も，患者は1～2名という少ない割りあてを非常に高く評価している。学生たちは，（担当する患者が少なければ）患者をよく知ることができ，自分の関係性とコミュニケーションのスキルを発達させ，患者の体験についての理解も深まると述べている。

たとえそうであったとしても，雇用者からの強い圧力で，多くのプログラムは，学生がより多くの患者ケアを経験すれば，卒業時にはより効率的に働けるようになっているという，試されてもいない推論で運営されている。私たちは，より多数の患者を割りあてることと学習と振り返り（リフレクション）の時間を短縮することは，看護師-患者関係とコミュニケーションの理解にギャップを生んでしまうと考えている。さらに，学生が，経時的に，そして組織内の異なるケア環境を通じて，患者と家族をずっと追っていけるような臨床カリキュラムはほとんどない。したがって，学生は，病院における急性期ケアや一時的なケアに焦点をおいて，同じ患者を1～2日くらいケアするだけである。

私たちは，それぞれの臨地実習を開始するときには，1～2名という少人数の患者の割りあてを推奨する。総合的な患者ケアを提供するという経験に加え，私たちは，学生が専門の分野で働く看護師とそれぞれの専門を学ぶ機会をもつことを推奨する。そうした分野とは，たとえば，感染制御，質・安全改善，退院計画などである。

10. 学生が患者の経験に焦点を当てるような教授法を開発する

私たちは，患者の病気体験に直接関係する，病理学や疾患のメカニズム，心理社会的側面，患者と家族のコーピング，そしてセルフケア教育を教えることを推奨する。

このアプローチに付随するのは，教師が患者ケアについての科目への足場をどのように構築すればよいかを学ぶのを支援することだろう。その教授法の例としては，シミュレーション練習，リサ・デイが自分の授業で活用する展開する事例，論拠と説得力のある説明をするための語り方，そして授業における患者インタビューなどがあげられる。シミュレーション授業担当の看護教育者が，高価なマネキンを活用しようと，

臨床状況を模倣する簡単な筋書きを使おうと，教師たちは，それを開始したり停止したりすることができる。そこで，教師は，途中で，学生に臨床上の謎について質問を投げかけたり，患者ケアをしているときに適切と思われることよりさらに詳細に治療の合理性について論じたりできる。学生に実際の患者の具体的な状況に焦点を当てさせることによって，教師は，学生に，地域，患者，家族に対する適切なケアについて声に出して練習したり，文字で書いたりする機会を提供できる。しかしながら，開始したり停止したりする能力は，実際の臨床状況とは異なるということに留意しておくべきだろう。つまり，停止したり開始したりするシミュレーションでは，学生が十分なかかわりを示すことが難しいかもしれないということである。また，多くの学生にとっては，臨床上の謎をマネキンを使って解決しようとするのも難しいかもしれない。リサ・デイが行ったように，シミュレーション練習では，看護教育者は，患者の体験と治療に対する患者の反応に頻繁に戻って説明することを推奨する。

さらに，私たちは，学生が知識，熟練したノウハウ，倫理的態度を統合するのを支援するように設計された，効果的で精巧な臨床シミュレーション練習を開発できるように，広域，国レベルで資源を提供できるようにすることを推奨する。統合教育の1つの目標は，学生の臨床的想像力，つまり自分が患者や家族にどのように近づき，どのようにケアするかを想像する能力を発達させられるように，実践の懸念を把握する能力を育成していくことである。

11. 学生のパフォーマンスを評価する方法を多様化させる

学習をどのように評価するかは，看護職が何を重要だと考えるかということについて強力なメッセージを送る。私たちの研究では，看護教育は，学生の学習，特に臨床パフォーマンスと知識の活用の学習について，評価方法を大きく改善できることがわかった。しかし，教育者が，新たな評価方法を学ぶには支援が必要である。実践には，必要な学生の知識とスキルの獲得を評価する手段がほとんどないのである。そして，

私たちは，NCLEX-RN（看護師国家試験）のように，複数選択問題に解答させる試験手法に焦点がおかれすぎていることが問題だと考える。私たちは，学生の知識とスキル獲得を評価できる多くの機会が見逃されているのを目撃した。臨床教師は，患者ケアに関連する学生の熟練したノウハウを非公式に評価してはいるが，公式な評価は，ケア計画など書かれた臨床課題を通して行っている。それは，学生が臨床状況でどのように行動するかをうまく示すものとはいえない。臨床環境における学生のパフォーマンスを評価するという目標で行われる観察は，形成的で，慎重で，継続的でなければならない。

　私たちは，臨床パフォーマンスについては，教育者が，形成的であり累積的な，多様なアセスメント手法を用いることを推奨する。そして，それらの評価を，シミュレーション練習，実習室，模擬患者を用いた教室での授業，そして直接的な臨床環境など，異なる環境において実施することを推奨する。たとえば，臨床パフォーマンスの指標には，学生が臨床状況下での優先事項の決定をどれほどうまく行ったか，患者ケアの理論的解釈をどのように行ったか，患者の変化にどれほどうまく対応したかなどが含まれるべきである。学生は，臨床的論証のスキルや臨床上の難問を解決する能力について評価を受けるべきである。

12. 探究と研究のスキルを学ぶことを促進し支援する

　たとえば，私たちは，教師が学生に自分の患者のケアは，できるだけ最後まで追跡するように要求することを推奨する。退院時のアウトカムを精査することによって，学生は，自分のケアの結果を発見することができるし，患者が入院中にどのような軌跡をたどるのか，またそれぞれの患者についての退院計画についても学ぶことができる。私たちは，学生が研究スキルや看護文献へのアクセスの仕方を学ぶことになることを推奨する。学生は，自分の臨地実習の前後で，自分の患者ケアに対して，関連する研究と当該患者グループに関連するエビデンスを探すことを学ばなければならない。さらに，私たちは，すべての学生には，情報に適時にアクセスできるように，携帯個人データアシスタントなど，電

子データ管理ツールが提供されることを推奨する。

13. 倫理のカリキュラムを設計し直す

　看護学生は，批判的倫理学とジレンマの倫理学を学ぶ必要があるが，同時に，関係性に関連する日常の倫理的態度やケア倫理についても学ばなければならない。学生は，日常の倫理的態度と看護という職業の核をなす善の概念についても学ばなければならない。看護学生は，ケアと責任の倫理，看護職内におけるセルフケアの精神，かかわりのスキル，そして臨床的論証を学ぶ必要がある。学生は，自分の日常での倫理的関心事・懸念を振り返り，明確に表現できなければならない。これは，倫理的な崩壊やジレンマに関する自分の理解だけに限定されるものではない。

　さらに，私たちは，看護教育者が，日常の倫理的態度に焦点をおくことを推奨する。臨床状況に関する経験に基づいたナラティブ（語り），日誌，あるいは実習の報告と振り返り（リフレクション）などのような，ナラティブ教授法もまた，日常の倫理的態度や看護実践の核となる善の概念を明確にしたり，明瞭に表現したりするための効果的な方法である。

14. 学生が変革の旗手となることを支援する

　今日の学生は，医療制度改革のために，政治的，公的分野の指導者に影響を与えられるような，強力なリーダーになりうる。学生が，実践環境で要求されている改革問題に対処できるようになるには，組織，組織発達理論，政策立案を変更させる戦略を学習しなければならない。

　私たちは，学校−職場移行プログラムや看護継続教育プログラムを含む，あらゆるレベルの看護教育が，複雑でお役所主義的環境に対して，学生を準備することを推奨する。そういった環境で学生は実践・学習・教育を続けなければならないからだ。患者安全のための根拠に基づいた実践と最善の実践を，自分がかかわる特定の組織の環境にどのように組み込んでいくべきか，学生にはそのための実践的戦略が必要である。学生は，また，その医療システムについて批判的振り返りを行うための知

識とスキルにもっと焦点を当てる必要がある。そのような学習は，組織的な変革を起こしたり医療方針を進化させたりするのに役立つだろう。

教えること

15. 看護学生を教育するすべての人々のために，継続的 FD を十分に支援する

シュルマン Shulman やほかの研究者が指摘したように(Boyer, 1990；Huber & Hutchings, 2005；Shulman & Wilson, 2004)，教師が自己の学習を記録したり，自己の実践を批判的に精査したり，自分の領域における仕事の質を向上させたりするメカニズムは，ほとんど存在していない。看護も決して例外ではない。教育者は，自己の教育や学生の学習の質を振り返る時間や機会が十分ではないと報告している。大学院看護領域における基本的教師養成プログラムの不足と限定的な FD という事情が重なって，効果的な教育と学習は阻止されている。

事実，現在，教育に重点をおくことが欠けているが，それが看護教育の質と効果を向上させるための主たる問題となっている。他の領域の教師と同様に，看護学の教師は，教室での講義であれ臨床環境であれ，自分の仕事を同僚から隔離して自分 1 人で実施してしまいがちだ。教えることが，同僚によって建設的に精査されたり評価されたりすることはほとんどない。そして，刷新的で効果的な教授法を開発した人々も，他者の仕事のうえにそれを構築することはあまりない。さらに，看護の教師は，実践について教育しなければならないし，どんどんと進化し変化する領域の現状を把握していなければならない。教育実践を公にし，アクセス可能なものとし，その結果として，研究や改善のために利用可能なものにする努力がほとんどなされていない。

私たちは，看護教育者が，教育実践を振り返ったり改善したりすることに対して十分な支援が提供されるよう推奨する。最も基本的レベルでは，教育者は，教育の目標とアウトカムを調査することについて支援さ

れなければならない。また，自分の教授法の選択の評価でも支援されるべきである。こうした調査は，次のような質問を行うことから始められる：教室の講義においては学生にどのような反応を期待するか？ 教室ではどのような想像的な実践へのアクセスを提供するか？ 学生と教師との間の質疑応答において示されたのはどのようなレベルの情報か？ 教室と臨床教育との統合はどのくらいの範囲で行うのか？

　以下の推奨事項では，私たちは，具体的な教育戦略と学習アウトカムに対するFDの特定の領域を示唆したい。

　私たちは，地域，広域，国レベルでのゆたかなFDの機会を推奨する。FDは，個々の教師，プログラム，教育機関，AACN，NLN，各州の看護審議会，各職能団体のそれぞれに責任がある。こうしたグループが一丸となれば，以下の目標に向かって取り組むことができるだろう。

- 看護における教育実践を改善する。
- よい教育の普及促進とよい教育を実現するFDのための動機づけと報酬を改善する。
- 看護学生の生涯学習と臨床的探究スキルを養成するカリキュラムと教授法を開発する。

これらの分野内で，看護教育に焦点を当てた研究プログラムを開発する領域は広く存在している。これに関する研究質問には，以下のようなものが含まれうる。

- よい看護実践のための教育と学習で，非常にうまくいっているスタイルとパターン，あまりうまくいっていないスタイルとパターンにはどのようなものがあるか。
- どのようなプロジェクトあるいは教育ツール（展開する事例やシミュレーションなど）が，学生の教育に最も大きな影響を与えるか。
- 教育のための研究が，個々をこえたところで参加関係者全体に確実に影響を与えるようにするためには，どのような情報，資源，モデ

ルが必要か。
- 教師は，看護教育のそれぞれのレベルにおける重要性・非重要性の識別力に関する模範的な教育を，どのように学習し提示すればよいのか。
- 看護，自然科学，社会科学，人文科学について，教室と臨床での教育を統合するためには，どのような方策がうまくいくのか。
- 専門職種間の交差教育からのどのような知識が，看護教育のために効果的に導入・応用されうるか。

　教育と学習の研究を支援するためには，学校，連邦政府，州政府，慈善団体からのさらに大きな支援が必要となるであろう。刷新的な財政的支援戦略が必要とされている。カリフォルニア看護ワーク・フォース・チーム(The California Work Force Team)は，現在，看護免許交付料金を値上げして，この収入を看護教育のために使おうと指定することを考慮している*。その他の持続可能な財政的支援策は，州の予算や看護人件費予算に組み込んだりすることも考えられるだろう。いずれにしても，その他もっと多くの新たな財政的支援策が必要とされている。カリフォルニア看護ワーク・フォース・チームは，全米看護合同プロジェクト(National Coalition Project on Nursing)にも参加しており，入院病床を新たに拡大している病院に対しては，そうしたベッドの患者ケアに必要とされる新規採用の看護師を教育する財政的支援のために，増税することを検討している。看護教育のための別の資金源としては，メディケアや他の医療保険プランへの課税も考えられる。

16. 修士課程と博士課程に教師養成コースを含める
　看護という領域の責任ある世話役を果たすためには(Golde & Walker, 2006；Walker et al., 2008)，すべての大学院看護教育プログラムは，看護

---

* 訳者注：本翻訳書の出版時点においては，残念ながら，これはまだ全米のいずれの州でも実施されていない。

教育のために設計され評価される教授法の研究を支援するべきである。また，私たちは，すべての修士課程と博士課程が，将来の看護教育者をよりよく準備するための教師養成科目と経験を提供することを推奨する。これに補足しておきたい重要なことは，看護教育専攻コースを備える修士プログラムは，将来の教師のために，上級臨床実践実習も保証すべきだということである。

17. **自己の実践の振り返り（リフレクション）を学生にどのように教えるかについて，教育者が学べる機会を醸成する**

　プログラムおよび職能団体は，学生が成功も過ちも含めて自己の学習経験を振り返ることができるような，安全な土壌をどのように醸成すればよいのかについて，学習する教師を支援しなければならない。たとえば，私たちは，地域，広域，国レベルでの振り返り（リフレクション）の教授法に関するカンファレンスの開催を提案したい。振り返りにはさまざまな方法がある。学生が患者や家族との自分の体験から学習したことを自ら説明すること，患者ケアにおける自己の強みとエラーや他の医療チームメンバーの強みと過ちについて学生を議論に導く方法，日誌，学生が自分の臨地実習体験を一人称で語る実習後カンファレンスのような小グループでの討論などさまざまだ。他の医療チームメンバーの強みや過ちを論じる場合でも，それはそのまま自己の振り返りの機会ともなる。私たちは，教育者にも，自己の臨床実践からの逸話を紹介し，自分が以前に担当した患者を教室に招いて自分の病気とケアの体験について学生に語ってもらうような機会をもつことをぜひすすめたい。

　実践の崩壊やエラーについて議論する場合は，教育者が，特に，日常のよい実践の概念と関係性の倫理に注意を引くことによってジレンマに基づいた倫理や生命倫理の科目をさらにゆたかなものにすることを提案したい。

18. **コーチング方法を教員が学ぶことを支援する**

　ゆたかで状況に根ざしたコーチングは，臨地実習教育においては，教

育の一部としてルーチンになっている。実践的な臨床的論証に関するコーチングが，教室での授業でも行われることを推奨する。そこでは，学生に，学生が患者ケアをするときに遭遇するであろうことに類似する臨床における問題を考えたり，解決したりすることが求められる。私たちは，すべての教師が，教室でも臨床環境でも，コーチングを活用し，特定の状況に関して「あなたはその薬をなぜ今投与しているの？」「何を達成するために？」「どのような懸念のために？」といった質問を投げかけることを推奨する。

19. 教育者がナラティブ教授法の活用の仕方を学ぶことを支援する

看護師らしく考えることを学ぶには，ナラティブ構成とナラティブ思考に関するスキル，臨床状況の理解，科学に基づいた病態生理学への答えを見つける能力，治療，徴候と症状，話を聞きながら患者や家族の懸念・関心事を明らかにする関係性とコミュニケーションのスキルを発達させなければならない。けがや病気は，その人の人生を背景として生じるもので，看護師は，患者の直近の病歴，懸念，そしてその患者の人生と生活世界（ライフワールド）についての説明までも，ナラティブで記述しなければならない。経時的な論証は，病気の軌跡と生活の懸念という観点から，直近の出来事，その順番，そうした出来事の結果を分別あるストーリーとして構成する能力が必要になってくる。

プログラムや職能団体は，教師が，教室や実習室においてナラティブ教授法をどのように活用するべきかについて学習するのを支援すべきだ。ナラティブ教授法は，私たちが観察したなかで最善の教授方法の1つだった。学生の重要性・非重要性の識別力，臨床的論証，臨床判断能力を発達させるのに効果的である。そのようなナラティブ教授法には，学生の日誌，シミュレーション，授業中の患者インタビューなどが含まれる。また，臨床的想像力を発達させるためにも重要である。ナラティブは，患者集団，地域，個々の患者，そして家族に対する行動とアプローチについて学生が想像をふくらませるのに役立つのである。

20. 教師が現在の臨床に精通していられるような資源を教師に提供する

　多くの教師が自分の臨床の専門分野に関して最新の情報を身につけるように努力している。しかし，現在，臨床実践を行っている教師に対してでさえも，臨床的に焦点を当てる科目のあらゆる分野の最新の臨床知識と実践能力をもつように期待するのは合理的ではない。しかしながら，なかには，何年も臨床から離れて教室での講義だけを担当する教師がいることがわかった。最悪の事例では，学生が，自分たちの教師は，教師としての準備も十分に行わず，最新の臨床実践についての理解も持ち合わせていないと不満をもらしていた。

　教師陣の強化と能力開発は，エキスパート専門看護師やその他の看護専門家を招き，特定の臨床実践分野に関する最新の知識について，講義担当の教師を支援してもらうという形態をとってもよいかもしれない。学校の管理者は，ある臨床実践分野について最新の知識を伝授してもらえるよう，エキスパート専門看護師やその他の看護専門家を招くのがいいかもしれない。このようなFD努力を支援するために，エキスパート教育者や特定領域の教育者を採用するのも1つの方法である。

　同様に，専門性と高度な臨床知識をもつ看護師をゲスト講師として教室に招き，その臨床実践と研究について最新の情報と掘り下げた知識とを講義してもらう方法もある。しかしながら，そのような学習セッションには，注意深く設計し，調整したり統合することが必要である。継続性と一貫性のために，担当教師は，ゲスト講師による講義を，教室での教育と学習に積極的に統合し調整するようにしなければならない。そうでなければ，その科目は一貫性を失い，単なる複数の講義シリーズになったり，最悪の場合は，全体として統合された1つの科目ではなく，（関連性に乏しい）統合性に欠けるバラバラな講義となってしまいかねない。

　臨床組織とパートナーシップを組めば，優れた臨床研究者-実践者を発見でき，そうした専門家の話は，特定の臨床トピックスにおける高度な患者ケアについての教室での学習を補足し，よりゆたかなものにしてくれるだろう。これは，教育者と関連する臨床分野のエキスパートとの

協働という形態をとるかもしれない。

21. 看護師の労働環境を改善することと，教育することを学ぶのを支援する

　私たちの観察と学生の報告では，臨地実習の学生配置は多すぎて混雑しているということがわかった。また，学生は，病棟の看護師スタッフから，敵対とはいえないまでも，失礼な扱いを受けていると報告している。私たちは，医療雇用者たちに，患者と看護師の安全と労働量を含む看護師の労働環境を改善するように主張する。特に，私たちは，医療チームのどのようなメンバーに対しても，失礼な行為は絶対に許容しないことを推奨する。これは，看護学生やその他の職種で訓練を受けている専門職に対しても同じである。

　同時に，看護師スタッフに対する教育機会を提供すれば，看護師による教育とコーチングの質のばらつきを減少できるだろう。「看護師教師との提携」と呼ばれている教育チームの看護師たちは，教育するためのガイダンスをまったく受けていない。特定の科目の臨床目標なども当然知らされていない。私たちは，雇用者が，実践環境にいる看護師が，学生にどのように教え，どのようにコーチングすればよいのかを学ぶ継続的な機会を創出するように推奨する。

22. 看護教員不足を訴える

　AACN の 2003～2004 年次報告「看護学士課程，大学院課程の入学と卒業」によると，アメリカの看護学校は，学士課程で学ぶ能力のある 15,944 名の学生の入学志願を却下した。その報告書は，予算の制約に加え，教師，実習先，教室のスペース，臨床プリセプター，これらすべての不足を理由として挙げていた。同時に，大学で教える看護教員たちは，他の学問領域の教員よりも仕事量が多いと報告している。さらに，看護教員の給料は，臨床現場での待遇や他の学問領域の教師たちの給料よりもかなり低い。教員の給料が，臨床現場で働く看護師の給料，あるいは他の学問領域で教える教師の給料と同じレベルにまで引き上げられ

なければ，教育職を増やすことにつながる大学院課程への学生募集の努力も水泡に帰してしまう。医療組織および看護学部・学科（およびその大学）は，柔軟な実践スケジュールと給料について，合意に到達しなければならない。

　多くの看護学校では，看護学の教師のニーズを適切に満たす集約化された学習と教育の資源へのアクセスを教員に提供している。しかしながら，そうしたニーズが満たされていない教師のために，私たちは，学校と全国レベルの看護職能団体が協働して，看護学の教師と他の専門領域の教師がいっしょになって教えるようなプログラムを開発することを推奨したい。私たちは，看護学部・学科が，看護師ではなく，自然科学，社会科学，人文科学において博士課程を修了している教師を採用するか，そうした教師たちと協働することを提案する。こうした他の専門分野の教師たちは，看護師免許取得を目ざす学生の教育，看護における知識をさらに深める教育に熱意と強い意志をもってあたらなければならない。学生は，博士課程を修了したら，看護実践を教えるための教育を看護教育者の下で学ばなければならない。それが，オンラインのコースであろうと，拡大され内容が掘り下げられたカンファレンス形式であろうと，専門職実践を学び教える研究に専念しなければならない。この推奨事項は，看護教育をよりゆたかなものとし，教師の数に制約があるなかで行われる教育への負担を軽減することを模索するものである。看護以外の専門領域の教師を雇用することは，看護と看護教育への職種間協働アプローチを増やすという付加利益を生み出すだろう。さらに，看護教育者が，こうした他領域の教師といっしょに教えることをすすめる。そうすることによって，教師自身も学ぶ機会をもつことができるのである。

実践に入ること

23. すべての新卒看護師のための臨床研修制度をつくる

　免許取得前の看護教育の改善は，実践－教育間のギャップに対処するために重要かつ必要なステップである。学生が必要とする学習の幅と性質は，卒後の臨床研修まで遅延させるべきではない。実際，免許取得前の教育において教えられるべきことに対する責任を卒後研修プログラムに押しつけるのは間違っている。しかしながら，私たちは，すべての新卒者には，ある特定の分野における知識を深める機会がもてるように，卒後1年間は特定の分野に焦点をおいた研修プログラムを修了することを義務づけることを推奨する。この研修期間に，メンターが，その臨床現場における実践のスタイルやすべての医療環境に共通する刷新的な特徴などについて教えることができるだろう。また，実践－教育間のギャップを見きわめる評価を推奨する。そのような評価には，患者アウトカムも含まれるべきだ。これらの費用を相殺するために，1年の研修期間の新入看護職員の給料を引き下げればよいだろう。

24. 免許取得のための要求事項を変更する

　私たちの研究は，実践に最初に入るための教育に焦点をおいたが，研究結果は，看護教育全般の見直しの必要性を示唆した。どんなプログラムで養成された看護師でも，現在の看護実践で要求されることについて十分な教育を受けているとはいいがたい。登録看護師の審議会は，看護師の教育レベルが低いという深刻な問題への対応ということに加え，2012年以降NCLEX-RN（登録看護師免許国家試験）に合格する卒業生には，（合格後）10年以内の修士号取得を要求することを私たちは推奨する。

全国的な監督

25. 免許付与のためにパフォーマンス評価を要求する

現在，臨床実践部門と教育者は両方とも，看護免許を維持するために，能力評価が必要だが，その評価は改善されるべきだという点において意見が一致している。アメリカの州看護審議会全国協議会(NCSBN, 2005)とカナダの認証組織(Canadian Nurses' Association [CNA])，および市民擁護センター(Citizen Advocacy Center)のような市民グループ(Swankin, LeBuhn, & Morrison, 2006)は，看護師の継続的能力に対するよりよい評価を要求している。これらの機関はすべて，継続教育を受けることが，必ずしも実践を行う看護師の継続的能力の十分な証拠とはならないという見解をもっている(Ironside, 2008；Tilley, 2008)。看護学生は，彼らの職業的生活の一部になるとみられる継続的能力臨床パフォーマンス試験に備えるために，大学在学中にそのような能力評価を経験すべきである。評価方法のタイプを拡大すれば，特にパフォーマンス試験を含めれば，新卒看護師たちの実践の成功と安全性を予測する研究の正当性を高めるであろう。

私たちは，州看護審議会全国協議会(National Council for State Boards of Nursing)が，パフォーマンスの3つの国家試験を備えた，新たな学生パフォーマンス評価セットを開発することを推奨する。このパフォーマンス評価セットは，看護課程の最後の年に開始されるべきだ。最初のパフォーマンス試験が，看護課程最後の年の始めに，次がNCLEX-RN試験時に，そして，最後が卒後1年の研修期間の最後に行われるべきだ。これらの試験は，シミュレーションラボで実施されてもよいし，経験を積んだ模擬患者で実施されてもよいだろう。

26. 認証は協働して行う

私たちは，(看護プログラム)認証のための異なる機関——NLNとAACNの下部組織の認証機関——が一体化して協働することを推奨す

る。ADNプログラムがBSNと連携しているので，その連携努力を成功させるために，より密接に協力することが必要であろう。教師とプリセプターの支援を得て，他の職能団体や看護管理者と協働するうえで，両認証機関は，学生のアウトカム，ADN，BSN，MSNプログラムの連携，そして学生の移行に関して，合意しなければならない。両者は，また教育者が，それぞれの教育実践において適切に支援されることを保証する継続的FDの有意義な標準を確立すべきである。

　認証機関が協力しなければならないもう1つの分野は，職種間協働教育である。私たちの調査では，学生のための職種間協働学習や協働実践の機会はまったく見受けられなかった。ほとんどの看護学校が，職種間協働学習や教育は価値ある目標だと認めていた。そして，なかには，志願者に対し他職種といっしょの臨床機会をもつよう促進する学校もあった。しかし，職種間協働科目，授業，あるいは臨床環境での教育などはまったく存在していなかった。職種間協働ケア環境における実践を学ぶことは，学生が医療チームのメンバーとしてより効果的に仕事をしたり，知識・熟練したノウハウ・実践における倫理的態度をよりよく統合したりするのに役立つ。最後に，このような機関は，知識，スキル，看護実践の将来における傾向をみるために，現在どんな需要があるのかを体系的に調査するために，協働して活動しなければならない。

　専門職教育に関するカーネギー財団の各研究は，専門職の新たな倫理的ビジョンの必要性を指摘している。そのビジョンでは，（行動する）責任，最終的責任，倫理的態度が，それぞれのアイデンティティと行動の支柱をなしている。今こそ，看護職は，優れた看護教育を取り戻すために団結し共に行動しなければならない。それには，教育者たちが大胆な行動をとることが必要になるであろうが，私たちの社会や看護師たちには，まさにそれが絶対的に必要なことである。

付録

カーネギー財団
全米看護教育研究の手法

　本看護研究は，「専門職養成プログラムへの準備(Preparation for the Professions Program)」として知られる研究シリーズの1つで，カーネギー財団(Carnegie Foundation for the Advancement of Teaching)の助成を受けている。この研究シリーズは，法学，神学，工学，医学，看護学における専門職教育に関するそれぞれ個別の研究で構成されている。このシリーズの目的は，専門職教育に特徴的な教授法を明らかにし，教育手法を比較対照し，そして，能力と統合をどのように教育すべきか，専門職的判断をどう教えるべきか，複雑なスキルをどう教えるべきかを決定することである。カーネギー財団全米看護教育研究(Carnegie Foundation National Nursing Education Study)はそのシリーズの一環であるため，ここで使用した手法とインタビュー質問は，すでに完了している研究に基づいた。しかしながら，それぞれの研究同様に，看護研究では，看護領域に特有の教授法上の問題・関心事や内容に注目できるような変化を質問に加えた。

　本研究では，9つの看護学校を比較し評価した。カーネギー財団専門職養成プログラムへの準備シリーズと一貫性をもたせるように，専門職教育と形成を3つの側面から検証した。

(1) 理論と科学的手法の学習
(2) 巧みな実践の習得
(3) 専門職としてのアイデンティティと主体的行為の形成

　3つすべての領域——巧みな倫理的態度，よい臨床判断，最善の科学的知識の活用——が，看護師を専門職とする者としてのアイデンティティと行動に統合されなければならない。したがって，それぞれ個別の

付録　カーネギー財団全米看護教育研究の手法

研究と全体としての研究，両方が行われた．
　一般的研究設計は，民族誌学的，解釈的，評価的なものである．データ収集は，教室での観察，シラバスに関するインタビュー，カリキュラム中から選択された2つの主要な科目に関する教員および学生インタビューを通じて行われた．さらに，教員インタビュー，管理者インタビュー，プリセプターインタビュー，学生個別インタビュー，学生フォーカスグループインタビュー，そして(実習で)臨床実践にかかわる学生の観察が行われた．また，本研究では，私たちの現場訪問での発見を追認または非追認してもらうために，教員と学生へのウェブベースの調査も3件行った．それらの調査は，全米看護連盟(NLN)，アメリカ看護系大学協会(AACN)，全米看護学生協会(NSNA)と共同で実施した．

現場訪問をした9つの学校

　カーネギー財団全米看護教育研究の第1段階は，アメリカのエントリーレベルの看護プログラム9か所の訪問とRN-BSNプログラム1か所の現場訪問の実施だった．地理的に多様性をもつように選択されたプログラムは，専門学校1か所，短期大学2か所，一般的な大学の3年制の学士課程＊3か所，速成学士課程2か所，エントリー修士課程1か所，およびRNからBSN移行プログラム1か所である．学校の選択は以下の5つの基準で行った．

(1) その学校は教育と学習について定評がある．
(2) 免許交付前試験で，その州のなかで合格率が高い．
(3) 認証機関あるいは州の教育審議会から推薦された．
(4) 地理的サンプルおよび学校の授業日程への考慮が加えられた．

＊訳者注：4年制大学で看護課程が3年間のプログラム．

(5) カリフォルニアの短期大学を研究対象とする決定がなされた。研究者も看護師協会も，カリフォルニアの短期大学は，事前履修必須科目のために，卒業するまでに4～5年かかるということを聞いていた。

　目ざしたのは，教えることについての最善の実践に焦点を当てることであり，事前に設定された基準に対して満たしていないところを探したり批判したりすることではない。カーネギー財団からは，医学教育研究の対象となった学校のうちの少なくとも2校を私たちの調査対象として訪問することを要求された。カリフォルニア大学サンフランシスコ校とシアトルのワシントン大学を，医学，看護の教育研究で共通した対象とする大学に決定した。この両者は，つねに，アメリカの看護教育で1番目か2番目にランクされているために，私たちの求める優秀さの基準を満たしていた。他の学校は，Tri-Council of Nursing（アメリカ看護系大学協会［AACN］，大学看護教育に関する委員会［Commission on Collegiate Nursing Education］，アメリカ看護師協会［ANA］，アメリカ看護管理職協会［American Organization of Nurse Executives］，全米看護連盟［National League for Nursing］，全米看護認証機関連盟［National League for Nursing Accrediting Commission］，州看護審議会全国協議会［NCSBN］によって構成される）とともに選択した。これらの機関すべてが，すでに職能団体によって行われた関連性のある看護教育研究について助言を提供することに同意してくれた。そして，私たちの研究結果に基づいた政策提案の示唆と研究結果の導入について支援する同意を得た。

　選択された9つの学校に対しては，最初に，主席研究者が電話で接触した。そして，次に（研究について）説明の手紙を出した。すべての学校が研究に参加することに同意した。それぞれの学校には，訪問の終わりに，他の学校への訪問で私たちが学んだこととその学校における最善の実践についての観察に関して，フィードバックを提供した。研究参加校は，データ収集の結論と研究結果を提示する分析のためのカンファレン

スへ招待された。

　人間を対象とする研究への承認が，カリフォルニア大学サンフランシスコ校の「人間対象研究審査委員会」と，その他の学校については，それぞれが参加を表明した後に，カーネギー財団審査委員会(Institutional Review Board at the Carnegie Foundation)から得られた。また，カリフォルニア州オークランドのサミュエルメリット大学(Samuel Merritt College)の施設審査委員会から承認を得ることができた。サミュエルメリット大学は，私たちの研究で試験的に調査をさせてもらった施設である。

現地訪問インタビューのためのツールを設計する

■ データソースと収集 ■

　質問は，法学，神学，工学における「専門職養成プログラムへの準備」研究で使用された質問とインタビューのプロトコルに類似したものを開発した。事前に作成された規定方式による看護特有の質問で構成される19のプロトコルが，看護研究のインタビューガイドとして使用された。

　現場訪問は，2005年の冬，春，夏，秋の10か月間にわたって行われた。5人の研究者がプロジェクトを担当し，カーネギー財団の上席研究員と協働して現場訪問を実施した。通常，主要な管理者やシラバス科目の主要な教授に対して，訪問前に5～7回の電話インタビューを実施した。場合によっては，シラバスなどの科目関連の資料が，現場訪問や電話インタビューの前に研究チームに提供された。現場訪問はだいたい3日間で，観察，インタビュー，フォーカスグループによる議論で構成された。

　この現場訪問は，カーネギー研究チームによってだいたい大筋が構造化され，詳細の日程は，キャンパスレベルで調整された。ごく典型的な

付録　カーネギー財団全米看護教育研究の手法

基本的日程には以下のような内容が組み込まれていた。
- オリエンテーションと概要ミーティング
- 授業観察
- 学生フォーカスグループ。これには，調査対象となったシラバス科目を受講していた学生，および卒業間近の学生のナラティブインタビューも含まれる。
- 臨床教育と講義による教育を担当する教師のフォーカスグループ
- 臨地実習観察
- 実習後カンファレンスの観察
- 教師陣との終了時ミーティング

　チームメンバーは，それぞれのキャンパス訪問・現場訪問に関して，共通ガイドを使って広範囲のフィールドノートをつけた。さらに，訪問前に，各学校の歴史と説明，およびカリキュラムを学校のホームページより取得しておいた。臨床観察では，私たちは，学生が臨床指導者と働いたり患者のケアをしたりする実習にずっとついてまわったり，グループの学生が共同で実習するのを観察したりした。患者ケア環境から離れたところで非公式なインタビューを行い，実習体験について学生たちに質問した。観察や非公式なインタビューは，観察者によってフィールドノートに広範囲にわたって記録された。

　臨床観察は，学生が臨地実習に割り当てられた場所で行われた。私たちは，個々の学生，指導者と学生，患者と学生の様子を観察した。観察中に，フィールドノートがつけられた。授業参観は，現地訪問の際に行われ，通常，現地訪問の前または後に，教師インタビューを行った研究者を含む，2名以上の研究者が参加した。授業観察のためのプロトコルをガイドに使いながら，それぞれの研究者がフィールドノートを広範囲にわたって記録した。フィールドノートと観察については，比較し確認するために，チーム報告ミーティングで話し合いがなされた。可能な場合は，観察と評価がよりゆたかにまた比較できるように，3～4人の研究者が参加した。

　小グループのインタビューにおいては，音声をデジタル録音するコン

ピュータプログラムである Soniclear Recorder Pro を使用し，フィールドノートや学生に対する臨地実習現場での非公式なインタビューには，手持ちサイズのデジタルレコーダーを使用した。電話インタビューは，インタビューの受け手から事前の同意を取って，電話傍受機器と Soniclear Recorder Pro を使って録音した。そうして録音されたインタビューは，アップロード手続きにしたがって，カーネギー財団のセキュリティのかかった共有ドライブに保存された。その後，プロジェクト管理助手が，音声録音されたインタビューをテープ起こしに出した。有料のテープ起こしの専門家が，録音されたインタビューを文字で書き起こし，カーネギー財団のセキュリティのかかった共有ドライブに文書形式で保存した。そのデータにアクセスできるのは，研究チームメンバーのみだけであった。プロジェクトの助手が，正確さを確認するために，テープに音声で録音された内容と書き起こされた文書を比較しながら，すべて精査した。

データの解釈

学校訪問でのインタビューと観察データのインデックス化とコード化

586名の学生，教師，管理者へのインタビューからつくられたコードのリストが，5か月間かけて作成された。まず，私たちのチームは，同じインタビューを精査して，文書化されたインタビューの特定の箇所に関する私たちの理解と解釈，およびそこに示唆されるテーマについて議論した。チームは，最終的に，22の主要なコードを決定し，それぞれのコードに対してサブテーマを決めた。データはコード化され，質的ソフトウエア管理ツール NVivo に入力された。その後，すべての質的データの分析が，この索引化されたデータから帰納的に進められた。

付録　カーネギー財団全米看護教育研究の手法

調査の設計

■ データソースと収集 ■

　現場訪問データの分析からはじめて，研究者たちは，教えることと学ぶことに関する質問を盛り込んだ教員たちへの調査票を2件，学生たちへの調査票を1件作成した。調査質問は，研究者が，その現地訪問での結果を追認または非追認できるように設計された。試験的調査が，小グループの地域の教育者と学生を対象に実施された。3つの調査は，全米看護連盟(NLN)，アメリカ看護系大学協会(AACN)，全米看護学生協会(NSNA)と共同で実施した。調査はウェブベースで行われ，調査へのリンクが，各参加組織のすべてのメンバーに送信された。NSNA-カーネギー財団調査とAACN-カーネギー財団調査は，ウェブベースの調査を主催する会社，サーベイモンキー(Survey Monkey)を使って行われた。NLN-カーネギー財団調査は，組織によって主催された。

データの解釈

■ 調査の開放型質問への回答データの インデックス化とコード化 ■

　すべての質的調査データは，質的ソフトウエアデータ分析ツールであるNVivoに入力された。カリキュラム，教授法，学習，評価という大テーマ内のそれぞれの質問に答えるために，テーマ別分析がなされた。2つのウェブベースの調査上の開放式質問へのすべての回答はNVivoに入力され，テーマ別分析が，カリキュラム，教授法，学習，評価のカテゴリーにおいて行われた。

■ パラダイム事例の同定 ■

　看護における統合的教育の模範を示すパラダイムケースとして，何人かの教師が選択された。私たちは，最終的に，教師として経時的な自己の変化，自己の教育の振り返り（リフレクション），そして自己の教育を明確に表現し，学生の評価も高かった3名に絞り込んだ。それぞれの模範教師による自己の教育についての明瞭な表現は，その教師から学んだことに関する学生の理解と一致した。

■ 結果を記述する ■

　質的研究結果を書くことと書き直すことは，この形態の研究の知的，学術的な著述には不可欠である。書く段階で，私たちは，3つの全国レベルの調査と現地訪問から得た結果を統合した（**表1，2**）。アン・コルビー Anne Colby，ウィリアム・サリバン William Sullivan，リー・シュルマン Lee Shulman による複数の査読は，看護という領域特有の教育の本質に関する，私たちの記述と見解をより明瞭なものにするのを助けてくれた。最後に，私たちは，読者が私たちの解釈の共感的追認に参加できるように，研究結果を書籍としてまとめた。本書では，インタビューからの多くの抜き書きを掲載している。私たちの解釈を評価する機会を読者に提供させていただくためである。

表1　調査への回答数

カーネギー財団と共同調査した組織名	回答数
AACN（教員）	123
NLN（教員）	8,486
NSNA（学生）	1,648

表2 研究現地訪問プロトコルの索引

A 同意書
1. 学校記録分析のためのプロトコル
2. 幹部・学部長(学科長)に対する会話・インタビューのプロトコル
3. 学校の学部長(学科長)インタビュー
4. プログラムディレクターとのディスカッションガイド
5. 入学担当者インタビュー
6. 学生サービス担当者インタビュー
7. 臨床プリセプターインタビュー
8. 教師フォーカスグループのためのプロトコル
9. シラバスインタビュー依頼文
10. シラバスインタビュー
11. 授業観察，観察プロトコル
12. 主要科目に関連する2年次学生フォーカスグループのためのプロトコル
13. 主要科目に関連する4年次学生フォーカスグループのためのプロトコル
14. 4年次学生ナラティブフォーカスグループのためのプロトコル
15. 学生フォーカスグループ参加者背景調査アンケート
16. 教員フォーカスグループ参加者背景調査アンケート
17. 終了時インタビュー
18. 現地訪問の振り返り(リフレクション)

文献

Aiken, L. H., Clarke, S. P., & Sloane, D. M. (2002). Hospital Staffing, Organization, and Quality of Care: Cross-National Findings. *International Journal for Quality in Health Care, 14*(1), 5–13.

Aiken, L. H., Clarke, S. P., Sloane, D. M., Sochalski, J., & Silber, J. H. (2002). Hospital Nurse Staffing and Patient Mortality, Nurse Burnout, and Job Dissatisfaction. *Journal of the American Medical Association, 288*(16), 1987–1993.

American Association of Colleges of Nursing. (2007a). *Annual State of the Schools*. Washington, DC: American Association of Colleges of Nursing.

American Association of Colleges of Nursing. (2007b). *FY 2008 Recommendation: Increase Funding for Title VIII Nursing Workforce Development Programs*. Retrieved January 27, 2008, from http://www.aacn.nche.edu/government/pdf/08TitleVIIIFS.pdf.

American Association of Colleges of Nursing. (2007c). *2006–2007 Salaries of Instructional and Administrative Nursing Faculty in Baccalaureate and Graduate Programs in Nursing*. Washington, DC: American Association of Colleges of Nursing.

American Association of Colleges of Nursing. (2008). *2007–2008 Enrollment and Graduations in Baccalaureate and Graduate Programs in Nursing*. Washington, DC: American Association of Colleges of Nursing.

American Hospital Association. (2007). *The 2007 State of America's Hospitals: Taking the Pulse, Findings from the 2007 AHA Survey of Hospital Leaders*. Chicago: American Hospital Association.

American Nurses Association [ANA] Gallup Poll (2008). Nurses Voted Most Trusted Profession. http://www.nursingworld.org/FunctionalMenuCategories/MediaResources/PressReleases/2008PR/Nurses-Most-Trusted.aspx.

American Organization of Nurse Executives. (2005). *BSN-Level Nursing Education Resources*. Retrieved June 1, 2008, from http://www.aone.org/aone/resource/practiceandeducation.html.

Arford, P. H. (2005). Nurse-Physician Communication: An Organizational Accountability. *Nursing Economics, 23*(2), 72–77.

Auerbach, D. I., Buerhaus, P. I., & Staiger, D. O. (2007). Better Late Than Never: Workforce Supply Implications of Later Entry into Nursing. *Health Affairs*, 26(1), 178–185.

Baggs, J. G. (1989). Intensive Care Unit Use and Collaboration Between Nurses and Physicians. *Heart and Lung*, 18, 332–338.

Baggs, J. G., Schmitt, M. H., Mushlin, A., Mitchell, P. H., Eldredge, D. H., Oakes, D., et al. (1999). Association Between Nurse-Physician Collaboration and Patient Outcomes in Three Intensive Care Units. *Critical Care Medicine*, 27(9), 1991–1998.

Benjamin, J. (1988). *The Bonds of Love: Psychoanalysis, Feminism, & the Problem of Domination*. New York: Pantheon Books.

Benner, P. (1984). *From Novice to Expert: Excellence and Power in Clinical Nursing Practice*. Menlo Park, CA: Addison-Wesley.

Benner, P. (1994). The Role of Articulation in Understanding Practice and Experience as Sources of Knowledge in Clinical Nursing. In J. Tully (Ed.), *Philosophy in an Age of Pluralism: The Philosophy of Charles Taylor in Question* (pp. 136–155). New York: Cambridge University Press.

Benner, P. (2000). The Roles of Embodiment, Emotion and Lifeworld for Rationality and Agency in Nursing Practice. *Nursing Philosophy*, 1(1), 5–19.

Benner, P. (2005). Using the Dreyfus Model of Skill Acquisition to Describe and Interpret Skill Acquisition and Clinical Judgment in Nursing Practice and Education. *Bulletin of Science, Technology and Science Special Issue: Human Expertise in the Age of the Computer*, 24(3), 188–199.

Benner, P., Hooper-Kyriakidis, P., & Stannard, D. (1999). *Clinical Wisdom and Interventions in Critical Care: a Thinking-in-Action Approach*. Philadelphia: Saunders.

Benner, P., & Sullivan, W. (2005). Current Controversies in Clinical Care: Challenges to Professionalism—Work Integrity and the Call to Renew and Strengthen the Social Contract of the Professions. *American Journal of Critical Care*, 14(1), 78.

Benner, P., Tanner, C., & Chesla, C. (2009). *Expertise in Nursing Practice: Caring Clinical Judgment and Ethics* (2nd ed.). New York: Springer.

Benner, P., & Wrubel, J. (1982). Skilled Clinical Knowledge: The Value of Perceptual Awareness. *Nursing Educator*, 7(3), 11–17.

Benner, P., & Wrubel, J. (1989). *The Primacy of Caring: Stress and Coping in Health and Illness*. Menlo Park, CA: Addison-Wesley.

Berlin, L., & Sechrist, K. (2002). The Shortage of Doctorally Prepared Nursing

Faculty: A Dire Situation. *Nursing Outlook, 50*(2), 50–56.

Bloom, B. S. (1968). *Taxonomy of Educational Objectives: The Classification of Educational Goals by a Committee of College and University Examiners.* New York: McKay.

Borgmann, A. (1984). *Technology and the Character of Contemporary Life: A Philosophical Inquiry.* Chicago: University of Chicago Press.

Bourdieu, P. (1990). *The Logic of Practice* (R. Nice, Trans.). Palo Alto, CA: Stanford University Press.

Boyer, E. L. (1990). *Scholarship Reconsidered: Priorities of the Professoriate.* San Francisco: Jossey-Bass.

Bowker, G. C., & Star, S. L. (1999). *Sorting Things Out: Classification and Its Consequences.* Cambridge, MA: MIT Press.

Brannan, J., & Bezanson, J. (2008). Simulator Effects on Cognitive Skills and Confidence Levels. *Journal of Nursing Education, 47*(11), 495–500.

Brown, E. (1948). *Nursing for the Future, A. Report Prepared for the National Nursing Council.* New York: Russell Sage Foundation.

Buerhaus, P. I., Donelan, K., Ulrich, B. T., Norman, L., & Dittus, R. (2006). State of the Registered Nurse Workforce in the United States. *Nursing Economics, 24*(1), 6–12, 13.

Buerhaus, P. I., Donelan, K., Ulrich, B. T., DesRoches, C., & Dittus, R. (2007a). Trends in the Experiences of Hospital-Employed Registered Nurses: Results from Three National Surveys. *Nursing Economics, 25*(2), 69–80.

Buerhaus, P. I., Donelan, K., Ulrich, B. T., Norman, L., DesRoches, C., & Dittus, R. (2007b). Impact of the Nurse Shortage on Hospital Patient Care: Comparative Perspectives. *Health Affairs, 26*(3), 853–862.

Canadian Nurses' Association. Joint Position Statement, Promoting Continuing Competence for Registered Nurses. Retrieved March 25, 2009, from http://www.cna-aiic.ca/CNA/documents/pdf/publications/PS77_promoting_competence_e.pdf.

Carroll, T. L. (2007). SBAR and Nurse-Physician Communication: Pilot Testing an Education Intervention. *Nursing Administration Quarterly, 30*(3), 295–299.

Chan, G. K. (2005). Understanding End-of-Life Caring Practices in the Emergency Department: Developing Merleau-Ponty's Notions of Intentional Arc and Maximum Grip Through Praxis and Phronesis. *Journal of Nursing Philosophy, 6*(1), 19–32.

Chao, S., Anderson, K., & Hernandez, L. (2009). *IOM Workshop Report: Toward Health Equity and Patient-Centeredness Integrating Health Literacy, Disparities Reduction and Quality Improvement*. Washington, DC: National Academy Press.

Cheung, R., & Aiken, L. (2006). Hospital Initiatives to Support a Better-Educated Workforce. *Journal of Nursing Administration, 36*(7), 357–362.

Cooke, M., Irby, D., & O'Brien, B. (forthcoming). *Educating Doctors*. San Francisco: Jossey-Bass.

Cossentino, J. (2005). Ritualizing Expertise: A Non-Montessorian view of the Montessori Method. *American Journal of Education, 111*(2), 211–244.

Cronenwett, L., Sherwood, G., Barnsteiner, J., Disch, J., Johnson, J., Mitchell, P., et al. (2007). Quality and Safety Education for Nurses. *Nursing Outlook, 55*(3), 122–131.

Damasio, A. (1994). *Descartes' Error: Emotion, Reason and the Human Brain*. New York: Putnam.

Day, L. (2005). Current Controversies in Critical Care: Nursing Practice and Civic Professionalism. *American Journal of Critical Care, 14*(5), 434–437.

Dewey, J. (1933). *How We Think: A Restatement of the Relation of Reflective Thinking to the Educative Process*. Boston: Heath.

Dewey, J. (1987). *Experience and Nature*. Chicago: Open Court Press. (Originally published in 1925.)

Diekelmann, N., & Smythe, E. (2004). Covering Content and the Additive Curriculum: How Can I Use My Time with Students to Best Help Them Learn What They Need to Know? *Journal of Nursing Education, 43*(8), 341–345.

Dohm, A., & Shniper, L. (2007). Bureau of Labor Statistics: Employment Outlook: 2006–2016, Occupational Employment Projections to 2016. *Monthly Labor Review, 86*, 89.

Dreyfus, H. L. (1992). *What Computers Still Can't Do: A Critique of Artificial Reason*. Cambridge, MA: MIT Press.

Dreyfus, H., & Dreyfus, S. E. (1986). *Mind over Machine: The Power of Human Intuition and Expertise in the Era of the Computer*. New York: Free Press.

Dreyfus, H., Dreyfus, S., & Benner, P. (2009). Implications of the Phenomenology of Expertise for Teaching and Learning Everyday Skillful Ethical Comportment. In P. Benner & C. Tanner (Eds.), *Expertise in Nursing Practice, Caring Clinical Judgment and Ethics* (2nd ed., pp. 309–333). New York: Springer.

Dunne, J. (1993). *Back to the Rough Ground: "Phronesis" and "Techne" in Mod-*

ern Philosophy and in Aristotle. Notre Dame, IN: Notre Dame University Press.

Dunne, J. (1997). *Back to the Rough Ground: Practical Judgment and the Lure of Technique.* Notre Dame, IN: University of Notre Dame Press.

Eraut, M. (1994). *Developing Professional Knowledge and Competence.* Washington, DC: Falmer Press.

Estabrooks, C., Midodzi, W., Cummings, G., Ricker, K., & Giovannetti, P. (2005). The Impact of Hospital Nursing Characteristics on 30-Day Mortality. *Nursing Research, 54*(2), 74–84.

Folkman, S., & Lazarus, R. (1982). *A Transactional View of Stress and Coping.* New York: Springer.

Foster, C. R., Dahill, L. E., Golemon, L. A., & Tolentino, B. W. (2005). *Educating Clergy: Teaching Practices and Pastoral Imagination.* San Francisco: Jossey-Bass.

Fox, M. (2007). *Start with Medical Training to Fix US Health Care: CDC Head* [electronic version]. Retrieved 10/19/2007 from http://www.reuters.com/article/domesticNews/idUSN1428524820070714.

Freidson, E. (1970). *Professional Dominance: The Social Structure of Medical Care.* New York: Atherton Press.

Gadamer, H. G. (1975). *Truth and Method* (G. Barden & J. Cumming, Trans., 2nd ed.). London: Sheed and Ward.

Golde, C., & Walker, G. (Eds.). (2006). *Envisioning the Future of Doctoral Education: Preparing Stewards of the Discipline—Carnegie Essays on the Doctorate.* San Francisco: Jossey-Bass.

Greiner, A. C., & Knebel, E. (Eds.). (2003). *Health Professions Education: A Bridge to Quality.* Washington, DC: National Academy Press.

Grusec, J. E., & Hastings, P. D. (2007). *Handbook of Socialization: Theory and Research.* New York: Guilford Press.

Hatch, T. (2005). *Into the Classroom: Developing the Scholarship of Teaching and Learning.* San Francisco: Jossey-Bass.

Health Resources and Services Administration/Bureau of Health Professions. (2006). What Is Behind HRSA's Projected Supply, Demand, and Shortage of Registered Nurses? Retrieved March 25, 2009, from http://bhpr.hrsa.gov/healthworkforce/reports/behindrnprojections/2.htm, http://bhpr.hrsa.gov/healthworkforce/reports/behindrnprojections/3.htm.

Health Resources and Services Administration/Bureau of Health Professions. (2007). *The Registered Nurse Population: Findings from the 2004 National*

Sample Survey of Registered Nurses. U. S. Department of Health and Human Services.

Huber, M. T., & Hutchings, P. (2005). *The Advancement of Learning: Building the Teaching Commons.* San Francisco: Jossey-Bass.

Institute of Medicine. (1983). *Personal Needs and Training for Biomedical and Behavioral Research.* Washington, DC: National Academy Press.

Institute of Medicine. (2008). *IOM Report: Evidence-Based Medicine and the Changing Nature of Healthcare: Workshop Summary.* Washington, DC: National Academy Press.

Ironside, P. M. (2004). "Covering Content" and Teaching Thinking: Deconstructing the Additive Curriculum. *Journal of Nursing Education, 43*(1), 5–12.

Ironside, P. M. (2008). Safeguarding Patients Through Continuing Competency. *Journal of Continuing Education in Nursing, 39*(2), 86–91.

Johnson, J. H. (1988). Differences in the Performance of Baccalaureate, Associate Degree, and Diploma Nurses: A Meta-Analysis. *Research in Nursing & Health, 11*(3), 183–197.

Jonsen, A. R., Siegler, M., & Winslade, W. J. (2002). *Clinical Ethics* (5th ed.). New York: Appleton & Lange.

Kerdeman, D. (2004). Pulled Up Short: Challenging Self-Understanding as a Focus of Teaching and Learning. In J. Dunne & P. Hogan (Eds.), *Education and Practice: Upholding the Integrity of Teaching and Learning* (pp. 144–158). London: Blackwell.

Kjervik, D. K. (2006). Creation of the National Institute of Nursing Research: Talking the Walk for Nursing Research. *Journal of Professional Nursing, 22*(1), 4–5.

Kohn, L. T., Corrigan, J. M., & Donaldson, M. S. (Eds.). (2000). *To Err Is Human: Building a Safer Health System.* Washington, DC: National Academy Press.

Landeen, J., & Jeffries, P. (2008). Focus on Simulation—Integrating Simulation into Teaching Practice. *Journal of Nursing Education, 47*(11), 487–488.

Lasater, K., & Nielson, A. (2009). Educational Innovations: Reflective Journaling for Clinical Judgment Development and Evaluation. *Journal of Nursing Education, 48*(1), 36–39.

Lave, J., & Wenger, E. (1991). *Situated Learning: Legitimate Peripheral Participation.* New York: Cambridge University Press.

Leape, L. L. (1994). Error in Medicine. *Journal of the American Medical Association, 272*(23), 1851–1857.

Logstrup, K. E. (1995). *Metaphysics, I*. Milwaukee: Marquette University Press.

Lutz, S., & Root, D. (2007). Nurses, Consumer Satisfaction, and Pay for Performance. *Healthcare Financial Management*, 61(10), 56–63.

Lysaught, J. P. (1970). *An Abstract for Action*. New York: McGraw-Hill.

Mahaffey, E. (2002). The Relevance of Associate Degree Nursing Education: Past, Present, Future. *Online Journal of Issues in Nursing*, 7(2).

Malloch, K., & Porter-O'Grady, T. (Eds.). (2006). *An Introduction to Evidence-Based Practice for Nursing and Healthcare*. Sudbury: Jones and Bartlett.

Meleis, A. I. (2006). *Theoretical Nursing: Development and Progress* (4th ed.). Philadelphia: J. B. Lippincott.

Merleau-Ponty, M. (1962). *Phenomenology of Perception* (C. Smith, Trans.). New York: Humanities Press.

Mohrmann, M. E. (2006). On Being True to Form. In C. Taylor & R. Dell'Oro (Eds.), *Health and Human Flourishing: Religion, Medicine, and Moral Anthropology* (pp. 90–102). Washington, DC: Georgetown University Press.

My Jewish Learning. (n.d.). Retrieved March 21, 2009, from http://www.myjewishlearning.com/practices/Ethics/Caring_For_Others/Tikkun_Olam_Repairing_the_World_.shtml.

National Council of State Boards of Nursing. (2005). Meeting the Ongoing Challenge of Continued Competence. https://www.ncsbn.org/Continued_Comp_Paper_TestingServices.pdf. Retrieved March 25, 2009.

National League for Nursing. (2006). *Nursing Data Review, Academic Year 2004–2005, Baccalaureate, Associate Degree, and Diploma Programs*. New York: National League for Nursing.

Nelson, S. (2006). Ethical Expertise and the Problem of the Good Nurse. In S. Nelson & S. Gordon (Eds.), *The Complexities of Care: Nursing Reconsidered*. Ithaca, NY: Cornell University Press.

NHLBI ARDS Network. (2004). Retrieved March 31, 2009, from http://www.ardsnet.org/.

Orsolini-Hain, L. M. (2008). *An Interpretive Phenomenological Study on the Influences on Associate Degree Prepared Nurses to Return to School to Earn a Higher Degree in Nursing*. San Francisco: University of California, San Francisco.

Page, A. (Ed.). (2004). *Keeping Patients Safe: Transforming the Work Environment of Nurses*. Washington, DC: Institute of Medicine National Academy Press.

Pope, B. B., Rodzen, L., & Spross, G. (2008). Raising the SBAR: How Better Communication Improves Patient Outcomes. *Nursing and Health Care Perspectives*, 38(3), 41–43.

Porter-O'Grady, T., & Malloch, K. (2003). Nurses as Knowledge Workers. *Creative Nursing*, 9(2), 6–9.

Porter-O'Grady, T., & Malloch, K. (2007). *Quantum Leadership A Resource for Health Care* (2nd ed.). Sudbury, MA: Jones and Bartlett.

PricewaterhouseCoopers' Health Research Institute. (2007). *What Works: Healing the Healthcare Staffing Shortage*. Retrieved 2009, from http://pwchealth.com/cgi-local/hcregister.cgi?link=reg/pubwhatworks.pdf.

Robert Wood Johnson Foundation. (2007). *Facts and Controversies About Nurse Staffing Policy: A Look at Existing Models, Enforcement Issues, and Research Needs*. http://www.rwjf.org/files/research/nursingissue5revfinal.pdf.

Rodriguez, L. (2007). *Confronting Life and Death Responsibility: The Lived Experiences of Nursing Students and Nursing Faculty Response to Practice Breakdown and Errors in Nursing School*. San Francisco: University of California.

Rubin, J. (2009). Impediments to the Development of Clinical Knowledge and Ethical Judgment in Critical Care Nursing. In P. Benner, C. Tanner, & C. Chesla (Eds.), *Expertise in Nursing Practice: Caring, Clinical Judgment, and Ethics* (pp. 171–198). New York: Springer.

Ruddick, S. (1989). *Maternal Thinking: Toward a Politics of Peace*. Boston: Beacon Press.

Saad, L. (2006). *Nurses Top List of Most Honest and Ethical Professions*. Retrieved April 28, 2008, from http://www.calnurses.org/media-center/in-the-news/2006/december/page.jsp?itemID=29117737.

Sagara, M. (2003). *Japanese Children's Concept of Death*. San Francisco: University of California.

SBAR Technique for Communication: A Situational Briefing Model. (2007). *Institute for Healthcare Improvement*. Retrieved October 29, 2008, from http://www.ihi.org/IHI/Topics/PatientSafety/SafetyGeneral/Tools/SBARTechniqueforCommunicationASituationalBriefingModel.htm.

Schön, D. A. (1987). *Educating the Reflective Practitioner: Toward a New Design for Teaching and Learning in the Professions*. San Francisco: Jossey-Bass.

Seropian, M. A., Brown, K., Gavilanes, J. S., & Driggers, B. (2004a). Simulation: Not Just a Manikin. *Journal of Nursing Education*, 43(4), 164–169.

Seropian, M., Brown, K., Gavilanes, J., & Driggers, B. (2004b). An Approach to Simulation Program Development. *Journal of Nursing Education, 43*(4), 170–174.

Sheppard, S. D., Macatangay, K., Colby, A., Sullivan, W. M., & Shulman, L. S. (2008). *Educating Engineers: Designing for the Future of the Field*. San Francisco: Jossey-Bass.

Shulman, L. S., & Wilson, S. M. (2004). *The Wisdom of Practice: Essays on Teaching, Learning, and Learning to Teach*. San Francisco: Jossey-Bass.

Smedley, B. D., Stith, A. Y., & Nelson, A. R. (Eds.). (2003). *Unequal Treatment: Confronting Racial and Ethnic Disparities in Health Care*. Washington, DC: National Academies Press.

Sullivan, W. (2004). *Work and Integrity: The Crisis and Promise of Professionalism in America* (2nd ed.). San Francisco: Jossey-Bass.

Sullivan, W. (2005). Challenges to Professionalism: Work Integrity and the Call to Renew and Strengthen the Social Contract of the Professions. *American Journal of Critical Care, 14*(1), 78–80, 84.

Sullivan, W., Colby, A., Wegner, J., Bond, L., & Shulman, L. (2007). *Educating Lawyers: Preparation for the Profession of Law*. San Francisco: Jossey-Bass.

Sullivan, W., & Rosin, M. (2008). *A New Agenda for Higher Education: Shaping a Life of the Mind for Practice*. San Francisco: Jossey-Bass.

Swankin, D., LeBuhn, R., & Morrison, R. (2006). *Implementing Continuing Competency Requirements for Health Care Professionals*. Washington, DC: AARP. http://www.cacenter.org/Implementing%20Continuing%20Competency%20Requirements%20for%20Health%20Care%20Practitioners%20%202006.pdf.

Tammelleo, A. D. (2001). Failure to Keep Physicians Informed—Death Results. *Nursing Law's Regan Report, 41*(11), 2.

Tammelleo, A. D. (2002). Nurses Failed to Advocate for Their Patient. *Nursing Law's Regan Report, 42*(8), 2.

Tanner, C. A. (1998). Curriculum for the 21st Century—Or Is It the 21-Year Curriculum? *Journal of Nursing Education, 37*(9), 383–384.

Tanner, C. A. (2004). The Meaning of Curriculum: Content to Be Covered or Stories to Be Heard? *Journal of Nursing Education, 43*(1), 3–4.

Taylor, C. (1985a). Social Theory as Practice. In C. Taylor (Ed.), *Philosophical Papers* (Vol. 1, pp. 42–57). Cambridge: Cambridge University Press.

Taylor, C. (1985b). What Is Human Agency? In C. Taylor (Ed.), *Philosophical*

Papers (Vol. 1, pp. 15–44). Cambridge: Cambridge University Press.

Taylor, C. (1985c). The Concept of a Person. In *Human Agency and Language: Philosophical Papers, Vol. 1* (pp. 97–114). Cambridge, UK: Cambridge university Press.

Taylor, C. (1993). Explanation and Practical Reason. In M. Nussbaum & A. Sen (Eds.), *The Quality of Life* (pp. 208–231). Oxford: Clarendon Press.

Taylor, C. (2007). *A Secular Age*. Cambridge, MA: Harvard University Press.

Thomas, L. (1995). *The Youngest Science: Notes of a Medicine-Watcher*. New York: Penguin Press.

Thompson, T., & Bonnel, W. (2008). A Unique Simulation Teaching Method. *Journal of Nursing Education*, 47(11), 524–527.

Tilley, D. (2008). Competency in Nursing: A Concept Analysis. *Journal of Continuing Nursing Education*, 39(2), 58–64.

U.S. Department of Health and Human Services. (2004). *The Registered Nurse Population: National Sample Survey of Registered Nurses*. Retrieved April 1, 2009, from http://www.hrsa.gov.

Walker, G., Golde, C., Jones, L., Bueschel, A., & Hutchings, P. (2008). *The Formation of Scholars: Rethinking Doctoral Education for the Twenty-First Century*. San Francisco: Jossey-Bass.

Weick, K. E., & Sutcliffe, K. M. (2001). *Managing the Unexpected: Assuring High Performance in an Age of Complexity*. San Francisco: Jossey-Bass.

Weiss, S. (1992). Measurement of the Sensory Qualities in Tactile Interaction. *Journal of Nursing Research*, 41(2), 82–86.

Whitbeck, C. (1983). A Different Reality: Feminist Ontology. In C. Gould (Ed.), *Beyond Domination, New Perspectives on Women and Philosophy* (pp. 64–88). Totowa, NJ: Rowman & Allenheld.

Williams, B. (2001). Developing Critical Reflection for Professional Practice Through Problem-Based Learning. *Journal of Advanced Nursing*, 34(1), 27–34.

Wong, F., Kam, Y., Cheung, S., Chung, L., Chan, K., Chan, A., et al. (2008). Framework for Adopting a Problem-Based Learning Approach in a Simulated Clinical Setting. *Journal of Nursing Education*, 47(11), 508–514.

Wuthnow, R. (1993). *Acts of Compassion, Caring for Others and Helping Ourselves*. Princeton, NJ: Princeton University Press.

Yuan, H., Williams, B., & Fan, L. (2008). A Systematic Review of Selected Evidence on Developing Nursing Students' Critical Thinking Through Problem-Based Learning. *Nurse Education Today*, 28(6), 657–663.

訳者あとがき

　いくつもの山を乗り越えて本書を訳し終えた今，私は静かな感動に包まれています。本書の原書が完成するまで著者たちが研究のために積み重ねてきた長い年月と数多くのプロセスに思いを馳せます。そして，本書が，どれほど多くの人がそのプロセスにかかわって生み出された結果なのかをあらためて感じます。本書に登場する3人のエキスパート教師の看護教育にかける情熱，学生を支援したいという熱い思い，学習する人の視点にたった教育姿勢に感銘を受けます。調査やインタビューに答えた看護学生たちの，看護師になるための真摯で懸命な学びを頼もしく感じます。そして，何よりも，それらすべてを，足で回り，現場を観察し，話を聞き，調査をし，その結果を多方面から分析・検討して，これからの時代に必要な看護教育のあり方，看護師とはどのような仕事なのか，そして，優れた看護師を育てるために何が必要なのか，そのすべてをこの1冊の本の中にきっちりとまとめられたパトリシア・ベナーをはじめとする研究者たちの，よい看護，よい看護教育，よい看護師，そして看護の善にかける熱意に胸を打たれます。

　パラダイムケースで紹介された教師の1人，ワシントン大学のサラ・シャノンが第10章の冒頭で語る言葉が印象的です。「私は学生のためにキールをつくってあげたいのです……学生は平底のボートのようなことがよくあるのです。平底のボートは，風が吹くと，水面を四方あちこちに漂ってしまいます。風の吹く方向に左右されてしまうのです」。このような思いで教育にあたる教師に出会える学生は，なんと幸せなことでしょう。彼女の導きでつくられた学生1人ひとりのキールは，やがて，自分の臨床現場で，勤務する病院全体で，そして地域社会で，よい看護を推進していくより大きなキールになっていくことでしょう。このような看護教育者がいることに，私は感動すると同時に看護の受け手として安堵を感じます。そして，より多くの看護師がより多くのしっかりとし

訳者あとがき

たキールをつくる支援を惜しまない教師に出会うことを願っています。

　リサ・デイが示した展開する事例では，学生たちが授業に引き込まれていきます。教室に居ながらにして臨床現場の臨場感を日々感じられる学生は，ただ語られる講義のメモを一生懸命とる受け身な学習とは違い，臨床判断力をはたらかせながら，まるで臨床現場にいるかのようなドキドキ感，緊張感をもって授業を受けることでしょう。看護師になるということがどういうことかを，教室の授業でも日々感じながら，看護師としての自己形成を積み重ねていくことでしょう。

　そして，ダイアン・ペストレッシのように教師自身が臨床現場で実際に遭遇している出来事を学生に語るとき，その事実と真実は学生にはとても大きな説得力をもって迫るはずです。どの教師もつねに，先の見通しがはっきりとしない患者の状況に関して，学生に次々と質問をたたみかけていきます。その問いかけに答えようとする学生と教師の間の真剣な対話にこそ，非常に深い学びがあることを感じました。

　私はかつて看護の現場を取材しながら，他の医療職にはない看護だけの専門性はなんだろうかとずっと模索した時期がありました。そして，「つなぐ力」にたどり着きました。それは，けっしていろいろな職種間の連絡係という意味ではありません。たとえば，本書の中で，著者らは，患者の状態の全体を把握したうえで，今の状況について臨床的な根拠をもって判断することの重要性を指摘しています。そして，患者の状況を連絡する際に，離れた場所にいる医師が的確な臨床判断を下せるように，医師が納得できる臨床的根拠を提供するとともに，患者をいちばん身近でみている医療者として自分はどう思うかという意見も伝えなければならないと。それは，ずっと患者のそばで専門的知識をもってその臨床状況を観察している看護師だからこそできることだと思うのです。それが，まさに，私の考える看護のつなぐ力，命をつなぐ力です。本書を訳し終えて，私はますますその意を強くしています。

　著者たちが喫緊の課題だと訴える看護教育での統合は，教室での授業と臨床での教育を双方向性をもってうまくつなげていくことができれ

ば，学生の教育や将来の現場のためだけでなく，教える教師にとっても，看護師としての自信，教育者としての手ごたえ，そして現実の患者ケアを改善する研究を行える喜びと達成感を与えるものになるのではないでしょうか。教育と臨床のつなぎ方は，置かれる状況や専門領域などによって，いろいろな方法があるでしょう。でも，看護とは，医学と同じように，実践あっての専門領域だということは，看護教育，看護にかかわるすべての人がわかっていることです。本書を読むことによって，看護教育者や教育者としての看護師の間で，統合教育，統合実践の重要性についての認識がさらに進み，教育と実践を双方向でどうすれば一体化できるのかという議論がますます活発になっていくことを，心から願っています。

　最後に，この重要な書籍の翻訳を担当することができた喜びと感謝を伝えたいと思います。本書の翻訳を私に委ねる決断をしてくださった医学書院の北原拓也さんをはじめとする関係者の皆さまに深く感謝いたします。そして，実際に本書の編集を担当された染谷美有紀さんに，私は心からの感謝の意をお伝えしたいと思います。染谷さんという素晴らしい編集者に出会えて，私は，この翻訳書を完成させていくプロセスでとても貴重な経験をさせていただきました。彼女は，この長いプロセスの間中，プレッシャーを与えすぎないような心配りをしながら私を支えてくださいました。そして，とても訳しにくい概念や言葉に幾度となくぶつかったとき，彼女と何度も交わした議論と模索という協働作業がなければ，本書は実現しなかったことでしょう。著者や翻訳者がよい編集者を得て，そしてよい協力関係ができて初めてよい本が生まれることを実感させていただきました。この重要な本を訳すにあたって，責任感で緊張の連続でしたが，翻訳者冥利につきる充実感のある仕事をさせていただけたのはひとえに美有紀さんのおかげです。ほんとうにありがとうございました。

　そして，ほんとうに最後になりましたが，私の最大の感謝の気持ちを，立て続けに送る私のさまざまな質問に，時間を惜しむことなく丁寧

訳者あとがき

に答えてくださったパトリシア・ベナー博士に捧げたいと思います。時に哲学的な，時に異文化論的なメールが何通，東京－サンフランシスコ間を飛び交ったことでしょう。看護学の優れた教師が学生に根気よく教えるように，あきらめることなく私を導いてくださったベナー先生に心より深く感謝いたします。

　どうぞこの貴重な書籍が，日本の看護教育者や看護師にとって，これからの日本の看護をよりよいものにしていく大きな糧となりますように，心から祈念いたします。

　2011年10月　秋風たつ東京にて

早野 ZITO 真佐子

索引

人名

ア行

ウィリアムズ Williams, B.　233
ウーテン Wooten, J.　141
ウェンガー Wenger, E.　37, 38, 63, 123
ウォング Wong, F.　234
ウッズ Woods, M.　211, 231, 262
エラウト Eraut, M.　123, 188, 206

カ行

カーデマン Kerdeman, D.　80
ガダマー Gadamer, H. G.　80
コセンティーノ Cossentino, J.　308

サ行

サリバン Sullivan, W.　126
ジェフリーズ Jeffries, P.　234
シャイボ Schiavo, T.　245
シャノン Shannon, S.　241
シュルマン Shulman, L. S.　322
ジョンセン Jonsen, A. R.　245
ジョンソン Johnson, J. H.　5
スター Star, S. L.　100
スマイズ Smythe, E.　231
セロピアン Seropian, M. A.　234

タ行

タナー Tanner, C. A.　18
デイ Day, L.　190
ディーケルマン Diekelmann, N.　231
テイラー Taylor, C.　255
デューイ Dewey, J.　61, 230
デューン Dunne, J.　254
トンプソン Thompson, T.　234

ハ行

ファン Fan, L.　233
ブラウン Brown, E.　49
ブルーム Bloom, B. S.　36
ブルデュー Bourdieu, P.　123, 256
ペストレッシ Pestolesi, D.　139
ボーカー Bowker, G. C.　100
ボルグマン Borgmann, A.　277
ボンネル Bonnel, W.　235

マ行

マコーミック McCormick, T.　248
モーマン Mohrmann, M. E.　128, 240

357

ヤ・ラ・ワ行

ユーアン Yuan, H. 233
ライソート Lysaught, J. P. 27, 33, 34
ランディーン Landeen, J. 234
レイヴ Lave, J. 37, 63, 123
ロージン Rosin, M. 126
ログストラップ Logstrup, K. E. 97

事項

数字・欧文

1人の人間として患者に接する　279, 281, 289
4分割法　245
ADN（associate degree in nursing）　4, 50, 313, 332
　　── からBSN移行プログラム　309
　　── からMSN移行プログラム　314
BSN（bachelor of science in nursing）　5, 50, 54, 313, 332
　　── プログラム　316
FD　309, 311, 323
G夫人　195, 232
NCLEX-RN　48, 56, 157, 330
PBL　233
RNからBSN移行プログラム　334
SBAR　216

あ行

アクティヴィズム　299, 300
アメリカ看護管理職・看護部長協会（AONE）　5
アメリカ看護系大学協会（AACN）　7, 15, 88, 117, 334
アメリカクリティカルケア看護師協会（AACN）　204
医療研究拡大法　32
エキスパート　192
オレゴン看護教育コンソーシアム　55, 314

か行

カーネギー財団　12, 333
かかわりのスキル　262, 268, 270
学習経験の共有　231
学生
　　── の経験を掘り下げる　201
　　── のパフォーマンス　319
感覚の再訓練　259
看護
　　── の社会契約　243, 251, 298
　　── のフォーカル・プラクティス　276, 278, 289

看護エントリー修士課程　14, 48, 191, 193, 201, 300
看護学士(BSN)　5, 50, 54, 313, 332
看護学修士(MSN)　314
看護教育の再設計　23
看護教育プログラム　3
看護教員不足　3, 4, 7, 328
看護訓練法　9
看護師
　──であるということ　254
　──らしく考える　17
　──らしく行動する　298
看護師不足　3, 53
看護師養成法　50
看護準学士(ADN)　4, 50, 313, 332
患者擁護　278, 282-285, 287, 291, 294
　──についての教授法　285
　──の重要性　294
缶詰にされたパワーポイント教育　11
教育−実践間のギャップ　6
教員能力開発(faculty development)　309, 311
境界探しの仕事(boundary work)　266
教室でのゲームと余興　108
金太郎飴化された授業　99
クリティカルシンキング　125, 126, 154
ケアギビング　33, 109
ケアの提供　33
経験的学習(experiential learning)　16, 59, 61, 142, 182, 278
　──, 臨床と非公式な学習環境における　254

形成(formation)　22, 44, 127-129, 239, 240, 242, 276
　──, 批判的な立ち位置からの　291
　──のプロセス　254
形成と再形成(formation and re-formation)　239
継続的 FD　322
講義の標準化　101
コーチング　152, 270, 325
公民としてのプロフェッショナリズム　298
国立看護研究所(NINR)　32
国立看護研究センター　32
国立保健衛生研究所(NIH)　32
固定観念にとらわれない態度　208
コミュニティカレッジ　49-51, 312
　──・プログラム　50
根拠に基づく実践(evidence-based practice)　303

さ行

再形成　262
最善の実践　294
事前必須履修科目　53, 54, 312
実習後カンファレンス　156, 177, 182, 183, 317
実習後の振り返り　177
実習室　96, 114
　──におけるシミュレーション　220
実践
　──のスタイル(styles of practice)　257
　──の予行演習　171, 218

実践 – 教育間のギャップ　6, 16, 57, 330
実践的論証　80, 122, 125
質問を活用する　165
シミュレーション　234, 235, 318, 319
シミュレーションラボ　95
社会化(socialization)　127, 239, 254
州看護審議会全国評議会(NCSBN)　331
習性(habitus)　256
重要性・非重要性の識別力(sense of salience)　21, 35, 70, 137, 152, 158, 159, 167
──を発達させる4つの戦略　159
熟練したノウハウ(skilled know-how)　15, 35, 118, 130
主体的行為者　258
情意的領域　36
状況
──に埋めこまれた認知力　123
──に基づいた質問　165
状況下
──で知識を活用する能力　159
──での学習(situated learning)　59
──での教育　137
──でのコーチング　16, 317
情報収集，臨地実習前の　172
職種間協働教育　332
助成金不足　9
ジョンセンの枠組み　246
事例研究　147
生産的思考(productive thinking)　206
制止　80, 81

精神運動的領域　36
正統的周辺参加　37, 38, 63
責任を負う　271
狭い論理的技術的アプローチ(narrow rational–technical approach)　93
善　299, 308
──の概念　239, 321
善行　299
全人的な患者アセスメント　288
全米看護学生協会(NSNA)　15, 58, 334
全米看護連盟(NLN)　7, 15, 88, 99, 117, 334
専門職
──的価値観　243
──的価値の獲得　239
──としてのアイデンティティの開発　239
専門職養成プログラムへの準備　12, 333
速成教育カリキュラム　53
組成される　128

た行

短期間に起こった変化の臨床的論証(clinical reasoning–in–transition)　80, 208
探究のための教授法　45
探偵のような仕事　84, 85
チームティーチング　102-105
知覚力　270
知識(knowledge)　15
──の活用　206
提示された情報(presented information)　19
展開する事例　208, 209

―― 研究　233-235
統合学習　227
統合教育　227, 228
統合的アプローチ　164
統合の教授法　230
道徳的行為者　134, 251
道徳の源　255
同僚いじめ　91
登録看護師（RN）　3
　―― から学士号移行プログラム　313
登録看護師免許国家試験（NCLEX-RN）　157, 330
徒弟式学習（apprenticeship）　16, 34, 37, 118

な行

内省的学習　80
ナラティブアプローチ　231
ナラティブ教授法　231, 321, 326
ナラティブ形式で展開する事例研究　235
ナラティブ臨床日誌　184, 185
人間性を保つ　282
人間の主体　258
認知的領域　36
ノン・ファクター　152, 153

は行

ハビトゥス（habitus）　256
パフォーマンス評価　331
パラダイムケース　21, 132
必須履修科目　48
批判的思考　84, 125
批判的振り返り（critical reflection）　84, 125, 233

病棟看護師　90, 91
フォーカル・プラクティス（focal practice）　276-278, 281-283, 287
複雑な対応　193
　―― を発達させる　205
複数の教育進路　54, 56
振り返り　130, 230, 233, 235, 268, 317, 325
　―― 教育法　177
プリセプター　90, 91, 156, 157
フレックスナー・リポート　11
分断化された看護教育　115
ベストプラクティス　294
ベッドサイドの礼儀　258
変容（transformation）　129

ま行

脈絡
　―― がもつ力　210
　―― 上の特性　247
　―― のなかでの学習　60
　―― を活用する　175
脈絡化　66, 67
　―― の教育法　69
"もし……ならば"という質問　64, 173
問題解決型学習（problem-based learning）　142, 233

や行

役割取得　127
優先順位
　―― づけ　73
　―― に関する臨床判断力　72
優先順位の設定　70, 73
　―― プロセス　76

361

ら行

リフレクション　130, 230, 234, 235, 268, 317, 325
リフレクティブジャーナル　230, 268
臨床教育者(clinical educator)　61
臨床教師(clinical teacher)　61
臨床研修制度　330
臨床指導者(clinical instructor)　18, 61
臨床的想像力(clinical imagination)　22, 118, 127, 158
　── を発達させる　207
臨床的論証(clinical reasoning)　21, 35, 118, 125
臨床的論証力　66
臨床パフォーマンス　319
臨地実習　17
倫理
　── のカリキュラム　321
　── の源泉　299
倫理的想像力　252
倫理的態度(ethical comportment)　15, 35, 41
論拠と説得力のある説明　208, 219
　── を学ぶ　214, 215
論証能力　77